营养专家的健身寄语 2

# 聚焦脑血管保健

金亚城·审定

李永海·编著

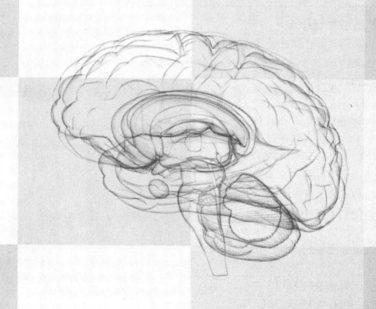

中国中医药出版社
·北 京·

**图书在版编目（CIP）数据**

营养专家的健身寄语 2：聚焦脑血管保健 / 李永海编著 .— 北京：中国中医药出版社，2018.6

ISBN 978 – 7 – 5132 – 4367 – 4

Ⅰ . ①营…　Ⅱ . ①李…　Ⅲ . ①脑血管疾病—保健　Ⅳ . ① R743

中国版本图书馆 CIP 数据核字（2017）第 181699 号

---

**中国中医药出版社出版**

北京市朝阳区北三环东路 28 号易亨大厦 16 层

邮政编码　100013

传真　010-64405750

保定市西城胶印有限公司印刷

各地新华书店经销

开本 787×1092　1/16　印张 16　字数 286 千字

2018 年 6 月第 1 版　2018 年 6 月第 1 次印刷

书号　ISBN 978 – 7 – 5132 – 4367 – 4

定价　60.00 元

网址　www.cptcm.com

社 长 热 线　010-64405720

购 书 热 线　010-89535836

维 权 打 假　010-64405753

微信服务号　zgzyycbs

微商城网址　https://kdt.im/LIdUGr

官 方 微 博　http://e.weibo.com/cptcm

天猫旗舰店网址　https://zgzyycbs.tmall.com

如有印装质量问题请与本社出版部联系（010-64405510）

健身寄语

李永海健身食事文集

杨炳生题

书法名家杨炳生先生题词

吃得不当能致病，吃的得科学既
能防病除疾，吃是人生第一
大事。

八旬蜀楊炳生题

书法名家杨炳生先生题词

注意合理膳食，吃得科学，疾病是可以预防的，普及健身科普知识十分紧迫，是关系一个民族繁荣与国家兴旺的大事。

八旬老翁杨炳生书

书法名家杨炳生先生题词

人类需要健康，时代呼唤健康，让我们关爱自己，储蓄健康，增强体质，预防疾病，让生命之树常青。

八旬翁杨炳生题

书法名家杨炳生先生题词

# 金 序

当前，人类正面临着一个巨大的挑战，即营养不良和营养相关的疾病及健康问题并存。具体表现为营养不良与营养过剩（肥胖），以及与营养相关的慢性疾病发生在同一个区域、同一个社区甚至同一个家庭。对此，很多专家认为无法同时解决这一难题。但是，这种新现象正揭示了一个并不矛盾的事实：人的健康不在于食物摄取多少，重要的是适当数量的健康饮食结构。

据最近报道，我国每天有 15000 余人死于不合理的饮食结构和不健康的生活方式，占全部死亡人口的 70% 以上。广泛地深入调查研究资料表明，不合理的饮食结构和不健康的生活方式可导致糖尿病、高血压、高血脂、肥胖、动脉硬化、冠心病、中风、肿瘤等疾病。

民以食为天，膳食因素的作用，远大于医疗卫生条件因素的作用。由此可见，合理的饮食结构对人体健康的重要性。

2400 年前《黄帝内经》对膳食与食疗已有深刻的认识。其膳食思想主要包括两个方面："饮食有节"和"谨和五味"。强调饮食是人类生存和生活的基本需要，但饮食必须有规律、有节制，不吃、少吃不利于健康的食物，暴饮多食对健康更有害。同时强调不应偏嗜的前提下，五味必须调和。由于食物具有不同的性味，因此有不同的作用和效应，对人体脏腑作用也不一样，过吃任何一种食物，都可导致脏腑功能失调，甚至导致疾病。后世医家以此膳食思想为指导，发展、完善了药膳食疗，提倡"药补不如食补""食物可以治病但又可致病""生病时的饮食忌宜"。

本书作者是食品营养专家，又是小说散文作家，从事营养保健食品的研制开发50 余年，对食品营养与健康，食品与防病、治病，食疗与营养等方面进行深入研究，功底深厚，并撰写了大量的饮食与健康、卫生与营养、防病、治病与食物等方面的科普作品与多部专著。作者虽已古稀之年，最近又撰写一部《健脑、护心与饮食保健》科普图书，重点叙述心脑血管疾病防治与饮食保健的知识。本书分为《聚焦心血管保健》和《聚焦脑血管保健》两册，是中老年人防治心脑血管疾病与饮食保健的养生科普读本。

在人的生命活动中，大脑和心脏始终扮演着最重要的角色，这些重要器官一旦出现问题，往往对身体的危害极大，有时甚至是致命的。尤其是心脑血管病，作为常见而且多发的生活方式疾病，已经成为危害人类健康的严重疾患。

脑血管病和心血管病在发病机理方面有很多相似之处。最常见的病因都是动脉粥样硬化、微循环障碍。所以，中医有"心主神明""心脑同治"的理论。许多传统经典中医方笺其实都是通过心脑同治而发挥良好疗效的，不仅治疗心血管病时安全、高效，还能用于治疗脑梗死，所以，健脑、护心是健康长寿之道。

本书对当前危害人类健康最为严重的心脑血管病的致病因素以及一些与膳食关系密切的疾病的发病与防治进行了重点介绍，诸如高血脂、动脉硬化、高血压、糖尿病、血液黏稠、中风、冠心病等现代文明病，阐明了人的脑与心脏功能的特点与发病先兆信号，着重叙述了心脑血管疾病与饮食防治方法，对于食疗及日常饮食宜忌做了详尽阐述，既强调"食物是最好的良药"，又阐明了饮食不当不但不利于健康，还可以导致疾病，以及患病时的饮食宜忌。全书的主题是：心脑血管要健康，重在自我保护心脑血管。靠医生，更要靠自己。既要请医生诊病开药方，更要靠自己重视饮食防病与健身。这是最根本的防病保健方法，必须反复地大声呼吁："血管健康人长寿！"本书的编著与出版，旨在宣传这个健康与饮食保健理念。

本书立题新颖、别具一格、内容翔实、深入浅出、浅近易懂，在林林总总的饮食与健康科普书籍中，凭其具有科学性、实用性而定会受到广大读者的欢迎。

杭州市第三人民医院主任医师　金亚城

2011 年冬

---

**编者按语：**

金亚城先生是中国中西医结合消化专业委员会委员，浙江省中西医结合临床药学专业委员会主任委员，消化专业委员会副主任委员，杭州市中西医结合学会副理事长，杭州市第三人民医院专家顾问组长，国家级名中医（中西医结合），享受国务院特殊津贴。

# 自　序

说起血栓性疾病大家可能很陌生，但是，要是说起心肌梗死和脑梗死（脑中风），大家就不会陌生。实际上，心肌梗死和脑梗死就是两大类严重危害中老年人健康的血栓性疾病。据世界卫生组织报告：心肌梗死和脑梗死导致的血栓性疾病的死亡人数已超过全球总死亡人数的一半。2004 年由我国《健康报》牵头主办的全国抗血栓高峰论坛上，各有关血栓疾病的专家取得共识，一致同意血栓性疾病应早防早治。

## 一、血栓性疾病重在预防

血栓相关疾病，由于起病隐匿，发病急骤，致残率、致死率高，常被称为"隐形杀手"。心脑血管专家指出：动脉粥样硬化的基础病预防要始于青少年。动脉粥样硬化导致的致残、致死的共同病理、生理基础是血管内不稳定斑块破裂，继发血栓，使血管狭窄程度急剧加重或完全闭塞。血栓堵在冠状动脉上就会引起心肌梗死，堵在脑动脉上就会造成脑梗死。致残、致死凶险多出现在中老年人群。

神经科专家指出：我国脑梗死危害老年人群非常严重，患病率为 600/10 万人，每年增加脑梗死患者 250 万至 300 万人，现患病人数为 600 万至 700 万。骨科专家指出：如果不采取任何预防措施，在骨科大手术后发生深静脉血栓栓塞的概率可高达 50%，不少大医院的发生率也在 30% 左右。血管外科专家指出：周围血管的血栓性疾病，具有很高的发病率、致残和致死率，而且 75% 的下肢动脉闭塞患者同时合并心、脑血管疾病，更应引起足够的重视。

血栓性疾病专家分布在不同的临床学科，他们的共识是：防治血栓凶险是当务之急，不仅要引进先进的治疗手段和技术，更重要的是要掌握先进的预防理念，构筑高效率的防治体系。

那么，具体应该怎样预防呢？

首要的任务是：开展全民科普宣传的教育活动，出版有关防治血栓凶险的科普知识读物。在群众性预防血栓凶险发生的教育中，落实合理饮食、适当运动、心理平衡、戒烟和限酒等健康生活措施，具有无可替代的重要作用。对于已经出现供血不足症状或有可能出现身体供血不足的中、老年人，积极采取对抗血栓形成的措施是必不可少的。

## 二、身体供血不足的表现

器官供血不足是器官功能异常的主要原因。急性供血不足、脑部完全梗死，立刻造成器官功能恶化，出现心肌梗死和脑梗死的各种危重凶险。慢性供血不足，造成机体缺血缺氧，代谢异常，有毒有害物质排不出体外，形成各种病态。

全身供血不足：夜间难以入睡，失眠多梦，白天情绪不稳定，疲倦乏力，虚汗，多汗，抵抗力差，免疫力低下，颈椎病（血管性原因）易发，步态不稳，腰腿乏力，耐力下降等。

心脏供血不足："心气虚"，表现为面色无华、心悸、气急、胸闷、胸痛等。

大、小脑供血不足：烦躁易怒，头晕，目眩（眩晕），耳鸣，眼花，健忘，近期记忆力更差等。

肢体供血不足：四肢发凉，肌肉关节酸痛，肢体无力、麻木，间歇性跛行等。

凡此种种供血不足，都能引起凶险证候。

## 三、引起血管堵塞的危险因素

引起血管堵塞、部分堵塞或血液流动不畅的原因众多，不同脏器的血栓、不同的个体有共同的原因，也有各自的特点。引起心脑血管血栓有以下因素：

1.高血压会造成血管壁凹凸不平。血液在血管中流动时带给血管壁的压力称为血压。通常血压越高，血管壁的负担越大，渐渐会使易于受损的血管壁某一局部变薄。然而，一旦血管壁受损，为了修复伤口，具有防止出血功能的血小板会频繁地聚集，黏附在损伤的动脉壁上，使血管壁某一局部变厚，造成血流通道变窄，增大血流压力，以致血压上升。如此一来，凹凸不平的血管内血流状态就会发生恶性循环。血小板聚集性能的增强还将增加血液的黏度。

2.糖分过量将会促使红细胞聚集。血液中糖分过量，会使红细胞表面变硬，发生红细胞相互黏结现象。然而，硬化或结节状红细胞通过细小弯曲的血管时困难重重，结果自然成为堵塞血管的元凶。特别是血液中糖分过多，还会损伤血管壁，增加血液中的胆固醇，加速动脉粥样硬化。

3."坏胆固醇"过量导致动脉硬化。血液中胆固醇有两种存在形式,"坏胆固醇"也就是低密度脂蛋白胆固醇,在体内增多就会导致动脉硬化,从而造成血管顺应性和弹性丧失,使血管变薄易坏。通常胆固醇中的低密度脂蛋白被活性氧(自由基)氧化,进而被血液中处理异物和沉积废物的巨噬细胞吃掉,但是,若氧化后的胆固醇过多,会使巨噬细胞死亡,死亡的巨噬细胞遗骸将残留在因高血压造成的受损血管壁上,从而促使动脉粥样硬化或使血管通道变窄。因此,为了预防动脉粥样硬化,通过改善饮食习惯,吃得合理,减少过剩的活性氧(一种自由基物质),则尤为重要。

4.脂肪过多会使血栓不易溶化。血液中的中性脂肪是生命活动能量和高密度脂蛋白(好的胆固醇)的形成等方面不可欠缺的物质,但是,中性脂肪过多,会使血液黏稠度增高,不仅造成血流减慢,还会在血液中形成纤维蛋白溶酶原激活抑制剂。这种物质能阻碍血管内血栓溶化成分发挥功能。所以,血液中的中性脂肪过多,是血管堵塞的主要原因之一。

上述引起血管堵塞的四大因素,都是由饮食不当造成的疾病,由此足见,合理饮食对防治心脑血管疾病的重要性。

## 四、血栓疾病已成为中国"头号杀手"

调查称:在中国每年有近 1200 万人因高血压导致心、脑、肾脏疾病致死。平均每天有 8000 多人死于心脑血管疾病,即每分钟死亡 5.5 人。

心脑血管病具有发病率高、死亡率高、致残率高、复发率高、并发症多"四高一多"的特点。它的发生、发展与人们的日常生活密切相关,尤其是饮食合理与否至关重要。其发病率在我国有逐年增高的趋势。近年来,已成为危害人类生命健康的"头号杀手"。据统计,我国每年有 60 万人死于冠心病,120 万人死于脑梗死和脑出血,形势非常严峻。

然而,心脑梗死疾病的病因较多,也较复杂,其中最重要的病因和发病机制之一是饮食不当,致使人体凝血与抗凝血平衡紊乱。

各项研究表明:第 1 次发生心梗者,预期寿命减 8 ～ 12 年(第 1 次发生心梗者如有脑中风史的则预期寿命减 12 年);第 2 次再发生心梗者,预期寿命再减 6.5 ～ 9.2 年;第 3 次再发生心梗者,预期寿命再减 5.5 ～ 8.9 年。

专家研究还发现:80% 的心脑血管疾病,是由血管中形成血栓而导致的,其原因是饮食吃得不合理而逐步形成血栓。血管是人的生命之河,血管在人体中长达

9万公里，涉及人体的每一个部位。由于作为生命河流的血管每时每刻受到血液的"冲刷"和"摩擦"，因此，很容易受到损伤，导致血管变厚、变硬，进而失去弹性，管腔变窄，血管栓塞，血管破裂出血，最后，形成高血压、高血脂、冠心病、脑梗死、脑出血等多种致命凶险，甚至死亡。

人的血管栓塞，就意味着人的生命之河出现了严重的问题。血管栓塞需要疏通，所以，能在"血栓前状态"出现之前，抓住机遇对血管进行疏通和预防是十分重要的。早治早防更重要，要开展全民健康教育，普及知识，全民重视，争取降低心脑血管血栓致残、致死率，提高全民族的健康水平，为全面建设小康社会奠定坚实的人口素质基础。

普及预防心脑血管性血栓疾病知识教育迫在眉睫，这是当前居民大众健康教育的大事。

血栓性心脑血管疾病的预防，包括降低血压、血脂、血糖和血尿酸，直接干预血栓的形成。至于怎样选择药物及用药剂量，或者手术治疗，这些都是医生的学术专著所涉及的内容。笔者不是医生，是食品营养专业工作者，本书是科普读物，不是医学专著，所以，只能从食品营养专家的视点叙述饮食不当如何诱发高血压、高血糖、高血脂及血尿酸异常升高，进而导致心脑血管血栓凶险；如果吃得合理，吃得科学，疾病也是能预防的。

## 五、八类血栓高发群体及其饮食预防

血栓，其实是在心脑血管系统的血管内形成的血凝块。然而，造成血管堵塞称为血栓栓塞。在患者发病前，往往有一个"隐形血栓"病变过程，即血栓已形成但尚未导致急性心脑血管疾病发生。如果及早干预"隐形血栓"，将能够大大降低疾病的发生率。

那么，哪些人群比较容易形成血栓呢？

浙江大学医学院的凌诚德教授认为，八类人群易出现血栓：有血栓易发症遗传基因因素；中、老年人群；代谢综合征患者；长期吸烟者；血黏度高的人群（高凝状态）；长期卧床或是久坐不动的人群；大手术或患恶性肿瘤者；长期应激状态的人群。

有令人信服的证据表明：至少有三种膳食措施能有效预防血栓形成，并能控制疾病。比如：多吃蔬菜、水果、干果、全麦食物；少吃精细粮食，避免吃食盐多、含糖多的食物，每天至少坚持30分钟的体育锻炼；做到不吸烟，适量饮红酒，维持健康体重。

但是，一般来说，即使是非常注重健康的人，由于对很小的血栓没有察觉，疏忽大意而致突然死亡的病案也很多见。所以，不能只注意癌症的防治，还应当意识到血栓病的防治也是很重要的。

据报道，现在日本人的死亡原因，排在第一位的是癌症，占死亡总人数的三成，排在第二位的是心脏病，第三位的是脑血管疾病。所以，由于心脑血管疾病而致的死亡率与癌症死亡率持平。代表性的典型疾病是：心肌梗死、脑梗死。急性心脏病中90%是由心肌梗死引起的。这些疾病都是最初由饮食不当引起病变，进而发展成血凝聚集导致血管阻塞而引发的。血管一旦阻塞，维持正常生命的氧气、营养物质的输送通道被阻断，就会危及生命。

除此之外，癌、痔、痴呆症等疾病也都与血栓有关。中医学认为，"不通则痛"，而事实上，晚期癌症患者血管堵塞都很严重。痔病，实际上也是血栓的一种。老年性痴呆患者，60%为血栓性疾病引起的。

## 六、日本开发成功的防血栓保健食品

日本是当今世界上最长寿的国家之一，人均寿命83岁。其中，心脑血管疾病的死亡率是世界各国较低的，尽管如此，脑中风仍是日本死亡人数最多的三大疾病之一。

为了对付心脑血管疾病这个"头号杀手"，日本非常注重对民众的健康教育，出版了大量预防血栓的科普读物，全民普及预防心脑血管疾病的科普知识，尤其是出版了大量饮食与健康方面的科普图书，特别强调保健食品。为了健康防病，全民开展饮食健康管理活动，希望从天然食物中提纯开发功能性的健康食品。通过民众日常饮食及补充功能性的健康保健食品，实现替代医疗的理念和目标。

纳豆是大豆经纳豆菌发酵而成的普通食品，是最具日本特色的民族食品，在日本已食用一千多年。以前是日本皇室、僧侣、贵族的健康佳品，后来逐步在民间流传。在日本，纳豆被称为"至宝纳豆"，每年的7月10日定为纳豆节。

科学家大量试验研究表明：经常食用纳豆的深加工品——高含量纳豆激酶的产品，正是预防"隐形血栓"最有效的方法之一。

1980年，日本心脑血管专家须见洋行博士在美国芝加哥从事血栓和酶学研究。他将脑梗者常用的溶血栓药物放在定量的人造血栓（纤维蛋白）上，发现需要一个晚上才能完全溶解，而用同样方法换上一粒纳豆，只需3小时便可溶解。

在 230 多种天然食品中，须见洋行博士发现纳豆含有天然的血栓溶解酵素。而纳豆菌食品发酵过程中会生成一种酶，其溶解血栓的能力可能超过当前已知所有的溶血栓药物，其效果甚至是尿激酶的 19 倍、蚓激酶的 50 倍，在体内作用时间也长达 12 小时。

日本将这种神秘物质命名为纳豆激酶，并制定纳豆激酶溶栓效力测定法，这一发现惊动了世界医学科学界。

随后，在 2003 年日本医学会的报告中，也肯定了纳豆激酶能够温和、持续溶栓，抑制血小板凝结，并促进血液循环，平稳调节血压。日本《医学论坛报》中也进一步指出：纳豆可使家族性高脂血症患者的寿命平均延长 7 年。而美国心脏学会（AHA）也随后公布，纳豆激酶降低心脑血管疾病患者的死亡率可达 30%。

**专家提示：纳豆 ≠ 纳豆激酶。**

纳豆并不等于纳豆激酶，消费者在购置纳豆产品时要注意纳豆与纳豆激酶的区别。

那么，纳豆和纳豆激酶之间有什么区别呢？

在纳豆产品中，起决定性作用的是"纳豆激酶"，普通的纳豆产品并不等于纳豆激酶，两者虽有联系，但更有本质的区别。一般纳豆产品其实是通过纳豆冷冻干燥研碎发酵而成的纳豆菌产品；而纳豆激酶产品是通过纳豆菌培养液发酵产生纳豆激酶，然后分离提纯而成的纯纳豆酶产品。

有效的纳豆激酶产品应具备以下条件：

（1）产品中"纳豆激酶"的含量必须充足。

（2）产品中"纳豆激酶"保持活性的时间必须长。普通纳豆在冰箱中半个月，其激酶活性减低一半，因此需要有一定技术来保持其纳豆激酶足够长的存活时间，否则，产品还没有到消费者手里，活性就没有了。

（3）产品中"纳豆激酶"需要能够比较安全地通过胃部，因为胃部有大量的胃酸，当"纳豆激酶"通过胃部的时候，会导致纳豆激酶大量死亡。因此，需要专门的技术保证，才能让纳豆激酶安全通过胃部，直达小肠吸收。

## 七、远离心脑血管血栓的饮食管理

冠心病、高血压、脑血管意外、肾动脉硬化等心脑血管疾病患者的发病基础都是动脉粥样硬化，其发病因素与饮食有密切的关系。

世界各地的流行病学调查结果显示，由于饮食不合理，吃得不当，导致高血压、高血脂、高血糖而诱发心脑血管病变，有 80%～90% 的患者都是血栓性并发症而发生凶险死亡的，为此，世界卫生组织要求各国尽快发动群众，开展声势浩大的健康教育活动，大力普及饮食防治血栓病的知识，提高健康素质，远离心脑血管血栓的风险。

### （一）预防血栓危害饮食须知

科学家告诫人们：饮食中脂肪总摄入量与动脉粥样硬化症的发病率、死亡率有关。膳食脂肪的种类对动脉粥样硬化症发病率的影响较摄取量更为重要。吃鱼多的日本人和吃橄榄油多的地中海沿海居民，他们的心脑血管血栓的发病率较低。丹麦人膳食中的动物脂肪较多，不饱和脂肪酸的液态油较多，因而尽管其脂肪摄取量在欧美人群中高居首位（140 克 / 人 / 日），而冠心病与脑中风的发病率及死亡率比欧美其他国家为低。食品中有三大类脂肪酸，即饱和脂肪酸、单饱和脂肪酸（脂肪酸分子中只有一个双键）和多不饱和脂肪酸。要预防心脑血管血栓凶险，必须少吃饱和脂肪酸，因为它会使血液胆固醇上升，而血胆固醇是促使动脉粥样硬化的重要因素之一。属于饱和脂肪酸的有：猪、牛、羊的脂肪及乳脂、奶油、椰子油、棕榈油、起酥油等。多不饱和脂肪酸则相反，有助于降低血中胆固醇的浓度，但其降低胆固醇的效率不如饱和脂肪酸升高的效率，同时，多不饱和脂肪酸还可能有一定的致癌作用，因而并不主张完全以多不饱和脂肪酸来代替饱和脂肪酸。属于多不饱和脂肪酸的有：大多数的植物油和某些人造奶油。属于单不饱和脂肪酸的有：橄榄油、花生油等，它们对血胆固醇的水平几乎没有什么影响。根据脂肪种类的不同性质，对于患心脑血管疾病的人来说，主要应控制动物脂肪的摄入。

胆固醇是动脉粥样硬化症的重要因素，但是，饮食中胆固醇的含量对血胆固醇水平的影响不如饮食中脂肪那样大。为什么呢？原因是肠道对胆固醇的吸收率只有 30%，如摄入量高，则吸收率更低。不过，话得说回来，大量流行病学调查资料认为：限制膳食胆固醇的摄入量对预防心脑血管血栓凶险还是有一定作用的。权威专家主张：每日膳食中胆固醇量不应超过 500 毫克，有动脉粥样硬化症的人应减到300 毫克以下。高胆固醇食物有蛋黄、动物内脏、鱼子等，其中以动物内脏含量最高，而在内脏中又以动物脑为高，动物的肾脏和鸡肝次之，牛肝、牛心中的含量稍低一些。

碳水化合物的种类及摄入量与心脑血管病有联系。据研究，心脑血管病发病率上升与蔗糖摄入量增加有关，心肌梗死患者的砂糖食用量为健康人的 2 倍，脑中风病人也是如此，因为食糖过多摄入后在体内可能转化为脂肪，时间久了，同样可以加速促成动脉粥样硬化。这一点对我国居民的膳食与日常生活来说意义更大，原因是对这方面知识缺乏了解，只知道多吃食糖容易坏牙齿，也知道多吃蔗糖或甜食易发胖而影响健康，殊不知，过多吃蔗糖还会影响心脑血管健康，进而使疾病加重发展成血栓凶险。因此，为了健康，宜控制食糖摄入，吃糖没错，糖也是人体需要的营养素之一，错就错在吃得过量，适量吃对健康有益，吃得过量却有危害了。同时，吃糖还要重视种类的选择，因为糖的种类很多，统称为碳水化合物，这是营养学对糖类的专用名词。专家告诉我们，碳水化合物种类对动脉硬化的影响也有所不同，促使血脂上升最明显的是果糖，次为蔗糖，淀粉最少。此外，同时摄取蔗糖和动物脂肪时，血脂升高更为明显，两者有互促作用，为此，必须引起足够重视，为了健康，既要控制脂肪（尤其是动物脂肪）的摄入量，同时也不要过多地吃糖与甜品。

食物纤维可以阻止碳水化合物的脂肪、胆固醇的吸收，因而非常适合心脑血管病者食用。日常膳食要适量吃粗粮杂粮，要吃足新鲜蔬菜与水果，把食用菌类作为餐桌上天天见面的保健食物。

各类维生素对心脑血管有更深远的影响，缺乏维生素 $B_6$，可使实验的猴发生动脉粥样硬化，补充维生素 $B_6$ 后病态即消失。研究发现，维生素 $B_6$ 如与不饱和脂肪酸同用，降血脂作用更为明显。目前医学临床上用的降脂药物"血脂平"即含维生素 $B_6$。尼克酸是一种强解脂物质，它可以抑制脂肪酸从组织中向外转运，常用的降血脂药物如"脉通""血脂平"这类药品中均含有尼克酸。维生素 C 可降低胆固醇，减少血脂对动脉壁的浸润，从而减缓动脉硬化的进展。泛酸也能降低血脂和胆固醇。老年人血清泛酸浓度多半较低，也是导致老年人好发心脑血管病的一个原因。临床上用的"血脂平"药品中也含有泛酸钙。维生素 E 能防止脂质过氧化，故可减少动脉壁的损害。由此可见，维生素对心脑血管的影响十分重要，所以，日常生活中蔬菜、水果吃得不多的人群，体内易缺乏维生素，也就易患心脑血管疾病。反之，多吃蔬菜、水果的人群，一般对疾病有抵抗力，因为他们体内维生素不缺乏，因此，不易得心脑血管疾病。

心脑血管病的发生及死亡率，与饮食、饮水中的镁、钙等矿物质含量有关。因为镁是一种能防止心脑血管病变的重要微量元素之一，现在已经完全充分证实，镁有扩张冠状动脉、抗凝血、调整心脏节律、控制血脂水平、维持心肌细胞完整、拮抗有害物质对心脏的损害作用等，所以，镁对心血管的保护远较钙更为重要。而且，镁对预防脑血管损害也非常重要。其他的矿物质，如钙、铁、钒、铬、锰、锌、钾、锂、硅、碘、氟等对心脑血管都有一定的保护作用。而钠、钴、铜、镉的摄入量如果过多，则可损害心脑血管。

**（二）防治心脑血管病饮食管理原则**

总的来说，防治心脑血管病，远离血栓凶险，重在预防，其中最重要的是健康饮食管理。总的原则是：

（1）减少总能量供应量。

（2）控制饱和脂肪酸和胆固醇的摄入量。

（3）多吃植物蛋白质，少吃动物蛋白质。

（4）多吃淀粉，少吃蔗糖、果糖。

（5）适量吃点粗粮、杂粮，饮食不宜过精过细，要吃得杂，粗、细粮混吃。

（6）要多吃新鲜蔬菜、水果，少吃油腻食物，尽量少吃垃圾食品。

（7）少吃盐，少吃油，提倡吃清淡食物，不吃高盐、高糖、高油脂食物。

（8）戒烟限酒，更不要烟酒同嗜。

（9）一日三餐定时定量（或多餐少食更好），不暴饮暴食，不饥一顿饱一顿。

值得提醒的是：动脉硬化病变在儿童期即可出现，因此，饮食管理必须从小儿时期做起。

那么，对预防心脑血管血栓凶险，最适宜日常膳食吃的食物有哪些呢？一般说来，众多专家共同认可的有土豆、甘薯、洋葱、燕麦、茄子等。尤其是土豆，含有极其丰富的维生素 $B_6$、维生素 $B_1$、泛酸等，每 100 克土豆中维生素 $B_6$ 的含量高达 0.5 毫克，还含有大量优质纤维素，在人体肠道内被微生物消化后生成大量的维生素 $B_6$，因而土豆是预防心脑血管动脉硬化的优良保健食品。其次是甘薯，它含有 9 种氨基酸，人体所必需的赖氨酸比大米要多得多，适量的蛋白质和适量的人体必需氨基酸，对防治动脉硬化是有益的。甘薯中黏蛋白含量甚高，它能防止脂肪沉积血管壁，从而维持血管的正常弹性。甘薯纤维又能阻止糖类转化为脂肪，减少胆固醇及脂肪酸的吸收，这一切都说明了甘薯有良好的防治动脉硬化的功效。

洋葱，又名葱头，原产西南亚，近代传入我国。洋葱为百合科植物，洋葱中含有二烯丙基硫化物、蒜氨酸等物质，具有降低胆固醇和血脂等作用，可抑制高脂肪饮食引起的血胆固醇和血脂异常升高，并使纤维蛋白溶解活性下降，有助于改善动脉粥样硬化。此外，它还含有前列腺素 A，能舒张血管，减少周围血管和心脏冠状动脉与脑动脉阻力，并对儿茶酚胺等升压物质有对抗作用，还能促进钠盐排泄，使血压下降，对降低血脂、防治心脑血管血栓凶险有一定的疗效。

燕麦，富含亚油酸，国内外专家一致肯定它是防治心脑血管血栓凶险的重要保健食品。据北京市粮食科研所与中国农科院等单位合作对燕麦进行测定的结果：燕麦片中含亚油酸十分丰富，30克的燕麦片中含有的亚油酸量相当于10粒益寿宁药丸或脉通的含量，因而认为燕麦对动脉粥样硬化、冠心病、脑出血和高血压有较好的防治作用。

茄子，原产东南亚，汉晋时传入我国，古代就认为茄子具有"宽中、活血、散血"作用，将其作为食药两用植物。现代科学研究发现：茄子含有丰富的维生素 D（即芦丁），它的特殊功能可降低人体毛细血管的脆性和渗透性，增加毛细血管和身体细胞间的黏合力和修补能力，使毛细血管保持正常状态、弹性和生理功能，有防止血管破裂、降血脂和降胆固醇的作用，因此，茄子可防治高血压、脑出血、动脉硬化、冠心病猝死等，可称为强化血管保健食物。

本书就是以直观的方法，解读饮食与健康新理念，阐述饮食不节危害健康，指出饮食与心脑血管疾病密切相关，不合理的饮食是导致血栓的主要因素之一。为了详细叙述清楚心脑血管疾病的得病与病情发展过程及预防措施，本书分上、下两册，是一个专业食品营养专家对心脑血管病变与饮食关系影响的研究与感悟，用食品营养专家的思考感悟解读如何预防、远离血栓疾病凶险，怎样吃得健康，吃得健康的饮食须知与守则。本书也是一位古稀老人自我修养保健的心得体会，用随笔形式把所思所想直接叙述成文稿，愿与大家共勉。因此，用《营养专家的健身寄语》作为本书的书名，寄语中老年朋友们要重视饮食预防心脑血管血栓凶险。为了点明内容与主题，加上副标题——分别为《聚焦心血管保健》和《聚焦脑血管保健》，传播一个健康新理念：会吃才能更健康，会吃才能更寿长。

祝大家长寿健康，长命百岁！

李永海

2011 年初冬杭州城东寓所初稿

2015 年国庆修改定稿

# 前　言

每年的 11 月 20 日，是我国卒中教育日。

在 2006 年的这一天，偶然在媒体上看到一则消息使我震惊：世界卫生组织专家统计，全球每年约有 500 万人因卒中丧生。500 万人致残，作为一种全球性的疾病，人们却对它还是认识不足，多数人认为：卒中是西方国家常见的疾病。殊不知，目前在发展中国家，卒中的发病率也非常高，很多人因为高血压、吸烟、不良的饮食习惯和缺少体育活动而使卒中死亡的发病危险增加。

2006 年 12 月 1 日《中国心血管疾病报告（2005）》指出：我国目前有高血压患者 1.6 亿，糖尿病患者超过 5000 多万，血脂异常者 1.6 亿，烟民 3.5 亿，肥胖及超重人群达 2.6 亿。这数亿人正是心脑血管疾病的"后备军"，而且还有不断扩大的趋势。现在，高血压、糖尿病、高血脂疾病的"三高"危险因素已经越来越多地"关照"普通人，尤其是中青年人，卒死的大多是中青年人，最年轻的不到 20 岁。长此以往，冠心病真的要成为危害老、中、青三代的大病。

有感于以上触目惊心的现实，在震惊之余引起笔者深思，萌发了撰写一部《健脑、护心与饮食保健》科普图书。

我虽是小说散文作家，曾在 20 世纪 50 ~ 60 年代活跃在文坛上。但是，写得最多的还是饮食与健康的科普文稿。而且，也爱阅读和研究调理饮食的健康书刊，因为笔者是专业的食品科技人员，中国粮油学会会员，食品营养专业专家组成员，曾被农业部聘为面包、饼干品质审定委员国家级评委，同时又是浙江省民俗研究工作者、中国食文化研究学者，对饮食与健康知识略有研究。但是笔者不是医生，虽然在 20 世纪 60 年代初曾参加浙江医科大学口腔系课题组，曾与多位教授合作撰写科普读物，以后又与多位医学专家合作研究保健食品开发，并取得成功，发表论文多篇。然而笔者对医疗疾病方面知识知之甚少。为了要使撰写的科普文稿有一定的深度，必须对医疗知识有所了解与研究，为了使科普文稿能做到饮食与健康、营养、卫生与致病、防病、治疗方面的知识能够结合起来，叙述清楚饮食与健康之间的科学道理，必须充电学习，除了阅读有关医学及药理方面的专业书籍外，还对古典的、传统的、当代的有关涉及饮食与健康的知识如获珍宝地吸收其精华，并在 20 世纪 60 年代开始就与广大医务人员广交朋友，虚心地向他们学习与请教，有时还参与他们一起分析典型病案和病例，搞清楚相关疾病与饮食的关系因素，重点搞清楚饮食与疾病的病因与致病原因和防治对策，日积月累地从知之不多到略有所知，将点滴知识加以集中起来，写成科普小品或饮食与健康随笔之类科普文稿，告诉人们：怎样选择食物有利于健康长寿，为什么饮食不当能致病，怎样防止饮食不当对健康的危害。同时告诫人们：食物不当能致病，但食物又可防病与治病。战国时期的名医扁鹊，对食物治病极为重视。古代名医孙思邈所著《备急千金要方》一书，曾说："为医者当洞察病源，知其所犯，以食治之，食疗不愈，然后命药。"说明扁鹊治病，首先以食疗为主，倘不见效，第二步以药物治之，说明古人已知道食物在人体防病与治病中的重大作用。现代营养学家有句名言："食物是您最好的良药，而良药是您日常吃之食物。"由此可见，普及饮食与健康知识是十分必要和紧迫的大事。

撰稿时，确立主题：血管健康人长寿。设计框架：以中老年人饮食防病与健康为主线，串联心脑血管疾病防治为中心内容，突出饮食对心脑血管保健与防治功用。以饮食的致病与防病、治病为重点，以传统食疗学为核心，针对心脑血管的病因、诱因与防治的典型病案、病例，叙述它们之间的联系，从而达到普及吃的知识与饮食防病常识，这是我们食品营养专业科技人员所关心与追求的理念。

为了实现这个目标，就必须在科海中掏宝，阅读大量书籍报刊和资料，广泛搜集分散在民间的、口头的、书籍刊物上的各种资料，然后将点滴资料汇集起来，进行筛选、整理，提炼、归纳成集中而统一的论点，突出主题，形成具有个性的、独特见解的文稿。编著科普图书虽然允许利用别人的科研成果，但不能仅仅是照搬照抄，必须经过编者独立的思考进行再创作，用通俗易懂的语言、简单形象的叙述方式，把深奥的科学问题讲清楚，帮助读者提高认识，这便是科普作品存在与被读者所能接受的原因，也是赋予科普作家的职责。所以，必须博览群书，大浪淘沙，取其精华，创作出与社会进步相符合的全新读物，传递新的信息，树立新的观念，提倡新的概念。笔者是这样想的，本书的编著也是朝着这个方向在努力，但愿读者能从中得到启迪。

历时两年，撰写成书稿，又经两年时间的修改，辑成两册，冠以《聚焦脑血管保健》和《聚焦心血管保健》为书名。书稿经金亚城先生审阅并赋序，对本书内容进行把关。他是国家级名老中医（中西医结合），享受国务院特殊津贴的医学专家，中国中西医结合消化专业委员会委员，浙江省中西医结合临床药学专业委员会主任委员，杭州市中西医结合学会副理事长，杭州市第三人民医院专家顾问组组长、主任医师。他能为本书作序，自然是我的心愿，君子之交，情深似海，深表感谢！他是我结交的医界朋友中感情最深的老朋友。

然而，他走了，不再回来了，癌细胞夺去了金亚城先生的生命。很遗憾这本书稿的出版他没能见到，因为有种种原因而使书稿出版延误了。但是，今天这本书稿能够与读者见面，其中有金亚城先生的心血与汗水，是他为我提供了许多资料，是他对这部书稿的初稿一字一句地审读并指出修改方案与补充的内容，几次修改都是他审读后指出医学上的错误提法与常识性错误。为此，我曾向他提出："金医师您对我的帮助太大了，这本书稿您付出了许多心血，应该与您共同署名。"他听了就打断我的话题说："不妥，不妥，我的名字怎么署在您的大作上，不行，不行。"我仍坚持地说："这部书稿是您、我共同的产物，您三次审读，三次都提出了修改意见，还提供了许多资料，怎么不可以共同署名？我们是朋友却又是书稿的合作者。"

金亚城先生听了我这一说，他想了想又说："我们的共同合作并非只有共同署名的一种方式，我想不妨用编著李永海、审稿金亚城，这样的合作更符合实际，如果说我帮助把关审读了这部书稿，就要署个作者的名字上去太不像话了，我是万万不能答应的。"

为了尊重金亚城先生的遗愿，我以沉痛的心情悼念他，在书稿上写上"金亚城审定"，以示对金亚城先生的悼念。他走了，他不再回来了。祝他一路走好！

书稿即将付梓之时，得到八旬书法名家杨炳生先生题词墨宝，他为本书题写《健身寄语》书名，他是杭州市总工会宣传部原副部长、杭州市工人文化宫主任，又是我年轻时学习文学创作时的指导恩师，在此一并致谢，说声："老师，祝您健康长寿，长命百岁。"

李永海

2012 年"五一"劳动节初稿

作于杭州城东寓所《品味斋书室》灯下

2015 年 10 月修改定稿

# 目　录

# 卷首语：护脑、救脑迫在眉睫

　　新华社曾报道：印尼发生的里氏8.7级地震造成了近万人遇难，这是继印度洋海啸一年之后人类历史上遭受的又一次空前灾难。专家呼吁：各国应建立完善的地震和海啸预警和救援机制，使损失降至最低。然而，相比这些引人关注的自然灾害，一场更大的灾难正在悄悄地逼近人类，这就是我们的大脑正在遭受越来越多的疾病侵袭：中风、帕金森、脑瘫、脑外伤、失眠、头晕、头痛等正在以惊人的高发病率时时刻刻威胁着人类的健康。拯救大脑，开展全球性脑血管保健迫在眉睫。

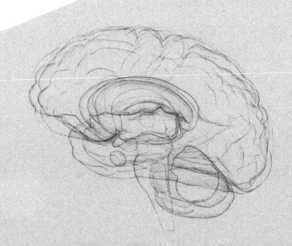

# 第一章　关爱生命，拯救大脑

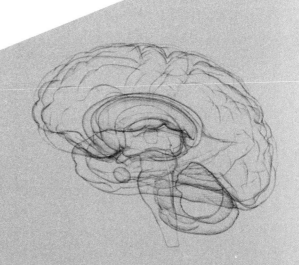

# 第一节　脑病为何如此可怕

据世界卫生组织统计，全世界每年有近 8000 万人死于各种脑病。仅我国就有 5000 多万脑病患者，并以每年递增的趋势发展，而每年死于脑病的患者多达 2000 万。大多数轻度脑病或经过抢救存活的患者也大都在语言、智力、运动等方面留下了各种不同的后遗症，很多人因此失去了生活的自理能力，即便是国家元首，政坛枭雄的以色列总理沙龙也无法逃脱脑病的魔爪。

脑病为何来得如此凶猛？难道得了脑病就没有更好的治疗和康复方法了吗？为此曾有记者带着众多疑问采访了中科院生命科学研究界的有关院士。院士告诉记者：对于脑病的发病原因，科学界早已得到证实，是由于中枢神经受到伤害所致。人的大脑大约有 1000 亿个神经细胞组成，它控制着记忆、思维、情感、视觉、听觉、运动等一系列功能，其构成极其复杂和精细，因此极易受到伤害。如果大脑出现缺氧、缺血、感染、外伤等，都会造成神经细胞的受损，从而引发中风、帕金森、老年痴呆、脑瘫、失眠、记忆力下降等各种脑病。

20 世纪初，科学家就曾预言，如果找到一种修复受损神经等方法，脑病难题就能被彻底攻克。但是，由于受"神经不可再生"思想的影响，医学界对这类脑病的治疗一直停留在通过中药活血化瘀、针灸推拿、功能锻炼等对症治疗来改善脑病患者症状的水平上，无法起到主动促进受损神经修复和再生。

一个世纪以来，科学界并没有因此而放弃神经再生的研究。自 20 世纪中期，美国、意大利、日本以及中国的科学家们，在哺乳动物神经细胞中发现了一种神秘的物质，经过多国科学家数十年的研究发现，这种神秘物质能明显促进神经细胞的生长和发育，并能救活濒死神经细胞。这种物质就是存在于神经细胞膜中的特殊物质——神经节苷脂（简称 CM）。科学家研究发现，当大脑神经受到损伤后，其自身所含的神经节苷脂数量随之减少，由于其自身所含的神经节苷脂数量有限，无法在短时间内满足受损神经修复等需要，因此无论是通过补充营养还是对症治疗等手段，都无法修复受损的神经细胞，从而导致脑病患者长期不愈的现象。

目前，世界上仅有美国、意大利、中国掌握神经节苷脂提取和应用技术。20 世纪末，美国率先将神经节苷脂列入临床药物，并成为目前脑病患者的首选治疗方法，使得众多患者得到康复。在 1998 年美国运动会上受伤的运动员桑兰，在武汉被歹徒射穿头颅的警察方亮，在美国采访遭车祸大脑严重损伤的凤凰电视台主持人刘海若，都在神经节苷脂的神奇作用下，得到了理想的康复状态。

专家呼吁：脑病的危害不容忽视，治疗脑病的方法亟待更新，大家对脑病的认识要提高，对脑血管的保健要重视。

## 第二节 我国脑病发病率来势汹汹

近年来，随着经济的快速发展，环境污染严重，人们的工作压力也日益加大，脑病的发病率迅速上升，同时，我国人口基数大，加之老龄人口增多，达到了10%以上，饮食营养过剩和不平衡，促使老年性慢性疾病增多，高血压、高血脂、糖尿病的发病率增高，使心脑血管病变加速，特别是老年人的记忆力减退、老年痴呆、脑血管等脑部病变增多，成了老年人的常见病与多发病。据相关部门统计：我国目前有中风患者600万，癫痫患者700万，帕金森患者170万，老年痴呆的发病率在60岁以上的老人中达到了7%～8%，而且建筑、交通等意外事故造成的脑外伤患者更是达到了10%。此外，神经衰弱、顽固性失眠、头晕头痛等脑病患者更是多得无法统计，真可谓我国脑病发病率来势汹汹，全社会必须引起重视，开展一场全民拯救大脑、健脑、护脑的脑血管保健战争。

## 第三节 脑病久治不愈，原因何在

现代医学证实：中风、帕金森、老年痴呆、脑瘫、截瘫、神经衰弱、头晕头痛等脑病，是一种常见的脑血管病变，是中枢神经系统损伤引起的。但是，长期以来医学界对神经损伤修复没有更好的办法，而一直采取活血化瘀、功能锻炼等对症治疗方法，期待病人在渡过危险期后自然恢复，然而，由于这类常规治疗没有对受损的脑神经专门专项修复治疗，使得多数病人错过了最佳治疗时机。此外，由于大多数患者及家属对脑病缺少正确的认识，在发病后送医院抢救，对患者后期的康复没有采取及时正确的有效治疗手段，使得大多数患者的健康恢复期成了治疗空白期，导致病情不断反复甚至加重，如二次中风、帕金森症状加剧、老年痴呆的反复、植物人的深度昏迷等。

许多中风患者虽然经抢救转危为安，但由于二次中风却导致了死亡或后遗症难以恢复，从而给社会和家庭带来了众多的不利影响，为此要认识到，二次中风危害更大。

那么，中风恢复期应该如何防止二次中风呢？怎样克服脑病久治不愈的难题呢？

## 一、必须坚持长期规律服药

中风急性期如果治疗及时，措施得当，大部分患者都能渡过急性期，经过 1～3 个月的治疗，可基本痊愈，不留或仅留有轻微的后遗症，从而进入恢复期。中风患者的恢复期比较长，一般需要 3～12 个月。中风患者必须在医生的指导下有规律地服药，才能克服久治不愈，降低二次复发的可能。

## 二、勿乱投医滥用药

庸医害人，不胜枚举，千万不要上当受骗。要知道，中风用药，最讲究"个体化治疗原则"，绝不可生搬硬套别人的用药经验。要去正规医院治疗，与医生配合，按照医嘱用药治疗，才会取得效果。

## 三、不要奢望有特效药

不少中风患者及家属求愈心切，总想能找到特效药，希望使用后在短期内得到康复，或有效防止复发。有些人甚至认为进口药、贵重药就是好药，于是不惜代价给患者使用。其实，对于中风恢复期患者，不可能有什么特效药能使其在一段时间内获得痊愈，或者防止中风再次发作。中风患者及家属需要特别注意的是：中风久治不愈要复发，重要的是在预防中风复发和治疗后遗症时，要采取必要的措施控制高血压，降低血脂和血液黏度，控制血糖等容易引起中风复发的原有疾病。

## 四、长期规律平稳降血压

高血压患者在血压升高时，尤其是出现不适症状时，往往大量服用降压药物，甚至成倍加量，或者几种降压药同时服用，从而导致血压大幅度下降，结果诱发缺血性脑中风发作。因此，在使用降压药时，应在医生的指导下服用。血压一定要降，降到什么程度，选用什么药物大有讲究。患者必须坚持长期服药，即使血压已经降到正常水平（一般应降到 130/90 毫米汞柱以下），也要适量用药，不然血压会再次升高。有不少患者认为长期服药会产生耐药性，时间长了降压效果反而不好，这是误解。事实上，只要应用得当，降压药是可以长期服用的，只要遵从医嘱，一般是安全有效的。

## 五、重视并切实降血脂

动脉粥样硬化越重，中风的发生率就越高，两者可谓相伴相随。但是，实际上中风患者对高血脂普遍重视不够，降血脂药的应用远没有降血压药那么广泛。针对血脂增高的类型，应在医生的指导下选用合适的降脂药物。只有控制高血脂在正常范围内，才能防止二次中风的发生，因为血脂是使血管堵塞的罪魁祸首，是中风复发的元凶，务必引起足够的重视。

## 六、不容忽视中风后抑郁

中风除了因偏瘫、语言障碍对身体造成危害外，30%～50%的患者恢复期会出现情绪低落、不愿见人、兴趣下降、感叹生活没有意思等表现，且久治不愈，使患者的生活质量明显下降，个别人甚至想自杀。中风时，由于合并症状过多，分散了医生的注意力，只重视躯体症状的治疗和寻找病因，患者和家属也认为中风后情绪不高是中风的正常反应而不予重视。实际上，中风后抑郁会对患者的生理功能和社会关系产生不良影响，一旦发现抑郁症，应及时采取针对性治疗。

# 第四节　拯救大脑，社会关注，全国在行动

从 20 世纪末开始，随着脑病发病率的不断攀升，我国政府部门迅速介入，正式将脑病的防治工作提到政府议事日程，一场声势浩大的脑病防治热潮在神州大地随之铺开。中国脑病"双百"计划正式启动，这是继卫生部（现为"国家卫生健康委员会"，下同）脑病防治教育计划后又一次在全国范围内掀起了护脑、救脑的热潮，成为我国近年来投入最大、跨度最广的一次脑病防治工程。计划秉承"关注脑病，科学康复"的行为理念，在有关部门的共同合作支持下，邀请 100 位国内权威脑病专家，在全国 32 个省市 100 个城市进行巡回脑病科学康复宣传。

百名国内顶尖脑病权威专家辗转四川、贵州、河南、河北、黑龙江、北京、安徽、江苏、上海等地推广毕生脑病临床所学，传播当今世界脑病康复的最新前沿科学。中科院著名生理学家、全国脑病权威朱天才教授率强大的专家阵容，于 2006 年 5 月 2 日至 7 日抵达浙江，分赴杭州、宁波、台州、温州、金华等地，为浙江省数百万脑病患者精心打造科学康复之路，设计脑病科学康复方案。

## 第五节　脑病峰会掀起护脑救脑热潮

针对目前脑病治疗和康复手段存在的弊端，国际脑病 4C 疗法专家论坛，在中国科学院上海学术活动中心举行。论坛聚集了国内外脑病研究与临床方面的顶尖权威专家。论坛总结了我国多年来脑病治疗的最新进展，通过专业委员会及与会专家的广泛交流，确立了脑病治疗领域的最新标准，并将一条科学的脑病有效康复之路命名为"脑病 4C 疗法"。

"脑病 4C 疗法"核心为：①使用神经节苷脂修复受损神经。②畅通血流，活血化瘀。③改善或缓解症状。④引导肢体、心理的全面康复。

专家指出："4C 疗法"最关键的是使用神经节苷脂修复受损神经，国内现有神经节苷脂制剂，除了进口的针剂外，还有经卫生部批准的口服产品——脑力健。

脑病为什么如此可怕？脑病的康复之路怎么走？

在脑病专家峰会上，经过几天的热烈讨论，终于有了结果，推出了一项现代脑病的科学康复标准——"脑病 4C 疗法"。各种脑病是由于神经损伤引起的，治疗的要素首先是通过合理有效的途径修复受损神经，促进濒死的神经细胞恢复正常，重塑神经网络，随之加强后期的康复治疗，加强组织机能，恢复原有功能，到达脑病患者康复的理想状态。

专家一致认为，目前唯一取得国际公认的能促进受损神经修复和再生的药物——神经节苷脂，是脑病患者取得理想康复的首选。至此，神经节苷脂被医学界在脑病峰会上推至护脑救脑的前台，但是，进口针剂价格昂贵，一般家庭难以承受，最受老百姓欢迎的还是中科院研制成功的口服制剂，因为其服用方便，价格相对低廉，应该是目前普通百姓唯一用得起的神经节苷脂产品。

## 小贴士

### 神经节苷脂是什么

　　神经节苷脂是神经细胞膜的天然组成成分。它在中枢神经系统中的含量尤为丰富，在大脑中约占大脑总重量的千分之一，平均分子量为 1800，是神经细胞生长和发育的动力物质，同时也是神经细胞的信息传递因子和保护神，是目前发现的唯一能促进中枢神经系统（脑和骨髓）损伤后修复的特殊物质。随着年龄的增长，长期用脑过度，病毒侵入以及意外损伤等因素，可引起神经节苷脂的减少，轻者头晕头痛、失眠，重者引起痴呆、中风、帕金森、脑瘫等脑病。神经节苷脂等发现，直接打破了"神经不可再生"论断，为现代脑病治疗的发展提供了全新的思路。中国科学院在政府的支持引导下，涌现了丰富的科学成果，其中神经节苷脂的脑病临床实验更是取得了国际社会的一致认可。我国是目前世界上三个神经节苷脂提取与应用治疗脑病的国家之一。

# 相关链接

## 权威机构验证神经节苷脂

中国科学院上海生命科学研究院，中国第一、第二、第四军医大学，上海医科大学，西安交通大学等机构，通过长期临床研究发现，神经节苷脂具有以下四大医学功效：

**1. 促进神经细胞及大脑组织的正常发育，防治脑病等疾病**

神经节苷脂（以下简称 CM），在大脑发育、生长、处理信息的过程中起到能量的作用，被称为"脑动力物质"，每个神经细胞的生长，都要有 CM 的参与，如果缺少 CM，神经细胞就会停止正常发育，形成脑瘫。

**2. 修复损伤的神经及大脑组织**

由于脑缺血及外伤引起的兴奋性质的氨基酸（EAA）持续兴奋，从而增加神经毒性，然而，CM 可直接嵌入受损的细胞膜，降解神经毒性，达到修复和阻止神经细胞死亡的目的。

**3. 增加大脑的学习记忆功能**

CM 犹如一根"天线"，自然镶嵌在突触膜上，调节突触间信息传递，起到"变电站"的平衡电位作用。补充神经细胞膜内 CM，可以保持钠、钾、钙离子等神经递质有效传导及增加递质数量，加快传导速度，具有提高记忆力、增强大脑反应能力的功效。

### 4. 延缓神经细胞的衰老

由于神经细胞内脂褐素的积累，以及氧自由基对 DNA 的破坏，使得神经细胞衰老、死亡。补充 CM 之后，一方面降低了脂褐素的积累，一方面又激活"修饰酶"修复被破坏的 DNA，从而起到延缓神经细胞衰老的目的，还有延缓大脑功能退化和延缓衰老的作用。

# 特别关注

## 权威媒体对 CM 专题报道

进入 21 世纪，我国的脑病发病率迅速增长，神经节苷脂在脑病治疗临床上取得了卓越成果，被越来越多的人们所关注。为了将这一人类伟大发明快速推广，我国权威媒体采用多种不同的形式对此进行了专题报道。

2002 年《人民日报》以"我国成为世界上第三个提取神经节苷脂的国家"为题，首次以新的报道形式向人们解开了神经节苷脂的神秘面纱，并阐述了神经节苷脂在中风、帕金森、老年痴呆、头晕头痛、脑瘫、脑脊髓外伤等各种神经损伤性疾病的防治方面，以及在改善记忆、延缓衰老方面的神奇功效。高度赞扬了中国科学院为人类脑健康事业所做出的巨大贡献。

2002 年 10 月 26 日，中央电视台第十套"科技之光栏目"以《现代神经修复术》为题，对神经节苷脂进行了全面深入的报道，向社会揭开了神经节苷脂的神秘面纱及其在我国的上海、北京各大医院的临床应用情况。

2004 年 6 月，中央电视台再次聚焦神经节苷脂，并派摄制组重点拍摄了位于上海的神经节苷脂的 CMP 生产基地，同时采访了多位著名脑病专家使用神经节苷脂治疗脑病的临床应用情况。为了求证神经节苷脂的实际效果，摄制组从 2004 年 6 月至 8 月，先后在北京、上海、天津、山东、浙江、河南、河北等 28 个省市采访了近百位服用神经节苷脂而康复的脑病患者。同年 8 月 21 日，中央电视台 6 套再次聚焦神经节苷脂，以《神经节苷脂与脑病》为题，用长达半个小时的时间，全面展示了我国脑病专家发明神经节苷脂并在中风、帕金森、脑瘫、脑外伤、老年痴呆等各种脑病临床治疗中取得的辉煌成果。

## 第六节　护脑、救脑成果辉煌

据不完全统计，自我国 20 世纪 90 年代开始推广神经节苷脂治疗脑病，到目前为止，已有超过 50 万脑病患者相继服用神经节苷脂，逐渐摆脱了常年疾病的困扰，走上了康复之路。

为了求证神经节苷脂对治疗脑病的实际效果，选择几例病案如下：

**病案一：中风，千万别忘了修复神经**

这位脑中风康复的病人刘某，是铜川市的干部，精力充沛，事业心强，却不想在工作中突发脑溢血，送医院抢救，虽然活了下来，却留下了后遗症，右侧肢体偏瘫、失语。他在医院住了一个月，被通知出院了，出院时他不会讲话，右半边身子不能动，不能站立不能行走。妻子追问医生：他现在不会说话不能行走，回去后怎么办呢？医生答复：已经尽力了，只能以后慢慢康复。

刘某才 45 岁，他还有许多事情要做，于是开始了艰辛的求医问药之路，可是两年多来，他还是只能靠拄着拐杖艰难行走，说简单的词语，记忆也丧失了。2003年的一天，妻子突然拿着一张有关中风后遗症治疗的报纸说：你看报上写的长安区这位杨老师，他跟你的病情类似，年龄比你大，服用几个月"脑力健"，现在都可以走上讲台讲课了，咱们也试试吧。服用一个月下来，刘某头脑变得清醒多了，精神也好起来了，一向沉重的右侧肢体也感觉轻快了一些。两个月后，记忆力开始有所恢复，看到熟人能记起名字，一些旧事也慢慢在脑子里清晰了。三个月后，他可以扔掉拐杖走出几步，语言也有了进步。五个月下来，他已经可以流利地与人交谈了，思维、记忆力完全恢复，他每天都会在小区散步，在家里可以做一些简单的家务劳动。现在刘某已经停药多年，身体逐渐恢复了健康，而且回到了工作岗位。

专家点评：据"美国纽约国家科学院"年鉴刊登的《神经节苷脂研究资料》显示，神经节苷脂是神经细胞膜的天然构架成分，是神经细胞发育再生的决定性物质，它通过修复受损的神经细胞，重塑大脑神经网络，逐渐恢复神经功能，从根本上治疗中风后遗症。

《文汇报》曾刊登一篇报道，介绍有关治疗中风的新突破，详细介绍中风后遗症的根源所在，偏瘫、失语、口眼㖞斜等后遗症的病根不在血管，而是在受损的大脑神经细胞，中风的发病是血管病变，中风发生后神经受损伤。因此，要摆脱中风后遗症，关键是修复受损的神经。

**病案二：奇迹！植物人逐渐苏醒**

2002 年 9 月 22 日晚上 10 时，一场意外车祸使金华市武义大鹏不锈钢制品厂老板应某头部受到严重撞击，当场不省人事，送到医院急救，而肇事者却逃逸。"严重脑外伤，蛛网膜下腔出血，脑干严重损伤"，医生的诊断几乎给病人宣判了死刑。经过 5.6 个小时的抢救，应某的性命保住了，然而医生的又一句话使全家人如雷轰顶："他的脑细胞基本死掉，最好的结果可能也是植物人！"

手术后，应某发起了高烧，嘴唇上起满了水疱，退烧药物不起作用，姐姐就去取来冰块给弟弟降温，一趟一趟，可是取的速度远比不上冰块融化的速度。不能说话，不能动弹，没有意识，不能进食，甚至随时会有生命危险。数日后姐姐带着弟弟辗转省内外，遍求各大医院，相关医院请来了上海华山医院权威脑病专家进行会诊，但是结果依然是那么残酷，希望也一次次变成失望。2004 年 1 月，姐姐从《生活与健康》报上看到了神经节苷脂的相关报道，如同在黑暗中摸索许久终于发现一丝曙光，在了解神经节苷脂的服用周期和其他相关情况后，一次性购买了四个月的神经节苷脂给应某服用。

奇迹真的发生了，一个月后，姐姐欣喜地发现，弟弟脸色红润了，原本冰凉的手脚也开始变得暖和了，原来应某不能咀嚼食物，就算是一粒米饭也会吐出来，姐姐就一直用搅拌机将食物打成糊状来喂食。有一次停电，姐姐试着将米饭放在汤里喂给弟弟，这次竟然没有吐，并且还慢慢咀嚼着，这是车祸之后他第一次自己咀嚼食物，一个小小的进步，却是那么的令人欣慰。两个月后，姐姐惊喜地发现，在喂饼干的时候，弟弟会用手去抓，并能准确地塞进嘴巴里。三月中旬的一天，姐姐照常在弟弟身边叫他的名字，结果意外地听见弟弟回应，姐姐简直不敢相信自己的耳朵，应某逐渐苏醒了，姐姐不禁趴在弟弟身上大哭。长久以来的照顾没有白费，自己的坚持终于有了结果，几乎没有什么恢复可能的弟弟终于有了一个全新的开始。

现在，应某已经有了自主情绪，在天气好的时候还要求家人带他出去晒太阳，日常可进行简单的加减乘除运算，还依稀记得曾经一起工作过的同事，植物人绝路逢生了。

### 病案三：痴呆老汉记忆明显改善

老人姓卢，80岁高龄的退伍军人，家住杭州凯旋苑新村。从他硬朗的身板依稀可见当年军人的风采。然而，50多年前的一场意外事件，使他蒙冤而失去了当年豪气风发的性格，年轻人从此变得沉默不语，他的申请得不到支持平反，使他心里异常气愤，可是又没人理解他，于是，他开始失眠，每天做噩梦，这种心理健康问题一天天加重，后来，由于长期顽固性失眠，身体也垮了，尤其是记忆力差，严重影响了在部队的正常工作，没有办法，只好因病退伍。

回到杭州，正值壮年的卢某，并没有治好失眠疾病，又因工作紧张而没有好好休息和注意保健治病，长期失眠，记忆力不断下降。时间飞逝到了1983年，上了年纪的他受病魔折腾，身体更差了，尤其是让人难以忍受的是，由于记忆力差，出门总是不能确定门有没有锁好，走到半路又返回去看。家人陪他去医院做脑病检查，诊断为"小脑严重萎缩伴老年痴呆"。脑萎缩这个词更加重了老人的心理压力，由于病情得不到控制，痴呆症状越来越重，发展到出门不记得回家的路，有时遇到亲戚和朋友，总是张冠李戴。为了卢老不至走失，家人从此不敢让老人独自出门。

为了治好老人的病，家人想尽办法，不惜重金求药，可是一年年过去，病情不见好转，反而越来越差，随着进入耄耋之期，病情日益恶化。2003年11月，家人从报纸上得知中科院研制的神经节苷脂对中风、老年痴呆有很好的疗效，许多脑病患者得到康复。在经过详细咨询了解后，家人为老人买了一个疗程的药。服用后的第三天，老人20多年来第一次睡了一个安稳觉，没有失眠，没有做梦。之后，似乎一切都顺理成章，病情得到了改善。几个疗程之后，老人的记忆力明显改善，再也不用整天闷在家里了，老人还独自一人回到了阔别多年的老家东阳农村。最让老人高兴的是，他已过上了正常人的生活，终于像其他老年人一样接送可爱的孙女上下学了。

卢老如今经常写信给他那些在部队的战友和老家的乡亲们，并且以自身感受告诫人们：为了健康要注意保健，失眠不是小病，这是脑病的萌芽，为了健脑、护脑、救脑，要重视脑血管的保健，不要像我一样荒废了宝贵岁月。

# 第二章　护脑救脑，持之以恒

脑中风是老年人的常发病、多发病，死亡率极高，即使抢救存活也多留下后遗症，生活不能自理，极大危害着人类健康。

高血压、高血脂、高胆固醇是导致脑中风发生的主要原因，护脑、救脑首先要控制这些原发疾病，并且要打持久战。

——题记

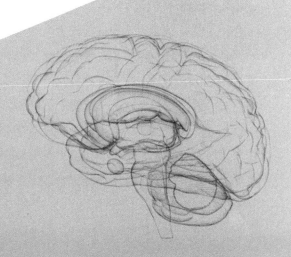

# 第一节　警惕大脑发出的信号

目前，我国脑血管疾病患者 3500 万，每年还有 260 万加入这个队伍。脑血管疾病以发病率高、致残率高、死亡率高、复发率高使人们谈虎色变，给我们的健康生活增加了沉重的负担。在中国，脑病死亡人数是心梗死亡人数的 4 倍，为什么出现这样大的差别呢？因为大脑的重量占人体重量的 2%，但是它的耗氧量却占全身的 20%，大脑对血液和氧气的需求量要比心脏多得多。脑循环一般要 7 ～ 8 秒钟，若脑循环停止 10 秒钟，即可引起大脑缺氧而昏迷，停止 4 ～ 5 分钟后，大脑的能量储备就会耗竭，全脑缺血持续 30 ～ 60 分钟，神经穴就会受到不可逆的损伤。所以，大脑一旦发生缺血缺氧，就会很快发生严重的脑血管疾病。

常见的脑血管疾病有脑中风（脑溢血、脑血栓、脑栓塞）、痴呆、短暂性脑缺血、慢性脑供血不足等。事实上，临床研究发现：多数脑血管疾病的发病与脑供血不足（脑缺血）有关，因此，预防和治疗脑血管疾病的关键是改善脑供血。脑供血不足的临床表现很多，有的容易被人忽视，如果经常出现下面这些症状就要警惕了。

1. 头晕头痛，甚至会恶心呕吐。

2. 白天嗜睡，夜间失眠、多梦，睡眠质量很差。

3. 听力下降，耳鸣眼花，反应迟钝，记忆力减退。

慢性脑供血不足，在早期是可逆的，如果得到正确及时的治疗往往会获得很好的效果，但是，如果忍耐拖延，不及时治疗，长期慢性脑供血不足就可能导致脑梗死或老年痴呆，严重影响患者本身及其家人的生活质量。因此，一定要做好慢性脑供血不足的预防和治疗，这是护脑、救脑的重要措施之一。

那么，怎样才能预防脑供血不足？一般可以按如下方法进行：

第一，根据身体状况每日进行适当的运动，可以提高脑血管中的血液通过量来弥补供血量不足造成的缺血缺氧，使病情得到改善。同时，运动可以刺激血管进行适当的收缩和扩张，增加血管的弹性。

专家忠告：老人多运动，血液可变稀。

运动可使血液变稀，主要由于在运动过程中改善了心肺和血管功能，使血管管腔变宽、增容，血液容量增加，出现血液稀释现象。但是，只有长期坚持运动的人才会有这种效果，这种血液变稀，实际上是降低血液黏度和减少血液阻力，起到改善微循环的作用。此外，长期坚持运动且规律性适当的人，还有轻度激活体内纤溶系统和降低血浆纤维蛋白质的作用。因此，运动使血液变稀，对预防脑中风和心肌梗死血栓性疾病的发生起到了一定的预防作用，是健脑护心的最好办法。

第二，预防中风要每日定量喝水。适度饮水可以降低血液黏稠度，使血液的流动更顺畅，这是护脑、救脑的关键。

专家提醒：夜间和清晨需饮"三杯水"。

心脑血管疾病是危害人类健康的头号杀手，血栓病包括脑血栓、心肌梗死、四肢血栓等，是危害人类健康的慢性病。统计表明：全国每年有上百万人患血栓病。该疾病具有"三高"的特点，即发病率高、死亡率高、致残率高，也是最常见的猝死原因。

导致血栓病的主要原因是血液凝固性高，容易在血管内形成新鲜血栓，引起血管完全闭塞，最终导致大脑、心脏功能障碍，产生严重的后果而危及生命。水分丢失、体内缺水是人体血液凝固性升高的重要原因。不少中老年人因为神经中枢对缺水反应不敏感，会因"不渴"而不愿喝水，使身体经常处于一种轻度脱水状态而又不自觉。所以，中老年人要自觉补充水分，使身体内保持一定量的水分，尤其是在夜间睡眠前后，要注意保护血管的"三杯"健康安全水。

## 相关链接
### "三杯水"的饮用时间是有讲究的

第一杯水，是在睡前半小时喝的凉开水，这是预防夜间体内缺水，由于脑血栓和心肌梗死多发于午夜2点左右，患者应在深夜醒来时饮下第二杯安全白开水，尤其是在天热出汗多的时候，或出现腹泻、呕吐症状丢失水分以后，饮水显得尤为重要。第三杯水安排在清晨醒来后喝，这杯清晨健康水十分重要，因为早晨是人体生理血压升高的时刻，患者血小板活性增加，容易形成血栓，加之患者睡了一夜，排尿、皮肤蒸发汗水及口鼻呼吸等均使体内水分流失，使血液黏稠度增高，血液中易形成血栓，因此，起床后2～3小时内是心脏血管病患者的危险时期，脑血栓、心绞痛、心肌梗死、血管性综合征病变多在此时间段发生，所以，清晨醒来，稍加活动四肢，坐起身子后，及时喝上一杯凉开水，可稀释黏稠的血液，改善脏腑器官血液循环，防止心脑血管病情发作。同时，还有利于胃和肝脏、肾脏代谢，增加胃肠蠕动，促进体内废物的排出。由此可见，这"三杯水"喝与不喝不一样，为了健康，为了护脑、救脑，请君常喝"三杯"健康安全水。

## 第二节　认识大脑的神奇奥秘

人脑担负着思考及指挥身体的机能，但是，各个脏器的运行是利用神经系统将人体各部位的状况传达到大脑。高血压使脑血管破裂而危及生命，高血压脑出血称脑溢血或脑出血性中风，是临床常见病、多发病。多发于气温骤变和寒冷季节，患者年龄多在 40～70 岁。此类病人常有高血压史或患有高血压病，多在活动或突然受到刺激或过于激动时突然发作，死亡率很高。

为了便于认识脑出血性中风，我们先要认识人脑的奇观，警惕脑血管病变危害健康。

### 一、探索人脑的奇观与奥秘

人类是地球上智能最高的生物，显然，这与人有一个由 140 亿个神经细胞组成、重量约 1300 克的十分发达的大脑有关。人脑的进化过程长达 10 亿年，火的应用和生产劳动促进了脑的进化。

**1. 发达的人脑有多大**

同其他高等动物相比，人脑在绝对重量、相对重量和结构三个方面，存在明显的优势。大猩猩身材比人类高大，但其平均脑重约 540 克，占体重的 1/150；猿人的脑重虽大有增加，但也不过 1000 克，占体重的 1/40。人脑重量主要是增加了前脑部分，因而前脑显得宽大突出。

人脑表面覆盖着一层灰色"大脑皮层"，这里是神经细胞集中之处。猿脑的表面积为 400 平方厘米，而人脑则达到 2600 平方厘米，这样大的表面积显然无法在脑颅平面存在，于是，大脑皮层便以大量褶皱的形式折叠于头颅中，所以，肉眼看到的大脑有很多沟回。

人脑每 10 秒钟可接受来自眼睛、皮肤、听觉、嗅觉和味觉等处的信息 1000 万比特，人脑因其所具有的高级复杂功能而成为人体耗能大户，脑的血流约占心输出量的 15%，其耗氧量占 20%。

大脑对缺氧很敏感，心脏只要停跳 5～20 秒，人即可出现昏厥；溺水超过 6 分钟，大脑即可因缺氧而出现不可逆转的损伤而濒于死亡。为了保护大脑功能正常运转，在安静状态下，心脏所排出的血流量的 1/6 供应大脑。

**2. 脑是人体的司令部**

人脑是世界上最复杂、最奇妙的器官，是自然界长期进化的产物。脑重约占体重的 3%，可它却需要人体心脏排出血量的 15% 和肺脏吸入氧气的 20% 供其消耗。为什么呢？因为脑是人体司令部。

人体的一切活动都是在脑的指挥下进行的，在每一瞬间，脑组织既要进行处理和储存，又要进行比较和分析，从而迅速做出决定，指挥全身的活动。其结构之精细，反应之敏捷，传导之迅速，是任何一个现代化的指挥系统也无法比拟的。

人脑深藏在坚硬的头颅骨之中，粗略的可分为大脑、间脑、小脑和脑干四个部分。

（1）大脑

大脑占人脑的绝大部分，分左、右大脑半球，外形像两只对合的碗，中间由十分坚固的神经纤维——胼胝体将它们连接在一起，并由此相互交流两半球的信息。左右大脑的功能有异：左大脑半球擅长于逻辑思维、计算推理等功能，右大脑半球擅长于形象思维、艺术欣赏等功能。左右大脑对身体的支配是交叉的，即左半球控制右侧肢体活动，右半球控制左侧肢体活动。正常情况下，两个大脑半球完全协调一致。习惯使用右手的人，也叫"右利者"，其左侧大脑占支配地位，称优势半球。反之，"左撇子"的右大脑半球可能占优势并处于支配地位。如果在 2 岁前有一侧大脑损坏，剩下的一侧仍可正常支配全身活动，与正常人无异。因此，有专家形象地指出：人实际上有两个大脑，而大多数人每天使用左脑部分较多。

脑功能学者提出了"右脑不开发，社会发展慢"的观点。因此，形象思维属于右大脑半球，创造性只能源于右脑，完成于左、右脑的配合，人脑所接受的大部分信息，都以模糊的"录像带"形式存入右脑，人的思维过程就是左脑一边观摩右脑的"录像"，一边将它符号化、语言化的过程。创造性思维就是人脑对所获得的杂乱无章的信息进行联想和再加工的过程。

为了发展右脑功能，有人提出用体育锻炼的方法激活右脑，并编制出动作精细的右侧肢体操，以调动右脑的积极性。学习形象文字时，也具有同时活动右脑的作用，而学拼音文字则主要是活动左脑，因此，学习中文有发展右脑功能的作用。

美国学者发现，人的某些性格特征与左、右脑半球的活动有关。乐观开朗或易于忧伤的性格特征，取决于左、右脑的活动模式。左半球前回皮质活动超过右半球者，往往表现出乐观快活，兴致勃勃。反之，在人际交往中显得犹豫畏缩。前者对人生抱积极态度、合群、有自信心，能发挥自身的价值。10 个月左右的婴儿在离开母亲时易啼哭者，多属大脑右半球活动超过左半球者。

大脑半球表面凹凸不平，有很多深浅不同的沟裂。沟裂之间的隆起，称为脑回。这些沟裂、脑回，就像一块皱拢起来的绸布，如果将其展开，面积约为一张 4 开的报纸大小。沟裂和脑回是大脑进化的标志，哪种动物的大脑皮层沟回越多，表面积越大，结构越复杂，就越聪明。当然，人脑是首屈一指的，因此单纯以脑的重量和大小来断定人的智力高低是错误的。

每个半球以 3 条主要沟裂（中央沟、大脑外侧裂和顶枕裂）为界分为 5 个分叶，也就是额叶、顶叶、枕叶、颞叶和脑岛。各个部分有不同的分工，如额叶与人的情绪精神状态有关，顶叶为运动的最高中枢，颞叶分管听觉与嗅觉，枕叶分管视觉，脑岛则与血液循环相关。

（2）小脑

小脑在大脑半球枕叶的下方，通过脑干与脑的其他部分相连。小脑不是思维器官，而是协调运动的器官。其主要功能是保持身体平衡，如果发生中风，小脑有病，就会出现动作不协调，像喝醉酒一样，走路摇摇晃晃，跌跌撞撞，医学上称为"共济失调"。

（3）脑干

脑干是大脑传入和传出神经纤维的必经之路，脑干上接间脑，下续脊髓，从上而下依次分为延髓、脑桥、中脑。其背侧为小脑。延髓是脊髓的延伸，呼吸、循环中枢位于此，为人体的生命中枢。如果发生脑出血中风，脑干一旦受到严重损伤，人的生命就会立即消亡。脑与四肢伸肌的收缩有关，中脑与人体屈肌功能有关，一旦中风与人体屈肌功能有关，所以中脑损伤的中风病人，会出现四肢伸直、头向后倾仰、脊背挺直发硬的姿势，称为"去大脑僵直"。另外，脑干内部还有一种由分散的神经纤维交织成网，网眼内散在分布着神经细胞的区域，称为网状结构，具有广泛的联系和重要功能，对内脏、脊髓、大脑皮质的活动有着重要影响。

（4）间脑

间脑位于中脑的前方，大部分被大脑覆盖，主要分为丘脑、丘脑后部和丘脑下部三部分。丘脑是大脑皮质下方的高级感觉中枢，如果发生脑中风，病人的一侧丘脑损伤，可引起对侧半身的感觉障碍，俗称"半身瘫性障碍"。丘脑后半部有两对小隆起，叫内、外侧膝状体，分别是听觉、嗅觉的皮质下中枢，丘脑下部是一黄豆大小的区域，结构极为精细而复杂，人称其为人体的内分泌之王。专家研究表明：刺激或损伤丘脑下部，则水的平衡、血压、心跳、呼吸、消化、内分泌、糖和脂肪代谢、体温的调节功能，均可发生变化。此外，正常的睡眠甚至情绪反应也受影响。

## 二、男女大脑亦有别

女性大脑重量平均约比男性轻200克，但相对重量的差别并不大。

专家研究显示，从4个月的胎儿开始，由于受雌雄激素的影响，大脑已开始了性别分化，在脑中央的视前区内侧部，有一个结构叫"性的二型核"，男性约比女性重2倍，这一结构约从4岁开始发挥作用。

专家研究发现：女婴通常比男婴能更好地利用左脑来认人。由于性别不同，3～4个月的婴儿在用脑方面已显出差别。此外，男性在想象物态的形状、方位、体积方面，得分较高，女性在语言检测中成绩较佳。男孩出现语言混乱的比女孩多3倍，口吃者是女孩的3.8倍。

在对左脑外伤者的观察中发现，男人比女人容易丧失讲话能力。在脑中风病人中即可证实这个观点的正确性。究其原因，这是由于女性联系左右脑的神经纤维束大于男性，这使得女性大脑半球之间的信息交流变换量大于男性。

## 三、揭开人脑的奥秘

近百年来，科学技术迅速发展，高分辨率电子显微镜、电脑、电视、航天飞船、人造卫星等许多高科技产品相继问世，这些制造发明，细想起来，人脑的创造力真令人叹为观止。

然而，人类对人脑这个浩瀚而深邃、充满奥秘的"生物宇宙"的研究，还仅是刚刚起步。

研究发现，组成大脑的神经细胞，像一台台超微发电机，几乎是在日夜不停地工作着，不断发出电脉冲，将这些神经细胞电活动加以百万倍电放大和记录，这就是人们常说的"脑电图"。

脑电图所反映的是人脑在生理上是否正常或是发生了某些病变，它不涉及心理活动、心理类型和智力特征等大脑功能。为了逐步解开大脑活动之谜，一种能将整体和运动状态的脑波数据输入计算机，然后将运算结果制成流动几何图形的技术，已经问世。

以一般人为测试对象的脑像图分析，可以获知被测者的大脑品质特征和功能状态。例如，其大脑高级神经活动属于较简单型或是较复杂型，是大脑左半球优势还是右半球优势，思维活动属创造型还是规范型，情绪活动属于宽松型还是紧张型，心理品质是偏于活力型还是文静型等。

脑像图技术的面世，是人类认识自我的令人鼓舞的重要开端，将有助于扬长避短地规划使用和开发人才资源。

学者的预言，在当今21世纪的辉煌时代，是人类科学进步的最佳时期，将是进一步研究人脑生物学大发展的重要时期。

## 第三节　古代的脑病与颅脑手术

人脑的结构比任何动物都完善，它是动物界发展得最好、最复杂、最精密的组织，以致不能轻易受到触碰，在相当长的时间里，它曾是外科手术中的"禁区"。即使在医学科学发展到具有高分辨能力的CT、MRI先进诊断技术及显微神经外科技巧的今天，外科医生仍把脑的手术称为"绣花针活"。

### 一、古代人骷髅头骨上的圆洞

学者们通常认为，脑神经外科为现代外科医学中最年轻的一个分支，应归功于20世纪的科学进步，但是，许多事实告诉我们：这种看法并不完全正确，脑外科手术的开展要比我们想象的早得多。

从秘鲁发掘的古代骷髅头骨上可以看到，有不少头骨顶部都有圆圆的洞口，最多的有4个圆洞。对此，一位据称研究过1万个以上古秘鲁骷髅的考古学者说道：我们发现这个人曾经动过4次手术，每次都能成功地使他活下来。为什么这么说呢？因为洞口边缘的骨头很平滑，而且有一层愈来愈细的骨头长出，这表示一种痊愈的过程。这位专家还说：在智利的塔尔卡附近，必定施行过许多成功的神经外科手术，因为85%的骷髅都显示了头盖骨环锯术痊愈的痕迹，有新细胞生长的过程。

据报道，科学家在土耳其东部一座2800年前的亚述朝代的古墓中，也发现一具脑壳上有明显做过手术的痕迹。即一名妇女的脑壳上面显示做过环锯手术，共锯凿了13个圆眼。

在伊拉克，同样发现了保持完好、动过脑外科手术的古人头骨。考古学家和一些著名脑外科专家的研究和考证表明：这些骨骼的头部曾成功地施行过复杂的头颅环钻术，时间距今约 4000 年。

考古学家甚至认为，当时那里很可能"曾有一个完整的专门从事脑外科手术的医疗中心"。

据苏联的塔斯社报道：约在 2500 年前，哈萨克斯坦地区也有人尝试做过颅脑手术，但是失败了，因为考古发现的一个头颅骨上被钻了 7 个洞，看来在钻最后一个时，病人死在了手术台上。

## 二、古人施行过脑瘤切除术

日本《读卖新闻》于 1992 年报道，埃及和美国的联合考察队，对开罗近郊的吉萨金字塔发掘时，发现了 10 座 4600 年前的古墓。令科学家们感兴趣的是，有的葬者竟然被施行过脑肿瘤切除手术，这是通过检查死者的头盖骨后得出的结论。报道说：以往传闻古埃及能做脑外科手术，这次发现才确认了。

《科学美国人》杂志，甚至把颅脑手术的时间推得更远。该刊的一篇文章说道：根据考古学资料，颅骨环钻术在北非具有 12000 年的历史。新石器时代的欧洲居民至少于 5000 年前也已采用这种在头盖骨上开圆洞的高难度手术。文章还说：在秘鲁出土的 1500 件史前头颅文物中，经考古学家证明，有 2/3 左右均施行过这一外科手术。古秘鲁人使用石制或金属器械，以钻、刮、凿或切开的这类孔洞通常呈圆形或者矩形。

在我国著名医史学家傅维康先生主编的一部《中国医学史》中也写道：穿颅手术在国外比较流行，许多国家在发掘新石器时代头盖骨中，时常发现愈合了的经过穿颅的头骨。在现代处于原始社会阶段的民族中，有的部落仍用原始的穿颅手术来医治剧烈的头痛病。

这样看来，三国时期的华佗要给曹操动脑手术来医治他的头风痛，说不定他真有这等本事——华佗"医如庖丁解牛"，他毕竟是位熟悉人体解剖的名医！

## 三、古人颅脑手术是脑外科学的起步

为什么原始人常会在头颅上动手术呢？

据学者李牧先生在《新石器时代的外科手术》中解释道：原始人认为疾病主要是上帝或各种妖怪作祟所致，治疗大都用巫术或巫术色彩的医疗手术，如头痛等病。在颅上凿井型小孔可能就是这类手术的一种。并指出：这些原始人的手术，其真正科学价值在偶尔有病人因此而获痊愈，这是外科学不自觉的起源。

成功也好，失败也好，都表明古代人的确做过颅脑手术。自觉也好，不自觉也好，都表明人类总是想方设法要与疾病做斗争的，不管其结果如何。而正是这种不懈的博学和实践，才从昔日的"原始走向今日的科学"，由此可以这样认为：古人的颅脑手术，是脑外科科学的起步。科学进步的今天，许多中风病人的抢救，也是颅脑钻洞，去除病灶而恢复健康。

## 第四节　脑出血是暴死之疾

脑出血又称脑溢血，系脑实质内血管破裂出血的一种危重疾病。其死亡率已跃居诸病之首，病残率已升居脑血管病之最，严重地危害着人们，特别是中老年人的健康。

脑出血多由动脉粥样硬化和高血压病所引起，由于血压的长期升高，在硬化了的脑部小动脉壁上就会出现像米粒大小不一的瘤样扩张（微动脉瘤），当血压因某种内外原因而突然上升到一定高度时，就会引发这类微动脉瘤的破裂而发生脑出血。因此，高血压和动脉硬化，可以说是脑出血的发病基础。血压的进一步突然升高是主要诱因。平时如不注意这方面的防治，一旦矛盾激化，自然会发生脑出血。

### 一、脑出血的诱发因素

根据专家临床观摩，下列人员一般较易诱发脑出血，值得警惕。

**第一种人：动脉硬化者**

随着年龄的增长，人体血管壁会发生相应变化，特别是动脉硬化，将成为脑出血的重要危险因素，因此，人到中年以后，脑出血的发病率会有相应升高。

**第二种人：高血压病者**

现已确认，高血压病为脑出血最重要的危险因素，血压越高，发生脑出血的危险性越大。

**第三种人：糖尿病患者**

由于长期血糖过高，将会进一步促进动脉硬化的发生和发展，且糖尿病本身又易诱发高血压病。

**第四种人：高脂血症者**

这类人群发生脑出血的危险性，明显高于正常对照组。

**第五种人：有高血压病和脑出血家族史者**

发生脑出血的危险性明显高于正常对照组。

**第六种人：其他患者**

如体重过胖、嗜好烟酒、性情急躁、饮食过咸者，其脑出血的发病率也相对较高。但这绝不是说瘦人就不会发生脑出血。此外，长期劳累疲乏的人，也易诱发高血压或低血压，进一步诱发脑出血。

尽管脑出血的诱因多种多样，但仍需与血压的进一步突然升高密切联系起来。一般来说，凡能引起血压急剧升高的原因，都可成为脑出血的诱发因素，如生气、激动、愤怒、紧张、用力过猛、进食过饱、烟酒过量、疲劳过度、气温骤降、洗澡水过凉，以及咳嗽、呕吐、恶心、用力排便等。要避免这些诱因，对每个中老年人来说，并不是一件难事，问题在于你有没有意识到其危险性，思想上够不够重视，行动上能不能落实。

## 二、关注脑溢血前的预警信号

脑溢血多发生在 40～70 岁的人群，其中以 50 岁以上的人发病率最高，是一种死亡率极高的凶险疾病。脑出血起病急，发病时间只有数分钟或几小时，在发生脑出血的患者中，有 50% 左右的人有预警信号，很多患者在发病前的 1～2 天或前几个小时，都有一些早期的信号预警，医学上称为"中风先兆"。一旦高血压病患者出现这些先兆表现，就预示着脑出血即将发生，这时候应及时鉴别，送往医院争分夺秒地进行治疗，从而控制疾病的发展，避免严重后果。

若高血压患者出现以下五大预警信号，切莫麻痹大意，关注信号的出现，及时排查脑出血，以便及时发现、早治疗。

1. 突然口眼喎斜，口角流涎，说话不清，吐字困难，与人交流时突然讲不出话来，或吐字含糊不清，或听不懂别人的话。这些征兆预示着血压有波动，或脑功能障碍，是脑出血或蛛网膜出血的征兆。

2. 突然感到全身疲乏、麻木、无力，活动不方便，出虚汗，高热，胸闷，走路不稳或突然跌倒，心悸或突然出现打呃、呕吐等症状。这是自主神经功能发生障碍的脑病综合表现。

3. 突然感到头晕，周围景物出现旋转，站立不稳甚至晕倒在地。疼痛常常于出血的一侧头部，在颅内压力增高时，疼痛可以发展到整个头部。头晕常常与头痛伴发，特别是小脑和脑干出血时。这些表现可以短暂地出现一次，也可以反复出现或逐渐加重。

4.突然感到眼部不适，瞳孔突然异常（不等大），常引起颅内压增高，有时还有偏盲和眼球活动障碍，在急性期常常两眼凝视大脑的出血侧。大多数是暂时性视物模糊，以后可自行恢复正常，或出现失明。

5.突然意识障碍，表现为精神萎靡不振，老想睡觉或整天昏昏沉沉，性格也一反常态，突然变得沉默寡言，表情淡漠，行动迟钝或多语易躁，也有出现短暂意识丧失，这是脑缺血的典型表现。

### 三、预防发生脑出血意外的措施

40岁以上的人应当积极预防脑出血，以防意外发生。主要应该从以下六方面加以预防：

1.注意劳逸结合，合理安排工作，保证足够睡眠，避免过度劳累。

2.严禁吸烟酗酒。烟酒能加速动脉硬化的发展，对高血压更有害，并能引起血管痉挛而诱发脑梗死或脑出血。长期大量饮酒促进动脉硬化，促使血管破裂而发生脑出血。

3.保持大便畅通，避免过度用力排大便。因为许多脑出血患者都是在用力排便时，使血压升高而血管破裂酿成悲剧，为此，要多吃蔬菜水果，重视摄入足量纤维素，多吃粗粮、杂粮，尤应多吃薯类食物，不吃辣椒等易便秘上火的食物。为了使大便通畅，要多饮水，适量吃些蜂蜜与油脂之品，使大便保持软化，以免血压突然升高而发生脑血管事件。

4.蹲下、弯腰、卧床、起身或改变体位时都容易导致脑出血，因此，务必注意动作要缓慢，可用头低位及眼睛向下方式逐渐起身，切勿突然改变体位，防止头部一时供血不足而发生意外。

5.注意季节变化，防寒避暑，适当增减衣物。高温时对机体有一定影响，避免使血管舒缩功能发生障碍，血压波动幅度加剧而发生脑血管意外。

6.饮食保健对预防脑血管病变十分重要，总的饮食原则是：饮食以清淡为宜，少食动物脂肪和胆固醇含量高的食物，可多吃豆类、水果、蔬菜和鱼类。有报道称：每天吃土豆可预防脑中风，因为土豆中含有丰富的B族维生素和优质纤维素，这在延缓人体衰老过程中有着重要作用。土豆含有控制血液中胆固醇的活性成分，其中的黏体蛋白质能够预防脑动脉硬化，所以，它能减少发生脑出血和脑梗死的危险，每天吃一个鸡蛋大小的土豆就能使脑中风的危险减少 40%。

此外，预防脑血管意外事件的发生，下列 8 种食物都是餐桌上健脑、护脑的脑血管"清道夫"，宜多吃和常吃。

（1）玉米：含不饱和脂肪酸，特别是亚油酸的含量高达 60% 以上，有助于人体脂肪及胆固醇的正常代谢，可以减少胆固醇在血管中的沉淀，从而软化血管，预防发生脑栓塞或脑出血。

（2）西红柿：不仅各种维生素含量比苹果、梨高 2～4 倍，而且还含芦丁，它可提高机体抗氧化的能力，清除自由基等体内垃圾，保持血管弹性，有预防血栓形成的积极作用。

（3）苹果：富含多糖、果酸、类黄酮、钾、维生素 E、维生素 C 等营养成分，可使积累于体内的脂肪分解，避免肥胖，对推迟和预防脑动脉硬化有明显作用，使发生脑血管病变的风险下降。

（4）海带：含有丰富的岩藻多糖、昆布素，均有类似肝素的活性，能防止血栓形成，既降胆固醇又降脂蛋白，起到抑制脑动脉硬化作用，对健脑、护脑有特殊功效。

（5）茶叶：含有茶多酚，能提高机体抗氧化能力，降低血脂，缓解血液膏凝状态，增强红细胞弹性，缓解和延迟脑动脉硬化，所以经常饮茶可以软化血管，对心脑血管的保健十分有益。

（6）大蒜：含有挥发性蒜辣素，可消除积存在血管中的脂肪，有明显降脂作用，是治疗高血脂和脑动脉硬化的良药。

（7）洋葱：含有一种较强血管扩张作用的前列腺素，它能舒张血管，降低血液黏稠度，降低血管压力。洋葱还含有一种二烯丙基酸化物和含硫氨基酸，可增强纤维蛋白溶解性，这种活性因子对降血脂、健脑、防动脉硬化有特殊功能，是健脑佳品，是血管的保护神。

（8）茄子：含丰富的维生素 P，是一种黄酮类化合物，有软化血管作用，还可增强血管的弹性，降低毛细血管通透性，防止毛细血管破裂，对防止小血管出血有积极作用，有保护心脑血管的作用，对保护脑血管、降低血压、防止脑出血有积极作用。

### 四、刘君为何会患脑溢血

真的想不到五尺高的男子汉，身材魁梧，壮如黄牛的刘君竟然患了脑出血而偏瘫，病倒在床上。这真是不能让人接受的现实。刘君的病倒使单位的人都震惊，心情沉重，因为刘君才 41 岁，正值年富力强之时。

刘君的脑出血来源于他 10 年的高血压史。他年轻时经常头痛，一次无意中测量血压才知道已患上高血压，当时，他唉声叹气，时间一长，他又感到无所谓，没什么了不起的大病。平时他有饮酒吸烟的嗜好，每逢来客，自己把不住关口一喝就多了，有时竟可喝白酒一斤多，酒后倒头就睡，鼾声大作，睡得天昏地暗不知东南西北。吸烟又是一支接一支地抽得凶，厂医曾告诫他高血压不准再吸烟饮酒了。吸烟会促使全身血管收缩，血压更高，冠状动脉收缩引发心绞痛、心肌梗死。饮酒过多促使血管僵化，失去弹性，造成脑动脉硬化。当时他答应了厂医的忠告，表示不再吸烟饮酒。可是在无人监督时就挡不住诱惑，忍不住又吸烟又饮酒。虽然常服用降压药，但血压却仍未降下来，长期高血压导致损害心、脑、肾器官，久而久之，脑血管破裂出血酿成脑溢血后遗症，偏瘫在床上。

发病前一段时间，刘君上医务室对厂医说，近些日子经常心慌心跳。医生检查测量血压，高达 180/100 毫米汞柱。心电图显示：冠状动脉供血不足，T 波段改变。这是典型的高血压性冠心病，祸根仍然是高血压病，医生建议去中心医院住院治疗，降低血压，扩张动脉血管，疏通血液循环，软化血管等。刘君因要装修住房，不愿住院治疗，回家后在社区卫生所打了几天点滴，血压就下降了，一个疗程以后他又没有持续治疗下去，真是疏忽大意酿成大祸。

发病前等一段时间，刘君忙于在家中装修住房监工，日夜忙着而劳累过度，打破了往日的生活规律，起居、吃饭、服药都不准时，觉也睡得少，操心费脑的，好身体也受不了，何况他是高血压重症病人。果然，他面部逐渐有微肿，话语不流利，经常喊头痛头晕。这是脑中风前发出的预警征兆，他却未在意，怕耽误装修房屋进度而未上医院检查治疗，只是频繁增加降压药的服用，想把血压降下去，病情就可好转，谁知道几天后就导致了脑出血发生。如果刘君当时及时上医院就医，病情也许不会发展成脑溢血。

虽经抢救夺回了生命，但是，偏瘫的生活给刘君带来了太多的不便，生活不能自理，此时他才看开了人生：珍惜生命，从点滴小事做起。他现在每天保持心情愉快，坐在轮椅上，积极到小区绿化带呼吸新鲜空气，积极进行康复锻炼，希望自己能再次站起来，他顽强地在与偏瘫进行斗争，烟酒戒了，血压也降到正常范围，只是偏瘫在日夜伴随着他渡过漫长的岁月。

刘君患病的年龄正是人到中年，是男人们的黄金年龄。这个年龄段的人事务太多，工作繁忙，事业兴旺，上有老下有小，精神高度紧张，容易得各种慢性疾病，因此，特别要关注保健养生，特别是远离高血压、高血脂、高血糖。希望这个年龄段的人，以刘君患脑溢血为戒，好好保重身体。

## 第五节　中年高血压患者早防脑卒中

脑溢血占脑血管病的 20% 左右，中医学所说的"中风"和一般所说的"半身不遂"，属于脑溢血的范畴。脑溢血是指脑血管破裂，血液进入脑实质而言。据统计：在脑溢血患者中，有高血压的占 60%，其中约有 90% 发生在 40 岁以后，平均发病年龄为 55 岁。那么，为什么脑溢血多发生在高血压患者中，而且中年以上的人容易发生脑溢血呢？

中年以上的高血压患者，往往有动脉硬化，脑溢血的发生常是在高血压发病的后期，这时候，已有明显的动脉硬化阶段。由于动脉硬化，其动脉及小动脉壁上已有明显的组织学上的改变。患高血压的病人，常发生小动脉痉挛，这样会使血管壁缺氧、渗出、变性而坏死，结果小动脉壁产生玻璃样变性，管壁逐渐变薄。病人在高血压作用下，脑部的血管形成微小的动脉瘤，一旦受特殊的外因刺激，血压猛然升高时，高血压的高压血流很容易造成微动脉瘤的破裂出血。脑溢血的死亡率很高，有的人虽经医生努力而抢救成功，但是生命救下了，却免不了留下半身不遂、失语等后遗症，因此，高血压患者必须珍惜生命，提高警惕，谨防脑出血。

那么，中年高血压患者应怎样早防脑卒中呢？一般来说，对于已有高血压病的中年人，有规律地坚持治疗高血压病，对于预防脑溢血有很大意义。患者应该经常或定期到医院检查血压，但是，在服降压药治疗时，千万不能"矫枉过正"，要使血压维持在一个较正常的稍高水平上。血压过高，会引起高血压脑病或脑溢血。血压过低，会发生脑缺血，由于血压凝滞而容易发生脑血栓形成。

高血压患者发生脑溢血并非单一因素造成的，而是多种因素综合作用的结果。那么，哪些因素容易促发高血压患者发生脑溢血呢？

中医学认为，忧、喜、悲、思、恐等情绪波动是祸根。由于情绪太过而导致血压猛然增高，使狭窄的血管受压力而导致破裂，发生脑出血。这就是说，精神受过度刺激或紧张、激动，可导致脑血管发生意外事件，均可以诱发脑溢血。因此，高血压患者保持情绪稳定，生活乐观，注意劳逸结合，保持充足睡眠，这些都是很重要的防病保健措施。其次，脑溢血与气象因素很有关系，约有2/3的病例于寒冷季节突发脑溢血。现代医学研究证明，发现夏季对血压有良好的影响，血压在热天时会有所下降，而在冬季却升高，所以，每到冬季或气候剧烈变动时，如阴雨天、暴风雨、雷阵雨、气温骤降的恶劣气象时，脑溢血病人就显著增多。主要是天气太冷而促使血管突然痉挛，使脑血压升高而导致脑溢血。因此，为了防止脑病变化，要重视冬季防寒保暖。

专家忠告：我国新修订的《高血压防治指南》规定，降压达标的标准——对没有合并症（指出现糖尿病与肾功能不全者）和并发症（指出现心、脑、肾受损者）的患者来说，舒张压要低于90毫米汞柱，收缩压低于140毫米汞柱；对伴有糖尿病、肾脏疾病、冠心病以及中风的患者来说，收缩压低于130毫米汞柱，舒张压低于80毫米汞柱。

## 一、高血压的六大预警征兆

一般来讲，血压波动、头痛头晕、耳鸣、心悸、胸闷、肢体麻木，是患高血压病的六大早期预警信号。

### 1. 血压波动静悄悄

最早病人的血压在平时基础上有升高，一般都是收缩压和舒张压同时升高，幅度较小，甚至达不到高血压诊断标准。大部分病人的波动性大，常受精神和劳累等因素影响，在适当休息后可恢复到正常范围，约5%的病人没有任何不舒服，也不知道血压何时升高，为无症状性血压波动。

### 2. 心脏不适有感觉

（1）心悸：高血压病人心悸的可能原因是交感神经过度兴奋，引起心率加快，心收缩力加强，这时候可能会感到心悸。

（2）胸闷：高血压病人胸闷常见的原因可能有下列几种：①神经官能症；②心脏肥厚；③心律失常；④心力衰竭；⑤冠心病。

### 3. 昏昏沉沉的大脑

大多数病人表现为大脑持续性沉闷不适感，昏昏沉沉，大脑不清醒，也有表现为一过性。头晕可妨碍思考，记忆力下降，注意力不集中。长期血压高会导致脑供血不足，这是高血压病人头晕的重要原因之一。

**4. 形形色色的头痛**

头痛是原发性高血压病最常见的症状。青壮年产生偏侧头痛者居多，往往呈沉重性，间歇样钝痛、胀痛及脉搏样痛，头痛有时呈持续性，但剧烈头痛者少见。头痛的特点是从半夜到凌晨逐渐加重，早晨比较剧烈，往往不能入睡，一起床从事活动后可减轻。

**5. 千奇百怪的耳鸣**

耳鸣一般为双侧性，间断或持续发生，强度不一，性质多样，有呈铃声、嗡嗡声、哨声、汽笛声、海涛声、吼声等，也可呈各种声调或纯音、杂音。耳鸣与脉搏一致。

**6. 气血不和的麻木**

高血压病人可能出现手足麻木或僵硬的感觉，也可能出现蚁行感，这种现象多数是由于高血压病人的血管舒缩功能紊乱或动脉硬化等原因导致局部供血不足所致，即通常所说的"气血不和"。

## 二、高血压也是心身疾病

高血压病是中老年最常见的心脑血管疾病，也是脑溢血的主要诱发因素，同时，它又是一种心身疾病。无论是从发病机理来说，还是从临床表现来看，它都与精神因素、环境因素和生活因素密切相关。其中，精神紧张、焦虑、抑郁都可成为发病诱因。然而，情绪激动、发怒、恐惧等，也可引起血压升高，甚至引起脑血管病变，脑出血、脑梗死都可以发生。所以，世界卫生组织早就将高血压病列入心身疾病范畴，旨在提醒人们：面对高血压病要切实加强心理防线，克服心理障碍，预防及减少心理因素对疾病的不利影响。

陆君是一位高级工程师，他是一位患高血压病的 50 多岁的住院病人。入院前，他正在负责一项重大技术改造工程，事务太忙，因血压太高而诱发"小中风"。由于血压增高，出现头晕、头昏症状，使他无法工作下去，一次突发"短暂性脑缺血"而入院治疗。他十分焦急，希望能用一些"特效药"使血压稳定下来，早日返回工作岗位。住院第 3 天，陆君在护士那里得知自己血压非但不降，反而越升越高，便显得焦躁异常，当晚又出现严重失眠，服用安定药片仍不起作用。次日，血压更高了，主管医生早上查病房发现这一情况，一方面调整治疗方案，改变用药，修改医嘱，另一方面医生找他谈心，向他解释病情并告知注意事项，强调要保持乐观情绪的重要性，希望得到他的配合，并教给他学会自我放松的方法，特别叮嘱他若想早日出院，就必须放松自己的情绪，积极配合治疗。自那次谈话后，这位高级工程师的情绪终于稳定下来，血压也逐渐趋于正常，症状改善，一周以后出院重新投入工作，取得了技术改造成功。从那以后，他不仅重视药物治疗，按医嘱服药，而且注意情绪调整，促进病情稳定，多年来没有发生二次中风。

类似这位高级工程师的例子不少，但是，在许多时候，人们往往忽略了不良精神与心理因素对高血压病的负面影响，结果导致血压波动，并发症增多，甚至引起病情恶化或心脑血管事件，引发血压突然猛增而血管破裂，发生脑出血。因此，高血压病患者要重视预防脑血管病变的发生，务必正确看待疾病。同时，也要认清它是一种心身疾病，不良的精神与心理因素对疾病的发展影响极大，然而，良好的精神、情绪和心理活动有助于改善病情，并可提高药物疗效及减少高血压并发症的发病率。所以，在高血压病的防治环节中，必须将药物、饮食、运动、精神和心理治疗密切结合起来，使血压得到控制，避免血压波动，减少对器官的损害，降低高血压并发症的发生率，提高患者的生活质量，也是高血压患者早防脑卒中的重要环节。

### 三、轻度高血压亦不可轻视

所谓轻度高血压，是指舒张压等于或少于140毫米汞柱而言。

这类病人在门诊较为多见，但是它能导致严重后果，不少人并不十分清楚。权威部门最新发布的高血压诊断、评估、治疗中心的意见认为：轻度高血压不仅可增加脑卒中、心脏病发作和肾功能衰竭的危险，而且是造成死亡的重要原因。道理何在？因为对轻度高血压不予重视，丧失了治疗时机，耽误了时间，使轻度高血压变成重度而自己尚不清楚，直到病情严重再治疗已经晚了，结果造成脑出血中风或心肌梗死。

专家指出：由于"轻度高血压"使人产生了一种安全错觉，致使医生中有的人不去给病人积极治疗，也不动员病人改变生活习惯，因而常常导致令人吃惊的后果。另一方面，"轻度高血压"患者本人也有错觉，认为只要自己注意吃些降压药，血压正常就不重视了，出现中风预警也仍不重视，最后高血压发展成脑出血时，已来不及治疗。

据媒体报道：英国一家人寿保险公司的统计资料表明，即使是轻度高血压，也会对寿命带来不良影响。血压超过150/100毫米汞柱的35岁男性高血压患者，预期寿命将缩短16年，这类病人在英国每年以200万人的数字递增。然而，在我国轻度高血压病人的数字更为惊人，据卫生部统计，每年高血压发病人数达 300 多万人。因此，轻度高血压绝不可轻视，如果不重视，今天的轻度高血压患者，或许明天就是脑溢血患者或是冠心病死亡者。

### 四、降压过度也易中风

一般人只知道高血压可以引起中风，对于低血压的危险却估计不足。其实，由于使用降压药过多，降压过度引起的中风比比皆是。患高血压病的人，一方面血管弹性下降，脆性增加，另一方面，血管内壁逐渐有类脂质和胆固醇沉积，久而久之，形成血管内壁粥样硬化和斑块，脑血管也同样出现管壁增厚、变硬变脆、管腔狭窄、粗细不匀、弯曲等病变。在这种情况下，若服用降压药过量，使血压骤然大幅度下降，大脑血液供应减少，脑部血流过缓，血液黏度增加，血流中血小板与纤维蛋白原沉积而形成血栓，阻塞脑血管而引起缺血性脑中风。降压过度引发中风更易发生在老年患者上，因为老年人对血管感受不敏感，对大脑低血压耐受性差，导致脑缺血性中风的发生。

## 第六节 脑出血的防治新概念

由于脑出血的发病基础较复杂，发病诱因又多种多样，因而构成了脑出血发病的突然性、复杂性和凶险严重性。但是，只要采取综合性防治措施，也能取得较好的效果。

防治之措施，归纳起来有以下几点：

### 一、树立长期坚持检测和治疗高血压病的思想

对高血压病患者，或脑出血后血压仍居高不下者，坚持检查血压，均应遵医嘱和根据自身血压情况，坚持长期按时服药，切忌停停吃吃，乱吃乱停乱换，这是极危险的。也不要只吃药，不检测血压，也不要固定在早晨测血压，其他时间不测，因为血压在 24 小时内各段时间并不一致，所以，必须在多时段进行血压检测，如发生异常，应当向医生报告情况。

### 二、积极治疗"四高综合征"

高血压、高血糖、高血黏、高血脂是诱发脑出血的危险因素，俗称"高危险四

高综合征"，而且，很多患者可同时患这"四高"。因此，要四病合并治疗，对糖尿病、高血脂、高血黏、高血压患者，要按医嘱服药，以防止动脉硬化发展和血栓形成，提高机体的抗病能力。

### 三、定期检查

主要包括定期做血压、血糖、血脂、血黏及眼底、心功能等方面检查，如有异常应及时治疗，不断改善机体健康条件。

### 四、合理饮食

人体对营养素的需要是多方面的，而且有一定量的要求，经常食用过多的动物性食品，对身体健康并不利，尤其是已患有心脑血管疾病，更应少吃高脂、高糖和过咸食物，饮食要多样化，也就是膳食合理搭配，达到膳食平衡的目的。主食有粗有细，副食有荤有素，以素为主，既有动物性食品，又有植物性食品，多吃豆类食品，也要有较多的蔬菜，还要吃些水果，但是要忌辣椒之类的刺激性食品，这样才能构成较为合理的营养，这种多样化的饮食对防治心脑血管病是有益的。

### 五、体育锻炼

坚持适度的体育锻炼，既能增强体质，改善心功能，又能减肥，可谓一举多得。

### 六、保持心态平衡

一个人的心态十分重要，如果能心情舒畅，人就有精神，可以避免激动，遇事不怒，防止过度劳累，不暴饮暴食，戒除烟酒嗜好，养成按时大便的习惯，多吃粗纤维食物，多饮水，防止便秘，使自己的生活习惯保持良好的状态，按时作息睡眠，尽量不要打乱生物钟，使血压保持平稳，对血压持续居高不下者暂忌长途旅游，以免突发脑出血。

实践证明，只要人们思想上加以重视，积极地争取综合性防病措施，脑出血的发病率会很快降下来。即使发病，病情亦多较轻，疗效亦多较好，进一步加强对脑出血的防病意识，实为当前保健防病工作中的一项重要又艰巨的任务。

## 第七节 脑出血治疗新进展

高血压脑出血又称脑出血或出血性脑中风，是常见病、多发病，多发生于气温骤变和寒冷季节，患者年龄多在 40～70 岁，此类病人常有高血压史或患有高血压病，多在活动中或突然受到刺激或过于激动时突然发作，常表现为意识障碍、偏瘫、失语、头痛、呕吐、抽搐、尿失禁等，如果是脑室出血则伴随高热但无定位症状。如果是脑干出血，病人突然昏迷，瞳孔缩小如针尖大小，预后很差。发病后血压明显升高，常在 200/120 毫米汞柱。目前认为头部做 CT 扫描是诊断脑内出血最好的检查方法，磁共振检查的早期诊断准确性不如 CT 扫描。

高血压脑出血分为三期：急性期（3 周内）；恢复期（3 周至 6 个月）；后遗症期（3 个月后）。

治疗原则：缩短急性期治疗时间，防止再出血，降低血压，减轻脑水肿，防治并发症，防治应激性溃疡。目的是挽救生命，减少残疾，防止复发，提高生活质量。

一般治疗：包括卧床休息，保持安静，避免搬动，加强护理与预防并发症，加强营养，补充液体，维持电解质与酸碱平衡。

特殊治疗：包括降低颅压，调整血压，防治感染，使用止血药物。

对于 30 毫升以内的血肿，可以争取保守治疗，30 毫米以上的血肿最好采取手术治疗。

高血压脑出血病情发病迅速，进展快，对于血肿大或位于重要部位的血肿，如果不及时清理或降低颅内压，就失去了抢救机会，但是，手术也可能加速病人死亡。从前手术效果不好，一般采用保守治疗。

目前，手术方法改进，成功率逐步提高，对于危及病人生命和导致病人偏瘫的颅内血肿逐渐趋于急诊手术。

现在，多采用 CT 扫描或磁共振立体定向及尿激酶溶解置管引流手术。CT 定位精确度很高，相差不到 1 毫米，因而可做开颅手术。

此外，锥颅穿刺手术创伤小，但清除血肿效果差，小骨窗手术因止血困难而被淘汰。锥颅碎吸术比锥颅穿刺术有较大改进，但是，对于不规则脑出血，尤其是血肿内有隔膜时效果不佳。脑内窥镜手术对脑室出血效果较好，但对于脑实质性内血肿尚未解决注水与止血的问题。国内专家进行了大量研究，发明了微创定向颅内置软管吸引术，此手术简便快捷、安全，不需要开颅手术，只需 CT 照片，不需在 CT 下定位，通过特制的尺板定向准确，可经过颅内较长距离命中靶点。硅胶软管对脑组织损伤小，抽吸、引流同一管完成，可采用多轨迹、多靶点清除血肿，可床边实施手术，手术成功率高、致残率低，可能是目前一个很有前途的手术方法。

## 第八节　脑出血病人的护理

脑出血是指脑实质内血管破裂出血。这种病以中老年人居多，常因情绪激动，突然用力过猛而诱发，大多有高血压或脑动脉硬化史，发病后有的处于昏迷状态，死亡率高，幸存者可遗留痴呆、偏瘫、失语、大小便失禁、肢体功能性障碍等症状，生活不能自理，常因并发症而再次危及生命，但是，如果护理得当可减轻症状，降低死亡率。

1. 减少搬动，防止再出血。脑出血病人急性期应绝对卧床休息，头部垫高，放置冰袋，尽量减少搬动头部，以免再度出血。

2. 适时禁食或进食，脑出血病人神志清醒者宜在 2 ～ 3 天后进食，昏迷病人应禁食，发生吞咽困难者可给鼻饲。

3. 注意口腔卫生，每日用淡盐水清洁口腔，有溃疡者可涂龙胆紫。

4. 保持呼吸道畅通，及时清除口腔及咽喉部的分泌物或呕吐物，头歪向一侧，防止痰液或呕吐物吸入气管，引起吸入性肺炎。

5. 注意皮肤保护，预防褥疮，经常保持皮肤干燥，床铺被单清洁、平坦，大小便污物及时清除，经常按摩身体受压部位，发现皮肤发红、溃破应及时处理，每隔 2 ～ 3 小时翻身一次。

6. 保护脑细胞，脑出血病人都有不同程度的脑缺氧，应给氧气吸入，氧气吸入时要注意鼻管通畅，并及时更换鼻管至另一侧鼻孔，以免固定一次太久而引起鼻黏膜坏死，体温过高时给予降温。

7. 保护眼睛，两眼不能闭合时，应用凡士林纱布或生理盐水纱布盖眼，以免眼膜干燥或损伤，及时检查瞳孔的变化，发现瞳孔大小不等、对光反射迟钝、呼吸不规则时，应及时请医生处理。

## 第九节 脑血管意外者饮食调养

脑血管意外是脑局部血液循环急性或亚急性脑损伤性疾病，中医称为"中风"。脑血管意外可分为缺血性和出血性两大类，前者有短暂性脑缺血发作、动脉硬化性脑梗死、脑血栓形成和脑栓塞，后者有高血压动脉硬化性脑出血，也叫脑溢血和蛛网膜下腔出血。

脑血管意外是影响健康长寿的最危险的疾病之一。在我国，脑血管意外的死亡人数高于心血管疾病和癌症，在致死性疾病中占第一位，因此，预防脑血管意外的发病是老年保健的重要内容，在这方面，饮食调养具有十分重要的作用。

**1. 预防饮食原则**

从预防的角度看，脑血管意外的饮食原则与高血压病、动脉粥样硬化、高脂血症病人的饮食原则一致。

**2. 急性期饮食**

急性期病人多伴有昏迷等意识障碍，不能正常进食，因此，在积极抢救的同时，应及早补充营养。一般脑溢血病人在发病 24 小时后，即可开始鼻饲流质软食，即通过鼻腔下到胃内管道给病人喂食。

（1）中等身高、体重的病人可按每日 8400 千焦（2000 千卡）热量摄入。

（2）碳水化合物的供给应保持适量的淀粉作为主要热能来源。淀粉具有经济、节省蛋白质、保证脂肪充分氧化及通便作用，而蔗糖及其他单、双糖类每日以不超过 150 克为宜，过多易刺激胃酸分泌，导致胃肠胀气，且长期摄入不易保证维生素、无机盐的供给。

（3）保持动、植物蛋白的适当比例，一般应以病人平时饮食习惯为依据。

（4）注意补充植物油，以防必需脂肪酸缺乏，可每日补充植物油 10～20 克。

（5）每日进餐次数及数量应根据病情而定，一般每次可喂 200～500 毫升，每日 4～8 次。

（6）食物温度以 37～42℃为宜，过冷或过热的食物均可致病人不适，或因刺激胃肠蠕动而发生腹泻。

（7）注意观察了解病人的消化吸收情况、大小便次数及形状。

（8）食物内容可包括豆浆、牛奶、鸡蛋、糖等为主配制的混合奶，将多种普通饭菜用家用小型粉碎机、搅拌机搅成匀浆膳食，也可用医院特制的营养配制药膳。

**3. 恢复期饮食**

恢复期病人的饮食，应根据病人后遗症情况，采取不同的营养措施。

（1）伴有吞咽困难者，可以给浓稠的流质食物，喂饲要慢，防止误入气管。

（2）生活能自理的病人，可逐步恢复正常膳食，饮食原则同发病前，但要听从医生指导，应对症处理好饮食的宜忌。

**4. 食谱举例**

（1）管饲混合奶

可用混合奶1500毫升，米汤500毫升，菜汁500毫升，混合粉100克配制而成，分5次食用，每次量为500毫升，全日可供热能8400千焦。

混合奶可用牛奶500毫升，1个鸡蛋黄，1匙植物油（约10克），1药杯糖（约15克），1克食盐组成，热量约含2100千焦。

混合粉是将面粉100克、黄豆粉10克混合炒黄过筛，加入植物油10克而制成，热量约含2100千焦。

菜汁是将蔬菜切碎煮汤加盐，经过滤而成，能补充无机盐和维生素。

（2）匀浆膳

用软大米饭50克，煮鸡蛋50克，煮猪肝50克，豆腐50克，胡萝卜100克，牛奶400毫升，熟植物油10克，白糖60克，盐2克，加水300毫升，搅成粥状匀浆，每1000毫升匀浆液中含蛋白质40克左右，热量4200千焦。

**5. 食物选择要点**

发病前及恢复期病人的食物，可与高血压、动脉硬化及高脂血症者相同。急性期管饲病人的食物可用牛奶、豆浆、浓米汤、藕粉、奶粉、蛋粉、鱼粉、肉汤、蔗糖、果汁、菜汁、植物油等制成，匀浆则用各种荤菜、素食及主食制成，食物应为流质状或匀浆状，多样化保证营养平衡。

# 第十节　健脑、护脑持之以恒，打持久战

卫生部2006年12月1日公布《中国居民健康报告》称：1985～2005年，脑血管病死亡不仅居死亡总人数第一位，而且增长的速度也最为显著，占所有疾病死亡率的40%。然而，高胆固醇正是引起心脑血管病的隐形杀手，目前高脂血症患者达1.6亿，其数量与高血压患者不相上下。

远离脑中风，健脑、护脑、救脑要打持久战，防治高血压、高血脂、高血糖

"三高"要持之以恒，才能保持健康的心脑血管，才能赢得健康长寿。

——题记

"为了您的今天和明天，降低脑卒中危险。"这是需要长期预防的健康问题。事实上，对已发生过卒中的患者，面临再次中风的风险要比普通人群高 2 ～ 3 倍，而且更易发生心肌梗死。健脑、护脑、救脑，如果仍然不重视，合并促发卒中的危险因素，那么，再发卒中的危险更大。据世界卫生组织调查统计：在全球 44 个国家的 68000 名患者最大规模的调查中发现，动脉粥样硬化血栓形成，引起了全球心脑血管疾病和死亡的主要因素，给这一疾病危险因素提供了新认识，中风患者预防复发要打持久战。

对于很多有卒中、心脏病发作等高危因素的患者，专家呼吁：采取适当的治疗降低他们发生卒中的危险，患者使用抗血小板药物减少血栓形成，用他汀类药物降低高胆固醇的治疗。对于患过卒中的患者，要防止再次卒中或心脏病发作。据统计，在已患过卒中的人中，在一年内约有 15% 的患者会复发而住院或死亡，因此，提高患者对再发卒中危险的认识，强调卒中后加强二级预防显得更为重要。

2006 年国际卒中联盟（ISS）也呼吁已患过卒中的患者应充分认识到卒中再发的危险性，控制卒中相关危险因素，并呼吁患者的朋友和亲属给予支持。专家指出：全球每年有 1500 万卒中患者，通过更好的公众教育，常见危险因素的控制和处理，做好二级预防，其中很大一部分患者的复发危险是可以避免的，给大家敲响了警钟："为了您的今天和明天，降低卒中危险。"意味着要打持久战。

许多因素可以增加脑中风的危险，如果这些因素长期存在，日积月累，将会造成不可逆转的病理改变，中风发生的机会大大增加。那么，常见的脑卒中危险因素有哪些呢？

## 一、高血压

高血压是目前公认的引起脑中风最大的危险因素。

2006 年 12 月 1 日，卫生部公布的《中国心血管病报告（2005）》中特别提到：高血压已成为我国国民健康的头号杀手。据统计，全国现有高血压患者 1.6 亿，18 岁及 18 岁以上成人高血压患者 18.8%，其中 18 ～ 59 岁劳动力患者 1.1 亿。1991 ～ 2002 年的 10 年间，我国高血压患病率比 1959 ～ 1979 年的 20 年间增加 31%。在遍布中国的各大医院，每天有 8000 多人向高血压报到。16000 多人因高血压爆发脑中风、心肌梗死，导致 3000 多人死亡，13000 多人落下终身残疾。

倘若高血压未能控制，7～10 年以后，约有 10% 的病人会死亡，50% 的病人出现心室肥大、视网膜病变，或出现心、脑及肾功能障碍甚至衰竭。

专家研究：高血压患者比正常人中风的发病率高 30 倍，控制高血压就可以降低脑中风的发病率。

## 二、糖尿病

在我国，糖尿病患者现有 5000 多万人，对糖尿病患者而言，其健康的最大威胁来自心脑血管并发症。糖尿病可以使动脉硬化加重，血液黏度增加，中风的发生机会增加了 3 倍，而且一旦糖尿病患者出现中风，其恢复程度和预后明显不如非糖尿病患者。

## 三、高脂血症

我国现有血脂异常人群 1.6 亿。专家指出：平时我们所说的"高血脂、降脂"等观念并不科学，正确的提法应是"血脂异常升高和调控血脂"，尽量减少低密度脂蛋白，增加高密度脂蛋白。在我国，2006 年心血管防治机构进行了全国的健康教育，为的就是尽量减少发病风险。专家呼吁：调控血脂刻不容缓，这是脑中风和冠心病防治的最基本的观念，因为血液胆固醇、甘油三酯、低密度脂蛋白的增高和高密度脂蛋白的减少将促进胆固醇的沉积，形成动脉粥样硬化，并增加血液黏稠度，故而通过药物、食物、运动来降低血脂，是防治中风的重要措施。专家研究证实，降低血脂可使中风的危险性降低 31%。

## 四、心脏病

冠心病、心房纤颤、心功能不全等都是脑中风的危险因素。据统计，冠心病患者的缺血性中风发生率高于无冠心病患者近 5 倍。

## 五、小中风

小中风亦称一过性脑缺血发作（TIA），小中风使患者发生中风的危险性增加 10 倍，其主要症状为突发语言或视觉障碍以及一侧躯体无力或麻刺感。小中风一般只持续 15 分钟，但也可达 24 小时，如果超过 24 小时，则被诊断为卒中。

## 六、吸烟

卫生部 2006 年 12 月 1 日的《报告》中称：中国现有烟民 3.5 亿。专家呼吁：吸烟是缺血性中风的危险因素，吸烟多的人比不吸烟的人发病率增加 2 倍。

## 七、体力活动小

体力活动小，也是脑中风的危险因素之一。体力活动可控制各种危险因素，如高血压、糖尿病、血脂异常升高及肥胖者。此外，也可降低血液黏稠度，有利于预防脑中风的发生。

## 八、饮食不当

不良饮食习惯，亦可能成为脑中风的危险因素。例如：食盐过多与高血压有关，少吃食盐可明显降低血压，并降低脑中风的发病率与死亡率。半胱氨酸可能会引起脑中风，这与饮食中缺乏叶酸、维生素 $B_6$、维生素 $B_{12}$ 有关，提倡要多吃水果和蔬菜，有助于脑中风的预防。此外，酗酒能诱发缺血性脑中风，为了您的今天和明天，防止脑中风，请勿酗酒。

根据世界卫生组织报告，2005 年全球总死亡人数为 5800 万人，其中近 3500 万人死于慢性病，而中国慢性病死亡人数占了 750 万。目前，慢性病已经成为全世界几乎所有国家成人的最主要死因。未来 10 年，全世界慢性病死亡人数还将增长 17%，而在中国，如果没有强有力的干预措施，慢性病死亡人数将增长 19%，其中糖尿病死亡人数甚至可能增长 50%。

卫生部疾病预防控制局、中国疾病预防控制中心，最新完成的《中国慢性病报告》显示：中国人群慢性病死亡占总死亡比例呈持续上升趋势，1991 年慢性病占总死亡比例为 73.8%，2000 年上升到了 80.9%，死亡人数近 600 万。1991～2000 年，支气管肺癌、肝癌、乳腺癌、脑血管病、心血管病、糖尿病的死亡率均呈上升趋势，此 6 种慢性病占总死亡人数的 35.76%。

卫生部疾病控制司司长齐小秋呼吁：需要警惕的是，在我国心脑血管病、糖尿病、高血压和癌症等均趋于年轻化，85% 的慢性病患者是青壮年人群。

出现这样的情况，专家认为有以下几个方面的原因：

1. 年轻人工作、生活压力大，精神处于紧张状态，致使神经系统功能失调，新陈代谢紊乱，导致免疫力下降，病魔乘虚而入。

2. 长期过度吸烟酗酒，导致血管恶化，血流不畅，血脂异常升高，使血脂和胆固醇淤积而引发高血压、高血脂，进而引起脑中风、心肌梗死等严重疾病。

3. 饮食不科学，膳食营养不平衡，暴饮暴食，或冷热不均，使胃功能遭到破坏，发生胃炎，甚至胃癌。吃是最重要的致癌因素，吃得不当能致癌，吃得科学亦能防病除疾，吃是健康益寿之根本。俗话说："民以食为天，人以食为本。"如果有人问你，生命中什么是最珍贵的，你可能回答是爱情、事业、金钱等，但你却忽略了最重要的一项——健康。在漫长又短暂的一生中，如果你失去了健康，你曾拥有的一切都将变成虚无。

请记住一句名言：血管健康人长寿。关注您的今天和明天，请保护好血管的健康。

# 第三章 中风概念及危险因素

中风又称急性脑血管意外，包括脑出血、蛛网膜下腔出血、脑血栓形成、脑栓塞等一大类疾病，具有起病急、进展快、症状重、死亡率高、存活者多遗留偏瘫等后遗症的特点，一旦发生，目前尚无特效的治疗手段。

——题记

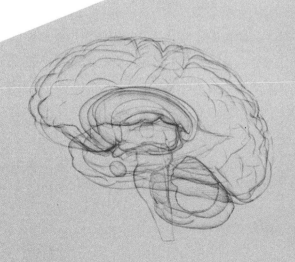

# 第一节　脑中风的概念

中风是中医学的一个病名，也是人们对急性脑血管疾病的统称和俗称。它是以猝然昏倒，不省人事，伴发口眼㖞斜，语言不清，半身不遂或无昏倒突然出现半身不遂为主要症状的一类疾病，包括西医的脑出血、蛛网膜下腔出血、脑梗死、脑血栓、短暂性脑缺血发作等。因为这类疾病起病急骤，来势凶猛，病情变化迅速，像自然界的风一样"善行数变"，变化莫测。所以，古代医家称其为"中风"。因其发病突然，现代医学称它为"脑卒中或脑血管意外"。

中风的根源是患有高血压病、脑动脉硬化症。由于脑血管壁的粥样硬化，致使血管腔变狭窄或形成夹层动脉瘤，在各种诱因如情绪激动、精神紧张、用力过猛、血压升高等影响下，造成血管破裂或堵塞，使脑血液循环障碍，形成部分脑组织缺血、水肿等病理改变，导致神经功能障碍，从而相应出现一系列的中风病症状。

一旦发生中风，病情一般较严重，即使积极抢救而幸存，也约有半数患者会出现不同程度的后遗症，如半身不遂、口㖞舌偏、讲话困难等。因此，发现半身麻木、活动障碍，应立即找医生及早诊疗，可以获得较好的效果。如中风昏迷不醒的病人，应立即送医院抢救。

# 第二节　中风的分类

中风大体上可以分为两大类：即缺血性脑中风与出血性脑中风。此外，另有两种情况。

## 一、缺血性脑中风

缺血的原因：可以是脑血管内血栓形成，阻滞了供血；也可以是血液内有栓塞，在流动过程中把相应管径的血管塞住，造成局部缺血。前者称为脑血栓形成，后者称为脑血栓堵塞，两者都造成缺血性脑梗死。

## 二、出血性脑中风

脑内血管破裂，出血在脑内，称为脑出血。脑动脉血管破裂，血液进入蛛网膜下腔，称为蛛网膜下腔出血症。

## 二、其他

除上述情况外，另有以下两种情况：

1. 中风引起的脑局灶性功能障碍，持续时间短，最大不超过 24 小时，称为短暂性脑缺血发作，发病机理目前尚不清楚，通常认为与缺血有关。

2. 无脑部疾病的中风，往往在颅脑部影像学检查时，才发现脑部有中风病灶，这种中风被称为"静卒中"。

脑血管意外，是脑的一部分血管出现了梗塞或破裂出血，造成了脑细胞的损伤、破坏或坏死，从而影响了身体的各部分功能。

# 第三节　脑中风有三大特点

第一，高发病率。全世界每年脑卒中患者新增 2000 万，我国每年的脑卒中患者多达 150 万～ 200 万，其中 10% 为 45 岁以下的青年患者。

第二，高死亡率。全世界每年因脑卒中死亡者达 5000 万，死亡率达 75%～ 80%。

第三，高致残率。600 万脑卒中患者中，约有 450 万人丧失劳动力和生活自理能力，致残率高达 75%。

此外，还有超过 50% 的人致残较轻，但也存在语言困难，甚至还有吞咽困难，这些人因中风而致残，虽然生命抢救下来了，没有卧床不起，但生活质量下降，社交能力丧失，病人会觉得十分痛苦，而且病人中风后不仅仅是个人问题，还涉及家庭和社会。

# 第四节　脑中风有哪些先兆

神经科医生忠告：当出现以下情况时，应提高警惕，这可能是中风的先兆。

1. 突然面部、胳膊或腿脚麻木无力，特别是在一侧，这是中风病人最常见的先兆。当一侧脑损伤后，无力通常发生在对侧肢体，例如损伤在大脑左侧，右侧肢体就会麻痹无力（但脑干部位的中风除外）。

2. 突然单眼或双眼视物不清，中风后出现视力问题相当常见，有一些病人失去了单眼或双眼的部分视力（视野缺损），使他们只能看见盘子的一侧并只吃这一侧食物。

3. 突然意识不清，说话或理解费力，中风可以影响病人说话、阅读、书写或理解别人说话的能力。

4. 突然发生走路不稳、头晕、平衡障碍或动作不协调。

5. 突然不明原因的头痛，若症状发展则提示有患中风的可能。

患者及家属判断中风的准确程度非常重要，然而，大多数人意识不到发生了中风，意识不到中风是急症，需立即救治，通常总是希望症状能自行缓解而延误了就医。建议患者：告诉他人你的不适症状，家属要立即拨打急救电话，中风是一种急症，快速治疗能预防日后长久的残疾。

# 第五节　中风常见的八大危险因素

许多因素可以增加中风的危险，如果这些因素长期存在，日积月累，将造成不可逆转的病理改变，中风发生的概率会大大增加，一般说来有八大危险因素：高血压、高血糖、高脂血症、心脏病、吸烟、肥胖、久坐不动、饮食不当。

心脑血管疾病是非常复杂的常见病、多发病，它和遗传、生活环境、工作负担、心理状况、行为方式、饮食习惯和各种社会因素都有关系，因而预防是关键。

中风，预防尤为重要。这是能否远离中风的关键之关键，一般分为三级预防。

一级预防是对健康人的预防，这些人的身体一般很好，没有病，但也要接受一些健康教育，懂得怎么使身体更健康。

二级预防是针对现在虽然没有病，但身边存在一些容易发病的因素，比如：肥胖、吸烟、酗酒、工作紧张、精神压力大等。这要帮助其纠正不良的生活方式，尤其要控制饮食，提倡吃平衡膳食，懂得饮食防病与保健知识。

三级预防主要是针对已经病了的人，比如肥胖症、高血压、高脂血症、高血糖和冠心病患者。

## 一、肥胖与中风

在当前，肥胖是中风的一个很重要的危险因素，它作为很多疾病的诱发因素，不仅是中风，更易产生高脂血症、脂肪肝、糖尿病及各种心脑血管疾病，这些情况综合在一起，就是全身代谢综合征，肥胖可以引起全身代谢发生病理改变，尤其是最容易发生小中风，亦称一过性脑缺血发作（TIA）。小中风使患者发生中风的危险性增加 10 倍，其主要症状为突发语言或视觉障碍，以及一侧躯休无力或麻刺感，小中风一般只持续 15 分钟，但也可以达 24 小时，如果超过 24 小时，则被诊断为脑卒中。

那么，怎么才能知道自己的身体是否肥胖呢？最简单的方法就是在普通身高范围内，男性的腰围超过 2.7 尺，女性的腰围超过 2.4 尺就算肥胖。

## 二、高血压与中风

高血压病是目前公认的引起中风最大的威胁因素之一，据卫生部公布的《2002 年中国居民营养与健康状况调查》显示：估计全国高血压患者超过 1.6 亿人，与 1991 年相比患病率上升 31%，其患病率随年龄增加而增加，30 ～ 34 岁的患病率为 64%，而后随年龄每增加 5 岁，高血压的患病率增加 2 倍，75 岁以上者高达 51.2%。疾病防控中心对上海市宝山县农民进行 9 年随诊研究表明：高血压患者比正常人中风的发生率高 30 倍，控制高血压就可以降低脑中风的发生率。例如：我国疾控专家曾对高血压病与中风专题研究，先后在首都钢铁集团公司等大型企业建立了 18 个高血压病防治区，其中防治了 10 年以上的单位，高血压患病率明显降低，脑中风发病率和死亡率比以往降低 50% 左右。然而，从全国性来认识，高血压病是一个非常大的问题。目前，我国成年人患高血压病已经超过 10%，而高血压是引起心脑血管疾病、肾功能下降的主要因素，长期血压高可以造成高脂血症、脑中风、心肌梗死等危险，因而控制血压是非常重要的。但是，目前人们对自己是否患有高血压知晓率还不到一半，治疗的不到 1/3，控制率只有 10% 左右，这些都是引起老年人应重视的健康问题。由于高血压病不像其他传染性疾病表现得非常明显，一旦得病立刻会发现不适症状。有些高血压病者会出现头晕、头胀不适，但也有些人一点不适感觉都没有，所以容易被忽视。事实上，不论是有症状的高血压还是没有症状的高血压，都应当积极治疗，起码要懂得一些常规控制血压的药物治疗方法，在医生的指导下坚持服用降血压药物，使血压控制在安全范围之内。而且更应当懂得一些非药物治疗方法，除坚持服药外，还应在饮食、生活、心理、工作等方面进行注意，吃平衡膳食，重视饮食防病保健，防治肥胖，减酒戒烟，有规律的体力活动，尤其重要的是吃合理饮食，主要是少盐弱油，清淡饮食，少吃动物脂肪，多吃新鲜蔬菜和水果，而且要遇事不怒，心理平衡，避免情绪激动，这样就能远离脑中风的危险。

### 三、高血糖与中风

对糖尿病患者而言，其健康的最大威胁来自心脑血管并发症，糖尿病可以使动脉硬化加重，血液黏度增稠，中风的发生机会增加了 3 倍，而且，一旦糖尿病患者出现中风，其恢复程度和预后明显不如非糖尿病患者。

在中华人民共和国成立初期的 50 年代，我国的高血糖患者非常少见，但是，随着时代的发展，特别是近 30 多年以来，人们的生活水平改善，社会物质丰富，营养失去平衡而过剩，但是，某些营养素却又不足，出现营养过剩与不足双重威胁着人类健康，成为突出的社会问题。据世界卫生组织（WHO）对糖尿病的调查显示：糖尿病已成为继心脑血管疾病及肿瘤之后危害人类健康的第三大杀手。中华医学会糖尿病学分会统计，中国糖尿病患者的数量已超过 6000 万人，约占全球糖尿病患者的 1/5，居世界第三。北京市糖尿病防治办公室主任袁申元教授提供最新信息：2 型糖尿病（非胰岛素依赖者）在中国正处于爆发期，每天至少以 3000 人的速度增加，每年增加超过 120 万。中国流行型病学会报告称：糖尿病的平均发病率从 1980 年的 0.67% 增至 2003 年的 4%，北京等经济发达地区的患病率已接近 10%。2003 年 3 月 3 日，在上海召开的中美两国糖尿病专家举行的糖尿病防治高峰会议上，专家们认为：十年之后，中国将成为世界上糖尿病患者最多的国家之一。

糖尿病之所以成为危害人类健康的主要杀手，是因其并发所带来的高死亡率。为此，患有糖尿病的病友，要重视学习预防与治疗糖尿病知识，知道出现糖尿病后会有什么现象，学会控制饮食总热量，有人说患糖尿病的人不能吃糖、不能吃肉等，其实，患糖尿病的人什么都可以吃，但是要控制总热量，不可以多吃，并且适当加强体育锻炼，糖尿病患者运动健身是十分重要的，保持适当的身体运动，就会增加身体的代谢，减少热量在体内的堆积。糖尿病患者要远离中风的危险，就要学会用药物，不论是口服降糖还是胰岛素降糖，自己都应懂得药物的应用与控制剂量，虽然医生可以指导用药方法，但日常护理还得靠自己，还要靠控制饮食，多懂一点饮食防病与保健知识。

### 四、高血脂与中风

血液胆固醇、甘油三酯、低密度脂蛋白的增高和高密度脂蛋白的减少，将促进胆固醇的沉积，形成动脉硬化，并增加血液黏稠度，所以，通过药物、食物、运动来降低血脂是防治中风的重要措施。专家研究表明：降低血脂可使中风的危险性降低 31%。

医学专家忠告：要远离脑中风的危险性，重在打压胆固醇。浙江心脑血管防治研究中心主任金宏义教授在"心脑健康讲座"报告中说：要像预防高血压一样预防高血脂，要像治疗高血压一样坚持治疗高血脂，要懂得脑中风、心肌梗死的祸首除了高血压病，更可能来自高脂血症。金宏义教授多次郑重呼吁：关注身体察觉不到的定时炸弹——高脂血症。他指出这一级别的最新动态：发病在都市白领中的患者，比高血压来得年轻化，对身体的长期危害也更大。但是，由于患者自我感觉不到不适与痛苦，因此，预防与治疗就变得更困难了，一旦发生了脑中风或心肌梗死，才被检查出血脂、胆固醇升高已晚。

一项研究表明，约有一半的高血压病人同时患有血脂异常症，这两个心血管病事件的高危因素同时作用于同一病人，很有可能加重单一因素而使动脉硬化加速形成，诱发脑中风或心肌梗死悲剧。根据降压降脂研究，对胆固醇水平基本正常的高血压患者，采取降压联合降血脂治疗 3 年，致死性脑中风和心肌梗死发生率比单一采用降压不降脂者降低 36%。由此可见，远离脑中风，必须既防高血压又防高血脂，对已有糖尿病和冠心病的患者，其血脂的正常值应比普通人来得更低，否则，达不到治疗疾病的目标值，心脑病变的风险仍然存在，随时可以发生脑中风或心肌梗死。

降血脂除了服用降脂药物外，更重要的是控制饮食。那么，防治高血脂的饮食防病与保健该怎么做呢？

俗话说"病从口入"，这不但针对传染病，对许多慢性疾病患者来说也是适用的，预防高血脂吃什么、怎么吃？在健康讲座中，金宏义教授也给出了很好的建议：合理膳食，有粗有细，不甜不咸，三四五顿，七八分饱，控制热量，男性每天 300 克主食，女性每天 200 克主食，以全麦面包、燕麦、小米、土豆、南瓜等杂粮为粗食，大米、小麦面粉为细粮，粗细搭配吃为佳，少吃甜点，不吃油炸食品。

减少饱和脂肪酸的摄入，少吃动物脂肪，尤其注意隐蔽的动物脂肪，比如香肠、排骨内的脂肪，增加不饱和脂肪酸的摄入。每周吃两次鱼，尤其多吃海鱼更佳。宜用橄榄油、米糠油或菜籽油替代其他烹调用油，每人每天食用油的用量宜控制在 20 克，最多不能超过 25 克。

控制胆固醇的摄入，每天胆固醇的摄入量＜200 毫克，不吃动物内脏，减少含脂肪高的肉类食物的摄入，吃蛋黄每周不超过 2 个，建议用脱脂奶替代全脂牛奶。

其他：多吃新鲜蔬菜、水果，常吃豆制食品和坚果适量，少吃甜食和纯糖。

## 五、冠心病与中风

冠心病、心房纤颤、心功能不全等都是脑中风的危险因素。据统计，冠心病患者的缺血性脑中风发生率高于无冠心病患者近 5 倍。

心脑血管病变的危险是脑中风和心肌梗死，这是易损斑块引发的急性血栓。专家告诫我们：所谓易损斑块，就是容易破溃、诱发血栓的斑块，当血液中的脂肪沉积在血管壁上面，就形成了动脉粥样硬化斑块，而易损斑块则更像一枚定时炸弹，很可能突然破裂，激活多种凝血机制，导致血栓形成，引发急性血管事件，而且易损斑块可出现在全身，出现在脑部即诱发脑中风，出现在心脏部位便发生心肌梗死，因此专家呼吁：防冠心病与脑中风，都应从关注血脂开始。随着社会的发展，科技的进步，物质生活富裕，人们开始越来越多地关注吃得太富足的弊病，其中，吃的脂肪太多且不合理，血脂异常，便是饮食不当造成的"富裕病"。这是人类健康一大灾难，是不科学饮食造成的危害健康的社会问题，因为这种血脂异常促使脑中风、冠心病等心脑血管病变的祸根，使脑中风和冠心病患者直线上升。专家指出：心脑血管病变防治依然迫在眉睫，根本原因在于人们离最佳的血脂值水平还很遥远，太多的人不重视血脂异常对健康的危害。

现代医学研究已经证明：胆固醇总量每上升 1 毫克 / 立方厘米，脑中风和冠心病的风险就要增大 1%，因为血脂是血液中胆固醇、甘油三酯和类脂的总称，其中有"坏胆固醇"——低密度脂蛋白，它像一个"搬运工"，把人体内多余的胆固醇全堆积在血管壁上，让血管变得非常狭窄，引起血流不畅，造成血管粥样斑块，斑块堵塞脑血管就诱发缺血性脑中风，斑块堵塞心血管就导致心肌梗死，甚至诱发猝死。而高密度脂蛋白则是一种"好胆固醇"，在人体内是越多越好，正基于这个原因，平时所说的"降脂"等观念并不科学，正确的应该是"调脂"，把"坏的胆固醇"打压下去，把"好的胆固醇"提升上来，这就是"调脂"的目的。也就是说，为了降低脑中风和心肌梗死的发病率，就要把低密度脂蛋白尽量减少，增加高密度脂蛋白。具体的调脂方法：一是靠药物，二是靠饮食。血脂异常是可以治好的，血脂异常并非不治之症，只要坚持在医生的指导下服用降脂药物，再加上饮食控制是完全可以治好的。如果不重视治疗与调整血脂，让它发展下去，必然会导致脑中风或心肌梗死，可是现在仍然还有很多因素导致患者对自己的血脂异常不够重视，或者觉得血脂异常不是病，或认为血脂异常不痛不痒没有不适感觉。正如《中国心血管病报告（2005）》举出的一组让人担忧的数字：10 省市的 35 ～ 74 岁成年人受访中，在血脂异常会带来哪些危害，血脂异常和冠心病、脑中风有何关系等方面，知晓率不超过 10%，血脂异常的治疗率、控制率也都非常低。

对于血脂，我们重视得远远不够，虽然血脂异常是促发冠心病的第一因素，而冠心病又是促发缺血性脑中风的重要因素，防冠心病仍然应从关注"调血脂"做起，它是可以通过某些措施予以改善治好的，但如果放任不管，不重视血脂异常，就很可能造成许多家庭分崩离析的悲剧发生。

因此，成人定期检查血脂非常必要，一般每 5 年一次，如果是长期吸烟、酗酒和有高血压等疾病史的人，则更应增加检查频率。

世界卫生组织提出的健康四大基石：戒烟限酒、适当运动、均衡饮食和健康心态，虽然是老生常谈了，但是它的确是健康人调控血脂的最有效方法和措施，也是防患冠心病促发缺血性脑中风的关键。此外，积极预防高血压、糖尿病等也很重要，发现问题应及时就医是必不可少的。

## 六、吸烟与中风

吸烟是缺血性脑中风的危险因素，吸烟多的人比不吸烟的人发病率增加 2 倍，长期过度吸烟饮酒，导致血管硬化，血流不畅，血脂和胆固醇淤积而引发高血压、高血脂，进而发展成脑中风。

## 七、久坐不动与中风

身体活动少，也是中风的危险因素，适当体力活动、运动锻炼可控制各种危险因素。例如：肥胖、高血压、糖尿病、高血脂等疾病的发生，加上不运动，可增加患中风的危险。同时，身体适当活动可以降低血液黏稠度，利于预防脑中风的发生。如果长久坐而不动，可增加患中风的危险性。

尤其要指出：防中风，老年人不宜久坐沙发看书看报。在现实生活中，很多老年人有在沙发上看书看报的习惯，时间长了，总会感觉腰酸脖子疼，然而，坐硬一些的板凳就没有这种不适感觉，其实，这正是长时间坐在过软的沙发上引起的。

不少老年人喜欢坐沙发看书看报，觉得这样舒服，殊不知，坐久了都会出现上述不适症状，特别是颈、腰椎有毛病的人，久坐沙发看书看报的后果会更明显、更严重。原因是：沙发坐位相对较低，加之富有弹性，坐上去人的臀部下陷，背肌在骨盆后被拉长，这时看书看报，如果两手把书抬高，背部、颈部及眼睛虽然感到舒服，但两臂却支持不了多久，就会双臂自然下垂，使之有所依托，此时又会造成双眼向下注视及颈部弯曲。时间稍久，就易使下部眼肌疲劳和颈部酸痛。如果你把身体直起，书放在膝盖，头向下看，由于头部重力的作用，使背肌在颈部又被拉长，同一块肌肉在骨盆背部已被拉长，又在颈部再被拉长，就会使人感到腰酸颈痛。

如果你患有严重的颈椎病，在地铁看书看报后，突然抬起头来，容易因暂时性脑缺血而发生头晕、恶心等症状，严重的还可能突发脑中风。

## 八、饮食不当与中风

饮食不科学，暴饮暴食，或冷热不均，不良饮食习惯，亦可成为脑中风的危险因素。例如，食盐过量与诱发高血压病有关，坚持少吃盐，清淡健康饮食，可明显降低高血压和高脂血症的发病率，使患脑中风的危险降低。饮食不合理而诱发脑中风，与饮食中缺乏维生素 $B_6$ 和维生素 $B_{12}$ 有关，多吃水果和蔬菜有助于对脑中风的预防。此外，酗酒可能与出血性脑中风有关。

# 第四章　护脑误区，观念更新

　　在人的生命活动中，大脑和心脏始终扮演着最重要的角色，这些重要器官一旦出现问题，往往对身体危害极大，有时甚至是致命的，尤其是心脑血管疾病，作为常见且多发的生活方式疾病，已经成为危害人类健康的严重疾病。

　　前不久有报道称：一位中年妇女，因感冒头痛就医，被认为是普通感冒，并未引起病人和医生的重视，但随即发生了剧烈头痛，继而意识丧失，迅速死亡，最后诊断为脑出血。中年人已经开始出现各器官衰老，又肩负社会、家庭的重任，忽视自身健康，英年早逝令人痛惜。

——题记

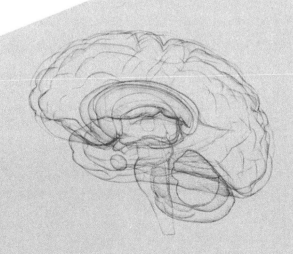

# 第一节 走出预防中风的误区

由于气温波动剧烈，有动脉粥样硬化的人，或已发觉有心脑血管病变危险因素的患者，血管弹性差，调节功能下降，血管的骤然收缩极易导致血栓脱落或血管出血，引起脑栓塞或心肌梗死、脑出血等心脑血管突发事件。然而，在预防心脑血管病变时，有些人不重视，而且存在许多误区，殊不知，在节气变化的时候，如果不重视预防疾病与健身保健，容易发生悲剧。

**误区一：中风是老年人犯的疾病**

我国是脑中风高发国家，据统计，全国每年有 200 万～ 250 万新发中风患者，其中，11% 是中青年人，年龄最小的甚至只有十几岁，而且还有继续年轻化的趋势。我国每年用于中风治疗的经济负担（医院、医师护士、康复、药剂以及间接消费等）高达几百亿元。随着我国人口老龄化进程，脑中风已经成为严重威胁民众生命健康的疾病之一，位居市民死亡之首位。

中风是一种生活方式病，现在有很多人还认为脑中风是老年人得的病，这种误区应当澄清。有资料表明：现有11% 左右的脑中风患者是中青年人，这个现状确实令人担忧。从目前的情况分析，为什么现在的中青年人患中风的越来越多？有下面几个原因：

（1）饮食的食谱改变：高蛋白、高脂肪、高糖饮食摄入过多，使热量摄入过剩。

（2）有吸烟、酗酒等不良嗜好。

（3）驾驶汽车出行或伏案工作者较多，其运动量很小，同时又不重视体育锻炼。

（4）生活及工作压力过大，竞争激烈，经常处于情绪紧张状态。

以上这些都会引发全身血管病变，成为中风的危险因素。然而，很多年轻人还自认为身体强壮，错误地认为只有老年人才会犯中风的毛病，往往忽视自我保健和健康体检，也就是导致中风发病率不断上升的重要原因，一旦出现了中风危险已经晚矣。

中风既然不是老年人的专利，那么，中青年人为了远离中风危险，就应该积极进行预防。

中青年人防中风，需要注意以下几点：

1. 注意防寒保暖，切记不要早早脱掉棉服。

2. 坚持体育锻炼，年轻人在紧张之余，要适当参加文体活动，如户外散步、跑步、打球、游泳等，多到户外晒太阳。

3. 注意合理饮食，吃一些产热量高和营养丰富的食物，如瘦肉、鸡、鸭、鱼、虾、蛋类、乳类及豆类食品和适量坚果，少吃油腻食物，禁忌烟酒，膳食总体上要求低盐、低脂肪、低胆固醇、高粗纤维食物，天天吃新鲜蔬菜与水果。

4. 调节情绪，保持平静心态，谨防过度疲劳。年轻人容易情绪激动，感情用事，然而，极度愤怒或紧张都可诱发脑中风，因此，要注意保持乐观、开朗、愉快的心情，切忌狂喜、暴怒、悲伤、恐惧。

5. 重视自我保健，一般 1～3 年进行一次全面体检，平时发觉有不适要积极就医问药，切莫有不适不求医，小病不治拖成大病。治病靠医生，还要靠自己，健脑、护心保健康，使血管健康人长寿。

误区二：血脂不高，不会脑梗中风

大家都知道，血脂升高，血液黏稠度就会上升，就会诱发脑梗死、中风。所以，血脂成为衡量是否患脑梗中风的重要因素。目前，国内诊断高脂血症的标准为：成年人空腹血清总胆固醇超过 5.72 毫摩尔 / 升，甘油三酯超过 1.7 毫摩尔 / 升。一般情况下，血脂正常可以减少患脑梗中风的风险，但是，有时即使血脂正常，而血脂中的高密度脂蛋白含量低于 0.91 毫摩尔 / 升，也容易患脑梗中风，这是因为高密度脂蛋白（好的胆固醇）含量过低，容易诱发血脂代谢紊乱。大量研究表明：高密度脂蛋白胆固醇具有抗动脉粥样硬化的作用，防治动脉形成硬化斑块并在动脉壁内堆积，同时，还具有抗炎、抗氧化和保护血管内皮的功能，因此，体检时即使血脂水平正常，如果血清高密度脂蛋白胆固醇低，也要谨防脑梗死中风。

误区三：血压不高，不用担心脑梗中风

一般的中老年朋友认为，高血压是脑梗中风的促发因素，这话是对的。血压升高时，血管壁极易受损伤，致使血脂易侵入动脉管壁，同时，血管壁的功能与代谢也会发生变化，血压高还易使血管壁扩张，刺激平滑肌细胞及胶原、弹力纤维增生，促进动脉粥样斑块的形成，进而使血管狭窄、栓塞，从而发生脑梗中风。因此，认为血压正常的人不易发生脑梗中风，并不完全正确。临床统计表明：50% 以上的脑梗中风患者并没有高血压。目前，我国诊断高血压的标准为 140/90 毫米汞柱，虽然未超过此标准，但只要达到 121/81 毫米汞柱，就会有脑梗中风的危险。当血压为 121～129/81～84 毫米汞柱时，脑梗中风的危险会增加 30%～50%；当血压为 130～139/85～89 毫米汞柱时，脑梗中风的危险增至 60% 以上。另外，我国医学专家曾对 2000 多例患脑梗中风患者进行研究后发现：凌晨 4 点至早上 8 点，是脑梗死、中风发病的高峰。其中，4 点至 6 点发病患者占全部患者的 1/3，此时间段发病与患者血压是否正常无关，而与中老年人的血液在凌晨有凝固倾向易造成脑梗死中风有关，因此，血压正常，也不能忽略脑梗中风的预防。

### 误区四：血压恢复正常就不会脑梗中风

很多患有高血压的人，都很注意降压治疗，认为只要血压控制在正常水平，就不会得脑梗中风了。专家提醒患者，夏季由于气温较高，人的外周小血管扩张会使血压有所降低，所以，血压容易得到控制。然而，真正诱发脑梗中风的危险因素是血压的大幅波动，血压的较大波动会损伤血管内壁，导致血栓形成，加速脑血管硬化、狭窄。所以，高血压患者在夏天应当注重监测血压变化，调整降压药物剂量，特别要避免劳累、紧张等因素诱发血压出现较大的波动，这是预防脑梗中风之关键。

专家告诫我们：如果血压降低一点，中风的发病率可以减少 3%。但是，也不是说降得越低越好，特别是有高血压的病人，血压也不能降得太低，太低了以后血流速度变慢，会造成血管堵塞，引起中风。所以，高血压病人要经常测量血压，看看情况是否合适，血压是否控制在正常范围之内，不能过高也不能过低。

### 误区五：防中风吃药越多越好

现在吃药也有许多误区，最普通的是认为吃药越多越好，各种药都吃点可以防治各种疾病，唯恐药效不足，多吃几种总比不吃好。实际上，药物并非吃得越多越好，殊不知，十药九毒，各种药物都有一定毒性，应当根据病情恰当用药。高血压病人就应选择降压的药物，如果有卒中甚至有小中风倾向的病人，就应当选择抗凝的药物，用 1～2 味就能够解决。也就是说，药味不要太多，只要对症选择药物，对症服药，一味就足够了。因为有很多药物都有相互作用，甚至有配伍禁忌，也不能中药和西药随便乱服，服什么药物应有医生的指导，切莫自己按药品说明书乱点药品服用，而且服药要有规律，遵照医嘱，不要吃吃停停，随意更改剂量和服药时间。有一些病人，其实病已完全治愈了，但他仍然继续吃药，认为多吃些更有效果。正确的做法应该是：听医生的指导调整用药或停药。

### 误区六：认为经常吃素的人就不会中风

由于有些中老年人害怕吃肉引起血脂异常而常年吃素，认为只要坚持吃素，不吃荤腥油腻食物，就能远离脑中风。殊不知，长期吃素，不吃动物性食物，造成蛋白质摄入过少，使血管弹性下降，促使血管硬化程度增加，使血管内膜容易受损，易形成血栓，增加了患脑中风的风险。所以，为了远离中风，使血管健康，建议改进饮食结构，坚持基本吃素，适当吃荤，多吃蔬菜、水果，多吃没有脚的鱼类，常吃两只脚的禽类肉食，少吃四条腿的畜肉食品，注意只是少吃而不是不吃。为了防中风，对动物内脏应该提倡不吃为宜。

## 第二节　脑中风的大脑病变与表现

脑卒中的发病是很快的，有时甚至几秒钟就会使人偏瘫或者昏迷，很多都是因为脑出血或脑梗死引起的，通常称为脑中风。

脑梗死大约占中风比例的80%，脑梗死是因为供应大脑的血管突然中断，造成脑组织的缺血、缺氧，这时脑组织失去了功能，病人表现为感觉障碍或者偏瘫。

无论是脑出血还是脑梗死，发作时都应当争分夺秒地送到医院进行抢救，抢救与不抢救的后果是完全不同的。积极地进行抢救，病人有可能避免瘫痪，得到最大限度的救治，如果不及时送医院抢救，后果不堪设想。

脑中风患者经过医院的积极抢救后，大多数病人都能保存生命，但是，有70%的病人会遗留下不同程度的后遗症，比如劳动力丧失，大约40%的患者有重度后遗症，生活完全不能自理，目前的医学手段还不能使这些受损的脑组织很快得到恢复，虽然经过长期的康复治疗，可以有不同程度的恢复，但必然会留下后遗症。

中风的具体表现很多，有的表现为偏瘫、不会说话，还有一部分表现为听不懂别人说话、走路往一边偏、手不停地动等。

## 第三节　小中风是脑梗死的特级警报

冰冻三尺非一日之寒，中风的发生也不是无缘无故的，对于中风五花八门的先兆症状，也就是俗称的小中风，人们往往认识不足，错误地认为症状过去了，就认为自己的病好了，也就不去管它了。实际上，那样会出大事的。殊不知，小中风是脑梗死的特级警报。正确的态度是：对待小中风要像对待脑梗死一样医治，作为急症来处理。

## 一、五花八门的小中风

小中风的临床表现五花八门，多种多样，最常见的有如下 7 种：

1. 头晕，特别是突发的眩晕。

2. 肢体麻木，突然感到一侧脸部或半身麻木，有的为舌麻、唇麻。

3. 突然一侧肢体无力或活动不灵活。

4. 突然吐字不清或说话不灵活。

5. 突然出现原因不明的跌跤或晕倒。

6. 个性突然改变和短暂的判断或智力障碍，短暂的遗忘症，或精神改变。

7. 突然出现一时性视物不清或视野缺损甚至失明。

## 二、小中风并不"小"

在医学界，小中风被称作短暂性脑缺血发作。它虽然属于脑中风的范畴，但却是一个十分特殊的类型，因为它既不像脑出血和脑血栓形成那样严重，也不留什么后遗症，发作时间常持续数分钟，通常在 30 分钟内可完全恢复，但它在发作时却很似中风，所以，人们把它称作小中风。小中风的特点是发作急、时间短、恢复快，它是由于脑的某一区域血液循环障碍，血液供应暂时中断或显著减少，导致突发短暂性、可逆性的神经功能障碍。短暂性脑缺血发作是中风的先兆信号，表明有可能发生中风，因此，在这一阶段，如果能够有效的控制与治疗，则有可能防止更严重的中风。目前，小中风是公认的缺血性卒中最重要的独立危险因素。

小中风发作以后，若不进行适当治疗而任其发展，很可能在数年之内发生脑梗死。因此，小中风一经出现，便预示有发生脑梗死的可能。有小中风者，其进展为卒中的概率要比无小中风者高 10 倍，从这种意义上说，近期频繁发作的小中风是脑梗死的特级警报。

## 三、女性谨防"小中风"

人到中年后，向大脑后区供血的动脉极易受到损伤，尤其是女性更要谨防小中风。例如：女性在美容院做面膜或蒸面时，基本上采取头部朝后仰平躺的姿势，这些体位姿势会压迫动脉血管，从而阻碍大脑供血的畅通。

如果压迫动脉程度较轻，可能会造成眩晕、眼前发黑等情况，稍事休息并活动头部后，症状就会很快消失。然而，对动脉血管压迫程度较重时，可能会出现语言不清、恶心、面部单侧表情肌无力等症状，即所谓的"小中风"。

因此，年过50岁的中老年女性，应当尽量避免使头部长时间悬垂后仰的动作，即使活动头颈时，也不要向后弯曲或转动15°以上，如果确实需要头朝后仰，最好用一个软芯枕头垫在颈后部，以降低悬空后仰的角度，减轻脑动脉受压迫的程度。

### 四、小中风一旦发生应及时治疗

随着社会的进步，对生命的认识更宝贵，时间就是生命，不论是医生还是患者和家属，对待小中风有了足够的认识。一旦发生症状，就应高度重视，立即送医院抢救，医务人员紧急采取治疗措施，从而大大减少脑梗死的发生。

随着治疗时间窗理论的问世，科学发展新技术，影像医学快速发展，医生对小中风有了更加先进的诊断与治疗新观念，对小中风有了新认识。过去的24小时小中风的观点已冲破，确立了现代新观念，认为小中风起病迅速，症状多在5分钟之内达到高峰，而且通常不到1分钟，持续时间2～15分钟。如果症状超过10分钟，则小中风的可能性很小，若症状超过持续时间1小时，则24小时内症状完全缓解的概率更是超过2%。持续1～24小时的小中风中，有5/6将造成永久性损害，被诊断为脑卒中。因此，对待小中风的救治也要快，时间就是生命。

## 第四节 中风类型多，急救是关键

中风是急性脑血管意外的俗称，也叫脑卒中。据统计，90%的中风发生在40岁以上的人，年龄越大，发病率越高，通常每增加10岁，发病机会增加1倍。在我国，中风占老年人死亡的首位，其中50%经过及时抢救，能够存活下来，但也有半数遗留明显的后遗症，而且此病康复后仍有15%～30%的人有可能复发，高发病率、高死亡率、高后遗症、高复发率为中风的四大特征。

### 一、中风的类型与特征

中风的类型可分为脑血栓形成、脑栓塞、一过性脑缺血发作、脑出血等。

**1.脑血栓形成**

这是中风最常见的类型，多发于老年人。脑动脉粥样硬化、高血压、高血脂、冠心病、血黏稠度增高、血小板聚集力增加、吸烟、肥胖等都是脑血栓形成的易患因素。根据脑血管的管腔狭窄程度及代偿功能，脑血栓形成又可分为可逆性脑缺血发作和进展性脑缺血。可逆性脑缺血发作，指病人神志清晰，神经症状和体征一般在 24 ～ 72 小时后开始恢复，最长也可在 3 周内恢复。进展性脑缺血，指发病后 6 小时内或数日内病情恶化，可进入完全麻痹状态，甚至昏迷。

### 2. 脑栓塞

这是由脑子外的栓子随血流而进入脑部某一血管，阻断血流而引起的。它与上述谈的脑血栓形成完全不同，它是脑血管壁本身的病变，而脑血栓的栓子大多是心脏疾病所致的纤维沉积物或血栓脱落后随血流带来的，少数栓子是由气体、胆固醇结晶、细菌或脂肪形成。因此，脑栓塞的发病年龄不一，以中青年女性居多，其发病很突然，事先无任何不适，发病后首先出现头痛、抽搐、呕吐、昏迷。急性期后，大多数病人会逐渐恢复，也有人可能留下后遗症，约半数病人可能复发。

### 3. 腔隙性脑梗死

其发生与高血压、来自心脏及心血管的栓子梗塞及脑血管痉挛有关，约有 80% 的病人不出现任何不适，仅少数人有头痛、头晕、呕吐、精神不稳定、手部扑翼样震颤等。如梗塞病灶较大，可有一侧上下肢瘫痪、一侧耳感觉异常麻木、讲话困难等症状。患者预后较好，一般不留后遗症，但约有 10% 的病人可复发。

### 4. 一过性脑缺血发作

因其发病时酷似中风，所以又称"小中风"。它是因为脑子的某一区域暂时缺血，血液供应中断或明显减少，致使发生一种历时短暂的神经症状，但具有发作快、时间短、恢复快的特征，若经常反复发作，则有可能发生完全性中风。这种"小中风"多见于 50 ～ 69 岁的中老年人，高血压、动脉硬化、心脏病和糖尿病是"小中风"的危险因素。

### 5. 脑出血

脑出血又称脑溢血，这是中风最危险的类型，其来势凶、病情重、死亡率高，其中有 60% 因高血压引起持久性血管收缩，容易形成粟粒样动脉硬化，使血压骤然上升，造成动脉瘤破裂出血，患者发病急，常伴有头痛、呕吐、肢体麻木，甚至出现突然昏迷，很难抢救成功，是死亡率最高的脑中风。

## 二、中风发生，急救是关键

中风是一种很严重的疾病。一旦发生中风，关键在抢救及时和方法正确，若在家中发生上述任何一种情况，家属首先不要惊慌，设法将病人抬到床上，绝不要把病人从地上扶起，或从坐位上将病人扶起站立，因为这样会加重病情，最好的方法是 2～3 人同时搬抬，一人托病人头肩部，尽量保持病人头部不要受到震动，另一人拖住病人背部及臀部，另一人拖住病人腿部，同时从地面抬起病人，轻轻放在床上，头部略抬高，病人稍向后仰。若病人出现呕吐，头部应偏向一侧，取出假牙，用手或纱布等把病人舌头拉向前方保持气道畅通，以免呕吐物吸入气管而引起窒息，通知 120 医疗急救中心，尽快送往医院抢救。

在运输途中，切忌用椅子搬运病人，一定要用床或担架以卧式搬运，若从楼上搬下，病人头部一定要在上，脚在下，这样可减少脑部充血。若乘 120 救护车，家属可以坐在旁边轻轻抱住病人头部或上半身以减少震动，经过这样的初步处理，能延缓病情的发展，为抢救成功赢得时间。

### 三、只要有中风先兆就应立刻就医

部分中风患者发生脑梗死之前会有预警，如短时间的肢体麻木感，或肢体无力，可表现为站不起来，也有半身不遂、流口水、吃饭掉饭粒、举不动筷子等。此外，还可表现为口眼㖞斜，或讲话含糊不清，或眼前发黑，或头晕、恶心，甚至不省人事等表现，在医学上称为暂时性脑缺血发作。这些先兆一般很轻微，而且持续时间很短暂，所以常常被忽略。实际上，这种先兆是发生脑中风的预警特级信息，其中的 1/3 会很快发生脑梗死，所以应该尽快就医。遗憾的是，多数人认为发作过后就没事了，不积极求医问药，失去了预防脑中风的最佳时机和最后机会，结果酿成悲剧。

专家提醒：只要出现过先兆，不管轻重，不论时间长短，不管次数多少，都应该尽快到医院神经内科就医。如果不及时治疗，很有可能导致中风后瘫痪、半身不遂等严重后果。中风发生的 3 小时内进行血管疏通，则可以将危害降到最低限度，甚至不留后遗症。所以，如果出现短暂性脑缺血，虽在几分钟至 1 小时内会恢复，但它会成为今后中风发生的先兆。

### 四、中风发生时需做 CT 确诊

哪些医学监测能够确诊脑梗死呢？专家告诉我们，人的脑子藏在头骨里，肉眼是看不到的，只有 CT 可以将大部分脑组织显示出来，使肉眼看得清楚。通过脑部 CT 显示脑梗死病灶的大小和部位准确率为 66.5%～89.2%，显示脑出血的准确率为 100%。有的患者家属觉得 CT 费用较贵，一看医生开 CT 检查单就反感，其实，早期通过脑 CT 可以确诊患者到底是脑梗死还是脑出血，这对挽救患者的生命十分重要，因为在脑出血与脑梗死发病的早期，两者的主要治疗方法是截然相反的。

需要提醒的是，当脑梗死发病在 24 小时内，或脑梗死灶小于 10 毫米，或病变在后脑时，脑 CT 检查往往不能提供正确诊断，这时候医生可能建议患者在短期内复查，或者做 MRI（核磁共振）进一步检查。

为了对症下药，对于脑梗死患者还会进行脑血管造影检查，了解哪些血管发生堵塞，堵塞到底有多严重，这样医生才能针对患者情况决定治疗方案，到底是采用溶栓治疗方案还是介入治疗，是否需要放支架等。

## 五、中风易复发，愈后应长期服药

中风患者很容易复发，有统计显示：约有一半的脑梗死患者在 1 ～ 5 年内会再次发病，中风一旦再次复发，病情会更为凶险，复发次数越多，预后越差，死亡率越高。

专家提醒：中风患者愈后应长期服药预防。另外，对伴有高血压和糖尿病的患者，应坚持对症服用降压药、降糖药。此外，曾患过脑梗死的患者，更应注意定期复查血压、血脂、血糖和血液流变学指标，以便及早发现问题，及早解决。

# 第五章　预防脑病，措施多种

　　中风是可以预防的，但是，中风的预防应该从预防动脉硬化做起，也就是从儿童期做起，从青少年期做起，从日常生活做起，因为中风说到底是一种生活习惯疾病，很多致病因素是不良习惯所造成的。所以，预防中风，就应当从改进不良生活习惯开始。预防要想有好的效果，应从儿童、青少年期做起。但是，对于中老年人来说仍然是很重要的，预防中风做得好不好，对减少发病机会、延长寿命有着重要意义。预防的方法看似十分普通的日常生活小事，但小事不小，这事关你能否健康长寿的大问题。

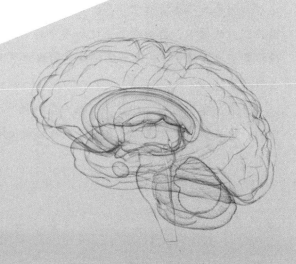

# 第一节 中风，七成患者是高血压

我国每 4 秒钟就有一人患中风，根据卫生部公布的数据，脑血管病已经取代癌症成为中国的"头号杀手"，它以猝然昏倒，不省人事，伴口角㖞斜、言语不清而出现半身不遂为主要症状，中风死亡率高，并发症多，其危险因素是高血压、动脉粥样硬化、心脏病、肥胖、糖尿病、高血脂、吸烟、饮酒等。据悉，70% 的中风者都患有高血压病。其次，如动脉硬化、糖尿病、冠心病、高脂血症、高黏血症、肥胖、颈椎病等也是引起中风的重要因素。

41 岁的刘先生是一家公司的管理者，节日连续加班，让他非常劳累。一天晚上，刘先生洗澡后，突然感到剧烈头痛，伴有恶心、呕吐并出现口角㖞斜，流口水，双侧眼球向右倾凝视，左侧肢体不能动，说不出话来，随后就什么都不知道了。家属发现后，拨打急救电话，将他送到省级医院救治。医生查体发现，刘先生血压明显升高，收缩压为 165 毫米汞柱，舒张压为 120 毫米汞柱。急诊 CT 检查发现，刘先生颅内出血 30 毫升，且破入脑室及蛛网膜下腔——这是典型的脑中风病案。

专家指出：刘先生的中风是高血压引起的典型出血性脑中风，所以头痛伴有呕吐，因劳累而引起血压升高致脑血管破裂，出现脑中风症状。由此可见，防中风要控制血压，这一点十分重要。然而，高血压是最常见的心血管疾病之一，它的危害是"十面埋伏，暗箭伤人"。各种心脑血管疾病中，60% 的冠心病、80% 的脑血栓和 90% 的脑出血都与高血压有关。

专家忠告：为了预防中风，有高血压家族史的人，应定期检查血压。同时，要重视饮食防病保健，吃平衡膳食，健康饮食，每人每天食盐的摄入量为 3 ～ 5 克，这对预防高血压有良好的作用。此外，还要注意饮食量的控制与调节，减少钠盐、动物脂肪的摄入，忌烟戒酒，适当参加体育锻炼，坚持身体运动，以不引起心慌、脉搏明显增快为宜。一旦血压持续升高或出现头晕、头痛、恶心等症状时，就应当及时就医。

患有高血压的人，往往伴有高血脂与高血糖，"三高"患者发生中风的危险性更大，更应重视"三病"同治，控制好原发疾病，才能预防中风危险。

## 第二节　老人中风 1/3 由房颤引起

房颤是老年性心脏病，随着年龄的增长，患病率明显增加。调查显示：我国目前的房颤患者有 1000 多万人。房颤是心脏病的一个病名，顾名思义，就是心房颤动，即心脏在不正常的"指令"下异常收缩。患者一犯起病来，往往心慌得难受，但它不像冠心病那样会引发猝死，所以，很多人对它不重视。其实，患心脏病的人比没有心脏病的人容易得脑中风。然而，老年中风患者因有心脏病而得病，其中 1/3 是由房颤引起的。所以，防中风，不能忽略心脏病，更不能不重视房颤的治疗与保健。

冠心病是冠状动脉粥样硬化性心脏病的简称。冠状动脉供应心脏自身血液，冠状动脉发生严重粥样硬化或痉挛，会使冠状动脉狭窄或闭塞，导致心肌缺血、缺氧而致心绞痛、心律失常。北京安贞医院房颤中心主任马长生教授在《生命时报》撰文指出："冠心病可导致房颤，使心脏在不正常的指令下异常收缩，是一种严重的心脏病，心律严重失常，这些人很有可能并发脑中风。所以，心脏病合并中风死亡的病案中，有 1/3 是由房颤引起的。为此，老年人尤其是患有冠心病的人，防中风的首要任务是防冠心病，也就是防止动脉血管病变。健脑、护心是最重要的养生保健，要防中风就应当心与脑同时重视防病与保健。"

那么，健脑、护心该怎么防病保健呢？专家指出：远离不健康的生活方式，尽量不吸烟，一日三餐饮食保健很重要，要减少脂肪和胆固醇的摄入。此外，经常做身体运动，保持健康的体重，防止肥胖，可以减少心脑血管疾病的发生。健脑、护心说到底就是保持血管健康，为此，向中老年朋友推荐餐桌上的血管"清道夫"。

（1）生姜：生姜内含有一种类似水杨酸的有机化合物，它是血液的稀释剂和抗凝剂，对降血脂、降血压、防止血栓形成有很好的作用。

（2）洋葱：洋葱含有二烯丙基、二硫化合物，具有降血脂作用，除此之外，洋葱还可起到减少外周血管和心脏冠状动脉阻力的作用。

（3）茄子：含有维生素 C，其中紫色茄子中含量最高，还含软化血管剂维生素 P，维生素 C 和 P 可增强毛细血管的弹性，因此，经常吃些茄子对防治动脉血管硬化有益。

（4）西红柿：富含维生素 C 与 P，可起到保护血管的防病保健作用，而且对健脑、护心都有保健作用。它还含番茄红素，是保护血管健康的抗氧化物质。

（5）香菇：含有核酸类物质，可抑制胆固醇的产生，并可防止动脉硬化和血管变脆，经常食用对防治心脑血管疾病有积极作用。

（6）黑木耳：黑木耳加冰糖炖食是健脑、护心的食疗保健上品，既可降压降血脂，又能保护血管软化不发脆，是防止血管硬化的首选保健食物，是通畅血管、防止血栓形成的天然抗凝血剂。

（7）大枣：它是维生素C和维生素P含量相当富有的健脑、护心保健食物。民谚说："一日吃三枣，健康长寿百岁。"大枣是传统食疗补品，具有补中益气、养血安神的功效，它含有的微量元素与维生素使血管保持软化不硬化，活血而不凝固，可减少血栓形成。

（8）核桃：含有丰富的磷、硒，具有营养脑细胞、增强记忆力、防止脑动脉硬化的功能，并可治疗脑神经病变。核桃的油脂是健康的不饱和脂肪酸，含有大量亚油酸，有防治动脉硬化之特效。

（9）蜂蜜：含有丰富的维生素C、维生素K、维生素$B_2$、胡萝卜素，能改善心脑血管的血液循环功能，可防止血管硬化变脆病变，起到健脑、护心、防病保健的功能。

（10）玉米：含有大量天然维生素E，可促进细胞分裂，延缓细胞老化，降低血清胆固醇，防止血栓形成，延缓血管老化，减轻动脉硬化程度，使血管软化而不发脆，减轻动脉硬化和脑功能衰退的进程。

（11）白薯：属多糖与蛋白质的混合物，是理想的保健杂粮。它可有效降低胆固醇，含有多种维生素与矿物质，是天然保护心脑血管的健脑、护心保健食物，具有防止动脉硬化、血栓形成之功效。

（12）燕麦：含有丰富的亚油酸，占全部不饱和脂肪酸的35%～52%，维生素E的含量也很高，还含有皂苷素，可以降低血浆胆固醇的浓度，是防治心脑血管疾病首选的保健食物。

## 第三节　防中风，要降低血液黏稠度

血液黏稠度增高是否会引起中风？这是许多中老年人非常关心的健康问题。脑中风的原因很多，血液黏稠只是原因之一，只能说血液黏稠度高，脑血栓和心肌梗死的可能性就大。比如说，吸烟的人肺癌患病率高，但不等于吸烟就一定会得肺癌，但是戒烟肯定会对预防肺癌有好处。同理，降低血液黏稠度对心脑血管病的预防是有好处的，因为脑中风和心肌梗死的罪魁祸首是血栓形成，而血栓是因为血液黏稠造成的。

## 一、什么是血液黏稠

血液黏稠属于血液流变学范畴，血液流变学参数可作为某些疾病诊断的辅助指标，主要包括以下几个方面：

### 1. 全血黏稠度

血液黏稠度增高可以使血液流动受阻，红细胞变形能力下降，聚集性增高，使血液进入微小血管和毛细血管的流量减少，使血液通过的能力降低。

### 2. 血浆黏稠度

血浆黏度主要由血浆中大分子物质决定的，它包括各种蛋白质、脂类，其中，血浆纤维蛋白质的影响最大。

### 3. 红细胞的变形性

红细胞十分柔软，容易变形，当通过直径小于红细胞直径的毛细血管时，红细胞可以变成子弹头样、梭形、杆形等。

### 4. 红细胞的聚集性

正常情况下，红细胞之间不聚集，如果血浆中大分子的蛋白质增高，纤维蛋白质、球蛋白可以吸附在红细胞表面，把相邻的红细胞连接起来，形成聚集体。另外，如果人长期不活动，久坐或躺着不动，红细胞就容易在静的环境中在静脉中聚集，高脂血症会引起红细胞表面的负电荷减少，同时会引起细胞聚集。

血液变黏稠是形成血栓的原因之一，也是发生脑梗死或心肌梗死的重要病因，为此，要防治心脑血管病变的悲剧发生，应当重视降低血液黏稠度，使血液流畅才可保证健康长寿。

## 二、怎样降低血液黏稠度

### （一）多饮水

血浆中90%是水，脱水会引起红细胞压积增高，也就是说，红细胞在血液中的比例增大。另外，脱水会引起红细胞的变形性下降以及聚集性增加。所以，多喝白开水既省钱，又是预防心脑血管病变的重要措施。临床上经常见到这样一些病人，平时不爱喝水，尤其不肯喝白开水，天热出汗又多，仍然不肯主动喝水，结果出现头晕、胸闷、肢体麻木，跑到医院检查，血液黏稠度增高，于是花上千医药费输液治疗，真的不合算。

专家忠告：为了防止血液黏稠度升高，一定要坚持多喝水，成年人每天至少保证喝够 8 杯白开水。

**（二）适当运动**

运动能减少红细胞的聚集，扩张毛细血管，使得血液循环通畅。

**（三）戒烟**

吸烟会引起纤维蛋白原增高，这是引起血浆黏度和全血黏度增高非常重要的因素，纤维蛋白原大于 500 毫升 / 分升时，血栓形成的危险性会增加 4 倍。

**（四）饮食平衡**

主食的摄取量根据运动量来决定，要多吃未经精加工的粗粮、杂粮，少吃细粮，多吃蔬菜和水果，适量吃蛋白质丰富的食物，少吃脂肪多的红肉，常吃菌类食物。

**1. 多吃新鲜蔬菜和水果**

蔬菜、水果含有多种有助于增强血管功能，改善血液循环，防止血液变稠及红细胞聚集的各种营养物质，尤其是各种维生素与矿物质十分丰富，其中维生素 C、P、A 最值得重视，它们具有降低人体毛细血管通透性的作用，并且具有抗血凝作用。

维生素含量丰富的蔬菜是保证血管健康，使血液保持畅通，防止血液黏稠而形成血栓的保健"良药"，品种有苦瓜、白菜、萝卜、西红柿、洋葱、花菜、西蓝花、芹菜、土豆、绿叶菜、南瓜、辣椒等，水果有猕猴桃、浆果、大枣、葡萄、西瓜、苹果等。

**2. 蛋白质的摄入量要适量**

蛋白质是构成肌体细胞的最基本成分，当人体受到病毒的侵扰时，人体中的免疫系统会产生大量的抗体来对付那些病毒，而这些为数众多的抗体也叫"免疫球蛋白"，实际上就是一种蛋白质。

动物实验和专家多年研究得知：如果人们饮食中的蛋白质长期不足，便会使人体中负责免疫任务的 B 淋巴细胞中产生的活性抗体——免疫球蛋白的数量大为减少，为此专家指出：有些人为了防止血液黏稠度增加，不敢吃肉类荤菜，只吃素食，致使营养不良，这种片面的饮食保健是有害无益的，必须澄清、纠正为防血液黏稠而忌讳肉类的错误饮食观，应当坚持基本吃素、适当吃荤的保健饮食观。不过，蛋白质也不是多多益善，摄入量太多也会影响健康，肉食与蔬菜摄入的比例应为1:4为宜。

凡事都有个度，饮食营养也如此，过则无益。从源头上说，蛋白质可分为动物性和植物性两大类，两者的营养成分不尽相同，各有侧重，我们在饮食中摄取时，应尽量做到全面、均衡。

我们经常食用的动物性食物中的蛋白质含量平均在17%左右，植物性的平均在8%左右，两者的理想比值应在1.3～2.3之间。富含动物性蛋白质的食物有各种肉类、鱼类和蛋奶类。富含植物性蛋白质的食物有大豆及其制品、各种谷物类、坚果和一些蔬菜与水果。防中风，降低血液黏稠度绝不是忌食荤腥食物，而是荤素都吃，也就是既吃动物性食物，又吃植物性食物，重要的是它们之间的比例要适当，如果只吃动物性食物，不吃植物性食物就错了，这样的饮食结构肯定会促使心脑血管出问题，肯定会得脑中风或心肌梗死，对血管健康不利的饮食结构必须得到纠正，否则危害健康。

**3. 将菌藻类纳入日常饮食菜单**

菌类和藻类食品，诸如黑木耳、香菇、蘑菇、金针菇之类的食用菌，海带、紫菜之类的海藻类食品，这些山珍海味早被人们认识，被称为山珍海味之珍品。它们不仅是口味鲜美、营养丰富的保健益寿佳品，还是对心脑血管健康有益的食疗食品。据测定：食用菌类含有亮氨酸、异亮氨酸、赖氨酸、蛋氨酸、胱氨酸、苯丙氨酸、酪氨酸、苏氨酸、色氨酸等18种氨基酸和30多种酶类，还有对人体有益的各种糖类、维生素和矿物质，其中最值得一提的是菌类食品中有种能抗血凝、抗血栓的特殊成分，叫作"1-3-B-葡萄糖苷酶"，这种活性成分具有抑制胆固醇沉积、抗红细胞聚集等功效，是防治动脉硬化多重功效的健脑、护心食疗佳品。

海藻类食品是近十几年来才被人们认识的健脑、护心保健食品，因为它具有保护血管、抗血凝、防血栓形成之功效，所以，防中风、降低血脂黏稠应当常吃海藻食品。

为了健康，对价格不贵、食之方便、口感又好的菌藻类和海藻类食品，应该多吃、常吃，它们对心脑血管的保健防病功效不可忽略，是民间的长寿保健食品。因此，将它们纳入我们的日常饮食菜单中，一周至少应该吃3次以上。

## 第四节　防中风，要重视减少血栓形成

血栓形成是中风与心肌梗死的主要病因，血管病变多由血管硬化所致。然而，硬化了的血管遇到斑块堵塞就发生血栓形成，血管不通畅而被堵塞就发生缺血和缺氧，如果硬化了的血管因脆而被堵塞的血管压力冲击，就发生血管破裂，便发生出血性脑中风，也就是脑溢血。为此，防心脑血管意外的首要任务是防止血栓形成。

### 一、什么是血栓

血栓，是流动的血液在血管腔内或心腔内发生凝固，形成血凝块，堵塞血管腔，导致血管内血流明显减少，甚至完全中断的一组疾病。

血栓可以发生在血管的任何地方，因发生栓塞的部位不同，表现千变万化。血栓发生在动脉，可导致供血器官或组织严重缺血或血流中断，如脑供血不足，或不稳定性心绞痛，甚至坏死，如急性心肌梗死、脑卒中。血栓发生在静脉，如下肢深静脉血栓形成，可引起下肢血栓脱落，顺血流堵塞其他重要脏器、血管。由血栓形成导致的血管性死亡占死亡总数的 1/3 ～ 1/2，导致肢体和智力上的严重残疾，更影响着千千万万的患者，因为血栓是危害健康的祸首。

### 二、面对血栓，我们该做什么

专家研究：有 5% 的血栓病是由于遗传缺陷所致，好发于 10 ～ 25 岁，且反复发作，除了遗传，多数血栓性疾病和生活方式有密切的关系。如吸烟，这是脉管炎的主要诱因之一；高脂肪饮食，这是形成动脉粥样硬化和形成血栓的重要因素。此外，血栓性疾病还经常发生在外科手术后长期卧床已患恶性肿瘤的患者中。有上述危险因素者，应定期到医院进行凝血活酶时间（APTT）、凝血酶原时间（PT）与凝血时间（TT）等项目的检查，可识别出血栓前状态，这对及时处理、防止发病有重要意义。

血栓前状态是指凝血、血小板功能增强，纤溶、抗凝功能减弱，血液黏度增高，有血栓形成倾向但尚未形成血栓的状态，此时如有劳累、情绪激动、缺水等特殊因素诱发，很可能导致血栓形成。

# 小贴士

## 防中风，要监测溶血磷脂酸

如果发现有血栓形成可疑的患者，而且伴有脑卒中的危险因素，如高血压、糖尿病、高脂血症等，或是出现了中风先兆，如头晕、头痛、肢体麻木、大舌头等情况，应该到医院进行溶血磷脂酸的检查，这是诊断是否会发生脑卒中的特殊检测。中老年人应当每半年做一次检测，看看溶血磷脂酸是否升高，这是防中风、控制血栓形成前必不可少的保健措施之一。检查的费用也不高，每次大约几十元。

脑梗死或脑卒中的复发率是很高的，应该避免一些引发脑卒中的诱因，如吸烟、酗酒等，在注意预防血栓形成的同时，一定要重视定期检测溶血磷脂酸。

### 三、如何减少血栓形成

预防血栓形成，能做到的就是避免导致血栓的危险因素，它们与生活方式紧密相关。危险因素越多，强度越大或者影响时间越长，血管病变和血管事件（指脑梗死、心肌梗死、血管性死亡）的发生率就越高。为此，改变自己的生活方式，重视饮食防病与保健，可减少血栓的形成。

饮食防病与健身方法如下：

1. 饮食总量控制，先喝汤，后吃饭，只吃八成饱，不暴饮暴食。

2. 食物结构调整，不要吃得太甜，也不要吃得太咸，更不要吃得太油腻，提倡少盐弱油，清淡饮食，坚持吃素为主，适当吃荤，多吃鱼、虾，少吃肉类，不吃内脏和肥肉，多吃粗粮、杂粮，少吃精粮，常吃豆类、菌类，蔬菜宜常吃、多吃，水果应有选择地吃，不喝甜饮料，多喝白开水，戒烟、限酒。

3. 坚持身体运动，提倡多步行少乘车，天天锻炼，定期体检，心情愉快，不怒、不悲、不激动，常笑，心态好，身体好。

### 四、怎样治疗血栓病

对于血栓的治疗方法，目前包括抗凝血、药物溶栓、抗血小板黏附、饮食治疗、手术及导管介入等多种方案。一旦出现血栓迹象，必须争取在6小时内到医院进行溶栓治疗，时间越短越好，开通血管和恢复血流，挽救濒死和功能障碍的器官和组织，减少致死和致残。血管开通后，应持续使用抗血栓药物，进行二次预防，把血压、血脂、血糖稳定在正常范围，高危患者还应长期服用阿司匹林，防止新的血栓形成和再次出现心脑血管意外事件。正在口服抗凝治疗的患者，还应定期到医院进行抗血栓治疗监测，以防出现并发症而致严重后果。对于饮食疗法，只能用于预防而不能作急救救治，但在二次预防时，饮食是很重要的，吃得科学是对防止血栓形成有益的。

专家慎重忠告：关于血栓治疗用药，目前公认有效的药物都是静脉用药，迄今为止还没有公认的口服溶栓特效药，对于市场上尤其是小广告吹捧的所谓能够溶解血栓的口服特效药，能使被堵塞的血管重新畅通起来，要对这种宣传保持冷静，警惕是否虚假宣传，以免上当受骗而贻误病情。

## 第五节　防中风，别忽视"老糊涂"

有些老人常觉得头晕、头昏，有时耳鸣、头痛，记忆力变得很差，说话前讲后忘记，做事丢三落四，脾气也很急躁，稍不顺心就会发火，有时则一个人生闷气，待人不理不睬，性格怪癖，大家认为这是"老糊涂"的表现。其实，这是一种疾病，是脑血管病变所致，医学上称"脑衰退综合征"，也叫脑动脉硬化症。这种脑血管病变的人很容易患脑中风。

脑动脉硬化是一种慢性退行性病变，多见于 50 岁以上的人，与遗传、高血压、高血脂、吸烟、嗜酒，或体内缺乏钙、镁及组蛋白等因素有关。据统计：约 99%的脑动脉硬化的程度与精神状态之间并不成正比。病理基础不是血管本身，而是继发于脑血管变化后的脑损害，如神经细胞变性、脑萎缩、脑软化、脑坏死、脑出血性梗塞等。通常患者病变范围较广，但发展较慢，精神症状多种多样，且逐渐加重，最终可变成老年痴呆。但是，也有的在原发性脑病的基础上并发脑梗死或脑出血，中风的危险比常人高得多，因为它本身就是脑血管病变而发生的脑损伤性疾病，所以，预防脑中风显得更为重要。

脑动脉硬化的早期精神症状，主要有三个方面：

（1）睡眠障碍：最为常见的是入睡困难，顽固性失眠，易惊醒，醒后不易再睡，多梦而梦境清晰，有时则多眠，易瞌睡，精神疲乏，或与失眠交替出现，毫无规律。

（2）记忆力减退：以近事记忆减退最为明显，尤其对抽象的数字记忆困难，平时注意力涣散，动作变得迟钝，反应不灵敏，故与他人交往减少，喜独处，性情孤僻，难亲近。

（3）性情异常：最为典型的表现为情绪不稳定，易兴奋，易激动，好发脾气，或感情脆弱，多愁善感，无故焦虑，常因微不足道的小事或悲或欢，喜怒无常，情感变换较快，对自身健康状况或麻木不仁，或忧心忡忡，病人往往有抑郁心理，但不严重也不持久。

促发脑动脉硬化患者精神症状的因素是多种多样的，主要有：家人死亡，夫妻不和，经济拮据，环境孤独，生活无人照料，与子女家人有矛盾等。大多数病人经药物和心理治疗以后，其精神状态会有所改善，但少数人发现较晚，治疗不及时，任其发展会产生严重抑郁症，精神症状加重，可有短暂性意识错乱，出现幻觉、妄想和人格变异，甚至生活不能自理。所以，对脑动脉硬化后的身心变化要予以重视，及时治疗，同时也要预防脑中风。

专家提示：老年人要重视预防潜在的血管病变，防止脑损伤后遗症，关键是要防治脑动脉硬化，尤其冬春季节，天气变化无常，寒流袭来，平时身体虚弱的老年人和一些心脑血管本身有危险因素的人，容易突发心脑血管病变，甚至危及生命。因此，防病保健很重要，注意衣服的增减，本着春捂秋冻的原则，不要过早换掉冬装，还应关注饮食防病与健身，多吃蔬菜、水果等富含维生素和矿物质的食物，适量吃瘦肉、鱼虾与蛋品奶类，注意营养摄入，但不要吃肥肉和内脏，少盐弱油，清淡饮食，多喝白开水，不要饮酒、吸烟，饮食起居要有规律，重视文体活动，适当看看电视，听听音乐，天天看报听广播，使自己的精神状态健康，尽量不到人多的公共场所，空气污浊的地方少出入，多去公园河畔空气新鲜的地方走走看看，使自己保持乐观、开朗的心情，并且适当进行体育锻炼，减少各种疾病的侵入，一旦感觉身体不适立即就医，使自己老而不衰，青春常在。

## 第六节　防中风，坐着打盹不可取

老年人喜欢白天打盹，以补充夜间睡眠不足。有关研究认为：老年人有打盹习惯是健康的标志，有益长寿，白天有打盹习惯者，晚上睡意来临时更易进入梦乡，也易睡得深沉。

然而，白天打盹的次数不宜多，时间也不宜太长，一般白天打盹 1～2 次，每次 10～15 分钟，有利于健康，但是必须指出，老年人不宜坐着打盹。

专家提醒：老年人坐在椅子上打盹，醒来后会感到全身疲劳、头晕、腿软、耳鸣、视力模糊，如果马上站立行走，极易跌倒而发生意外事故，甚至发生脑血管事件，脑梗死、脑出血都有可能会发生，这种现象是脑供血不足造成的。坐着打盹后突然站起或行走，发生一过性脑缺血特别常见，这种一过性脑缺血就是俗称的"小中风"。因为坐着打盹时，流入脑部的血流会减少，上身容易失去平衡，还会引起腰肌劳损，体温会比醒时低，极易引起感冒，而感冒又易诱发其他疾病。为此，应当提倡科学的午休与规律的午休。

## 一、为什么要提倡科学的午休

有句俗话讲："春困秋乏夏打盹。"所以，人们经常会采用午休的方式打个盹，缓解睡眠不足。

研究表明：有效的规律午休可以改善大脑代谢，使得上午劳累的脑神经得到更充分的新鲜血液和养料，这就是为什么午休可以降低心绞痛和脑梗死的发病率。然而，对于中老年人来说，只有适当的午休方式，才能够增加下午的精力，预防脑血管疾病的发生。

## 二、怎样的午休才算是科学呢

第一，午休时间并非越长越好，不少人午休一觉就是一下午，醒来已接近晚饭，这样太长时间的午休，极易导致人体"生物钟"的紊乱，最突出的表现就是夜间睡眠质量大打折扣。更可怕的是，那些原本有"高血脂、高黏血"的亚健康人群，无规律的长时间午睡增加了"脑中风"的机会。这是因为睡眠时人体内血液的流速相对较慢，血液中过高的血小板和纤维蛋白质更容易堆积到不光滑的血管壁上而形成血栓，引起大脑血管狭窄或堵塞，这就是常说的"脑中风"。实际上，只要中午卧床休息 15～20 分钟，最多不要超过半小时，就可以达到舒缓身体疲劳、养护大脑的保健目的。

第二，老年人午饭后不宜马上卧床休息睡觉，因为午餐后，胃肠蠕动加快并且分泌大量消化液，这使得人体内大量血液集中到消化系统，再加上经过整个上午的消耗，很多人就会马上困倦了，但是，如果饭后马上躺在床上，就会影响消化功能，尤其在湿度大的天气，更容易引起消化不良。正确的做法应当是：饭后静坐十几分钟，然后再卧床休息，切莫坐着打盹。

第三，夏季温度高，出汗较多，使得人体血液较为黏稠，营养成分流失多，形成了午休易发生疾病的先决条件，其中也包括老人入夏谨防"中风"。中风是老年人常见的心脑血管疾病，研究表明：中风与气象关系密切，在一年四季中，气温在0℃以下和32℃以上时，是中风的发病高峰，因此，老人入夏谨防"热中风"。

专家研究，老年人在夏季易发"热中风"的原因，是忽视防暑降温保健，尤其是在午睡后醒来突然起身便发生脑血管事件，主要是突然坐起或下床，促使脑部一时供血不足，眼发黑，头发晕，有的跌倒在地，脑血管破裂而发生脑出血死亡，这是因为有些老年人由于体位调节中枢功能不灵敏，大脑反应又较差，尤其是高血压、冠心病、糖尿病、心功能不全的老年人，即使气温不太高，也会发生热中风。为此，对这类热反应能力差的老年人应及早采取措施防暑降温，有心血管疾病的患者要坚持服药，防止脑出血。这些有中风危险因素的老年人午休时，醒来后不要立刻下床，更不要突然坐起，以免使脑供血不足而发生意外事件。

另一方面，老年人由于脑动脉硬化，口渴中枢对缺水的反应并不那么灵敏，然而，夏季气温高，老年人处于高度缺水脱水状态，如不经常补水，就会使原本就有血黏度增高者，使血液更加过度浓缩黏稠，形成血栓，堵塞脑血管，诱发中风。因此，老年人即使不感到口渴，每天至少饮水1升以上，也就是8杯以上白开水，尤其在出汗多或发热、腹泻时，更要多饮水，以利血液的稀释，促进大脑的血液循环，防止栓塞形成。

此外，老年人要重视预防中风的征兆，发现一过性脑缺血时，或者觉得自己行动功能异常，以及精神状态异常等表现时，应及时请医生诊治。

## 第七节　有卒中危险的人要长期预防

中华医学会精神病学分会主任委员、上海华山医院吕传真教授在脑病防治高峰会上呼吁：普通公众，尤其是认为有卒中危险的每个人都行动起来，做出长期预防的承诺，并且将卒中的预防作为普通公众和医学界亟待解决的主要健康问题。

专家表示：已经发生过卒中的患者，面临着更高的再发血栓性疾病的风险，卒中患者继发心梗的比例比普通人群高2～3倍，再发卒中的比例比普通人群高9倍。如果卒中患者同时合并促发卒中的危险因素，那么，再发卒中的危险性更高。因此，提高患者对再发卒中危险的认识，强调卒中后加强二级预防变得更重要。

吕教授指出：全球每年有1500万卒中患者，常见危险因素的处理以及更好的二级预防，其中很大一部分病变是可以避免的，专家敦促人们通过以下途径尽早降低卒中发生的危险：

1. 戒烟。

2. 吃水果。

3. 吃低盐、蔬菜和富有纤维素的食物。

4. 坚持体育锻炼，每周 5 次，每次 30 分钟。

5. 保持健康体重，防止超重和肥胖。

6. 保持平静心态，不过度劳累，注意劳逸结合。

7. 多饮水，少喝甜饮料，多喝白开水。

# 小贴士
## 什么是卒中

最常见的卒中类型，是由于血管阻塞影响血流，并因此减少脑组织必需的氧气和营养物质，又称缺血性卒中，占所有卒中的 83%。另一类卒中，占所有卒中的 17%，由于供应脑的血管破裂，引起脑组织内部或周围出血，又称出血性卒中。

凝血可以发生在身体各个部位，包括在供应心脏的动脉内，这将引起心脏病发作，如果病者已经患有卒中，那么再次发生卒中的危险性就会增加，甚至发生心脑血管突发事件的危险性也会增加。

没有了氧气和营养物，脑中的神经细胞就会很快死亡，当发生这种情况时，由这些神经细胞支配的身体部分也会完全停止工作，此影响可以是永久性的。因此，迅速采取措施非常重要，可以将长期的生理和心理残疾减到最低。

人脑是一个高度复杂的器官，由支配身体各部位功能的不同区域组成，因此，卒中时患者的影响取决于脑血管阻塞或发生出血的部位。

有时卒中症状很轻微，或只是持续很短的时间，例如：几分钟或数小时，这称作短暂性脑缺血发作或叫小中风，定义为持续时间少于 24 小时，也属于医疗急症。短暂性脑缺血发作是一个预警信号，预示着脑部血液正在减少，真正的卒中将在短期内发生。卒中或短暂性脑缺血发作后，在未来 5 年再次发生卒中的机会为 25%～40%。因此，短暂性脑缺血患者与卒中患者一样，处于卒中再发的高危状态，最初的几个星期是再次发生病变的最危险时期。

# 第八节　中风是有预防药的

现在国内外针对预防中风药物的研究课题做了很多，目前认为：对于血管堵塞的缺血性血管病变确实有很多预防药物，但是，比较有效的预防药物，包括很多抗血小板药物，比如常用的阿司匹林、抵克力得等，用药剂量要控制得非常恰当，一定要在医生的指导下用药才安全有效。

在人的生命活动中，大脑和心脏始终扮演着重要的角色，这些重要器官一旦出现问题，危害极大，甚至可以致命。然而，脑血管与心血管的病变机理是相同的，都是因动脉硬化、微循环障碍，所以，中医有"心脑同治"的理论，许多中成药都是通过心脑同治来发挥药效功能的。如速效救心丸、舒脑欣滴丸等，不仅治疗心脑血管疾病安全有效，还能用于治疗脑梗死、脑动脉硬化、慢性脑供血不足等脑血管病变。这两种药有什么特点和不同呢？专家对此做出点评和指导：

速效救心丸处方精炼，方中川芎活血化瘀，冰片开窍，又可加强川芎的活血行气作用，两者都有透皮吸收作用，而且都能通过血脑屏障，所以，速效救心丸不同于一般活血化瘀的中药配方，它集中力量解决全身的供血问题，尤其是川芎"上行头目"，有效增加脑供血。所以，在主治血管病的同时，同样能改善脑供血不足。例如：颈性眩晕，由于椎－基底动脉病变或受椎骨压迫，引起间脑部供血不足，用速效救心丸能迅速、明显改善头痛、眩晕症状，它可以直接作用于血管、血液，有非常强的抗动脉硬化和改善血管病变的致病因素，达到标本兼治的目的，对于身体各器官都已经开始走向衰退的五六十岁以上的中老年人，长期服用可以很好地延缓心脑血管病的发生与发展。

舒脑欣滴丸由川芎、当归两味药组成，这两味药合用能起到通调并举、通补兼施的效果，对脑血管病的治疗有更强的针对性，可以改善由于脑供血不足引起的脑损伤，加强了脑保护作用，而且其在改善记忆障碍、预防老年性痴呆、改善脑疲劳等方面有非常明显的作用。当归属于补血药，所以，对于有血虚（面色苍白、萎黄、唇色淡白等）、血瘀症状的人能表现出更突出的治疗效果。

如果说速效救心丸是一个治疗心血管的好药，那么舒脑欣滴丸就是护脑的好药。一个护心，一个健脑。舒脑欣滴丸和速效救心丸有很多相似的特点，例如：处方精炼，剂型先进，疗效好，安全性高，服用方便，所以，人们常将它们称为姐妹产品。

　　心脏出现问题，心功能不好，也会引起脑供血不足，所以心脑同治对病人是相当重要的。有心血管或脑血管病变的人，可以把这两种药配合起来用。每天3次，每次3粒速效救心丸加上2粒舒脑欣滴丸，既能达到理想的心脑同治的效果，又可大大节省药费。如果为了保健健身，适当减量服用，可预防心脑血管病变，不但安全，而且高效，又很经济省钱。速效救心丸和舒脑欣滴丸都是纯中药制品，又都是国家保护品种，让每个人都了解合理的应用方法，才不会浪费这么好的资源，给心脏和大脑加上双保险。时下这对姐妹药品，会让越来越多的人拥有健康的心脏和大脑，能够健健康康的生活。

# 第六章　脑病凶险，可否远离

　　每年的 11 月 20 日是我国的卒中教育日，中国卒中教育日的设立，旨在教育公众如何对待卒中的危险因素，并强调卒中长期预防的必要性，"为了您的今天和明天，降低卒中危险"，了解卒中风险可挽救数以百万计的生命。

——题记

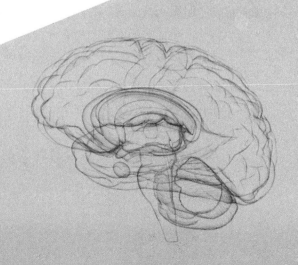

# 第一节　中风凶险，能逃脱吗

2006年5月，世界第59届卫生大会召开的前一天，世界卫生组织总干事李钟郁先生死于脑中风，当时有报纸担忧地称：中风如幽灵已徘徊门外，我们还能逃脱吗？全世界健康事业的最高长官都避免不了脑中风的危险，可以看到脑中风离我们非常之近。

11月20日是我国的卒中教育日，旨在教育如何对待中风危险因素，"为了您的今天和明天健康，降低卒中危险"，为此呼吁：普通公众，尤其是认为有卒中危险的每一个人都行动起来，做出长期预防的承诺，并且将卒中的预防作为普通公众和医学界亟待解决的主要健康问题，通过卒中活动日的开展，使普通公众了解卒中风险，可挽救数以百万计的生命。

## 一、名人一样对中风认识不足

因脑中风倒下的世界名人还有很多，如以色列总理沙龙，他从2006年1月4日到11月已经接受了8次手术，其中6次跟颅脑有关，仍不省人事，最终死亡。还有法国领导人密特朗，他也死于脑中风。尽管每年有500万人因卒中丧生，500万人致残，作为一种全球性凶险疾病，人们对它还是认识不足。多数人认为：卒中是西方国家的疾病，但是，目前在发展中国家，卒中的发展也非常迅速，很多人因高血压病、吸烟、不良饮食习惯和缺乏锻炼，而使卒中的发病危险增加。

## 二、卒中继发心梗比例高过普通人2倍

事实上，对于已发生过卒中的患者，面临着更高的再发血栓性疾病的风险，卒中患者继发心肌梗死的比例，要比普通人群高2～3倍，再发脑卒中的比例要比普通人群高得多。如果卒中患者同时合并促发卒中的危险因素，那么，再次发生脑卒中的危险更高。世界卫生组织权威专家调查了全球44个国家的超过68000名患者，认为动脉粥样硬化血栓形成，是脑卒中发生和死亡的重要因素，这是全球最大规模调查脑卒中和研究致病原因，为预防措施的提出提供了新的认识。

## 三、脑中风患者预防复发要打持久战

对于很多有卒中、心脏病发作的高危险因素的患者，脑病权威专家呼吁：采取

适当的方法治疗原发疾病，降低导致脑卒中的危险因素。例如：使用抗血小板药物，改变生活习惯，少吃高脂、高糖、高盐食物，吃清淡低脂少盐饮食，多吃蔬菜、水果，不吃肥肉和动物内脏，降低血脂、胆固醇，减少血栓形成，积极治疗高血压病，不使血压过大波动，不激动、不发怒，不做剧烈动作，防止血压猛然升高使血管破裂而酿成脑溢血悲剧。对于患过脑卒中的人，在一年内约有 15% 会因复发而死亡或致残。因此，对于再发卒中的危险性，患者要有足够的重视，加强二级预防变得更加重要。

专家指出：全球每年有 1500 万卒中患者，通过更好的公众教育，重视对常见危险因素的处理，更好地开展二级预防，其中，很大一部分患者是能够远离脑中风，逃离死亡之祸的。

## 第二节　拷问生命承受之重

慢性病夺走 750 万条生命。卫生部一份报告显示：10 年间中国又增加 1 亿肥胖者，有 1.6 亿人血脂异常，烟民 6 年多了 3000 万。今天的健康话题已由急性传染病转为不良的生活方式密切相关的慢性非传染性疾病。

根据世界卫生组织的报告，2005 年全球总死亡人数为 5800 万，其中近 3500 万人死于慢性疾病，而我们中国慢性病死亡人数占了 750 万，目前慢性病已经成了全世界几乎所有国家成人的最主要死亡原因。专家预计：未来 10 年，全世界慢性病死亡人数还将增长 17%。而在中国，如果没有强有力的干预措施，慢性病死亡人数将增长 19%，其中糖尿病和心脑血管病死亡人数可能增长 50%，脑卒中死亡为死亡总数之首。卫生部疾病控制局、中国疾病预防控制中心完成的《中国慢性病报告》显示：中国人群慢性病死亡占总死亡比例呈持续上升趋势，1991 年慢性病死亡占总死亡比例为 73.8%，2000 年上升到了 80.9%，死亡人数近 600 万。1991～2000 年，脑血管病、心血管病、糖尿病、支气管肺癌、肝癌、乳腺癌的死亡率均呈上升趋势，此 6 种慢性病占总死亡人数的 35.76%。

## 第三节　控制高血压，降压要达标

每年的 10 月 8 日是全国高血压防治宣传日，"控制高血压，降压要达标"。由于高血压患者往往有血脂异常升高，而糖尿病患者中血压增高更是十分普遍，虽然血压、血脂、血糖稍稍偏高一点，患者自身一时不会有不适的反应，但是时间一长，各种凶险的心脑血管并发症就会出现。因此，专家告诫患者：高血压病最怕心脑血管并发症，所以，必须确立新理念，在正规治疗的同时，积极配合改善生活方式，使自己不正常的血压指标全面达标，以最终有效降低死亡风险。

### 一、不少高血压是无意中发现的

问：我 3 年前一次因为感冒去医院诊治，意外发现自己有高血压，当时测量收缩压有 170 毫米汞柱，但我觉得自己的身体一直很好，不可能有高血压，而且觉得吃药太贵了，所以没有吃药。

答：不要吃老本了，以前身体好并不代表你现在身体健康，高血压是越早治疗越好，不是光靠测量就行的，要搞清楚自己的大脑、肾脏有没有受到影响，自己的高血压已经到了什么程度，这是对自己负责。现在人们有两个误区：一是认为没什么症状，觉得自己的生活没受到影响就不去用药；二是认为高血压不是绝症而是可以根治的。其实，高血压是难以根治的，是一种很顽固的凶险常见病、多发病，往往有许多脑出血中风死亡者都是因高血压造成的悲剧。所以，一旦发现高血压，就要坚持长期服药治疗，而且每个高血压患者要抱着对自己负责的态度，坚持每天测量一次血压，即使在血压降下来之后，也要坚持吃药。另外，药的贵贱与用药的好坏是无关的，不是说昂贵的药就比便宜的药有效，还要看病人的具体体质，有时几毛钱的药也是对病人非常有效果的，并非越贵越好。

目前，我国的降压药根据作用机制不同主要分为六大类（100 多种），在选用降压药物时，不仅要看血压水平，还要看你有没有心脑血管风险及脑血管硬化程度，有没有其他心血管疾病、糖尿病、肾脏病等，医生会根据你的临床情况选择最适合的降压药。目前，我国确实有一些医学报告，其研究结果提示了一些新的降血压药要比老的、传统的降压药效果好，副作用少，并且有靶器官的保护作用。但是，国内外的研究一致公认的结果是：减少心血管事件的关键主要来自血压的降低和达标，因此，凡是六大类的降压药都可以作为首选药物，只要能使你的血压降低及达标。

### 二、不同人群达标要求不同

问：据《健康生活报》报道"降血压、降血脂要达标"。我有高血压多年了，现在血脂也高，有冠心病可疑，请问我应该把指标控制到多少？还有，变换季节的时候，吃同样的药品和剂量，但我的血压总是要波动，是不是正常的？

答：血压至少应该控制在 140/90 毫米汞柱以下，血脂的低密度脂蛋白应该控制在 80 毫克／分升。血压一般会受到气候的影响，夏天血压相对较低，冬天血压相对较高，季节交替时，可到医院心血管专科门诊咨询调整药物。

问：我爸爸今年上半年出现心梗，救回来了，医生让他吃降血脂的药，但他的血脂与我差不多，并没有超过化验单的上限，这是不是有必要呢？

答：医生让他吃的降脂药估计是他汀类的药物，一般心梗后患者的血脂低密度脂蛋白应控制在 80 毫克／分升，比普通人化验单上的正常值要低得多，所以，不能光看化验单的正常值范围。根据医院研究显示：冠心病患者的"坏"胆固醇降低 35%，冠心病死亡的相对风险降低 42%。像你父亲这样的患者，即使他汀类药物治疗胆固醇降到正常水平，为了使动脉壁上粥样斑块长期稳定，必须把"坏"胆固醇长期控制在治疗目标值以内，不能随意停药或减量。现有研究显示：他汀类药物治疗和预防心肌梗死和脑中风的作用与治疗时间有关，治疗时间越长，获益越大。

问：脑梗死和冠心病合并高血压怎么办？

答：脑梗死和冠心病伴有的高血压，它与单纯性高血压不同，这类病人的降压幅度该怎样把握呢？

**1. 脑梗死患者的降压幅度宜小**

脑梗死时往往需要有较高的血压维护大脑的血流量，平时血压不是很高的病人在发生脑梗死后，血压往往也会升高，有利于梗死区域循环，减少梗死对脑组织的损害。于是，发生脑梗死后怎样把握降压幅度，对梗死的治疗和康复都是至关重要的。

脑梗死的降压治疗，美国的标准是：病人血压超过 220/120 毫米汞柱（不溶栓的情况下）或 200/110 毫米汞柱（溶栓治疗时），需要降压治疗。在我们中国还无统一标准，而有专家在"脑病攻关"项目中建议血压在 180/100 毫米汞柱时应考虑降压治疗。

但是，脑梗死的病人降压时不可使血压下降过快，因为在研究中发现：脑梗死后 24 小时内若使收缩压迅速下降 30 毫米汞柱，舒张压下降 20 毫米汞柱，早期即可出现神经功能损害，使梗死面积扩大，3 个月的预后也随着降低。关于降压的幅度，现在认为：血压降至病人平时平均血压的最高水平（或稍高些），降得过低对脑梗死的预后适得其反。

**2. 冠心病患者的降压幅度宜大**

冠心病伴有高血压时，则宜迅速降压。就冠心病而言，最好能在一周内将血压降至正常水平（而不是正常偏高水平），预防心衰。

**3. 脑梗死康复期的血压应在偏高水平**

脑梗死康复后，梗死区域的侧支循环仍然需要较高的血压满足坏死缺血区灌注的需要，因而在把握降压幅度时，要因人而异，需要参考病人平时的血压水平，通常以比没有发生梗死前的血压稍高水平为宜，使血压控制在正常偏高水平，如稍低于 140/90 毫米汞柱。

**4. 冠心病合并脑梗死时应两者兼顾**

脑梗死病人需要维持稍高的血压，以利脑组织的灌注，然而，合并冠心病时又需要尽快降低血压以免诱发心衰，两者所需要保持血压的水平是矛盾的，虽然这种"祸不单行"是极少的个案，然而，万一同时出现时，首先应该顾及心脏，把血压控制在 130/80 毫米汞柱左右，是既无诱发心衰之虑，又可使脑组织有最低限度血流量的血压。

## 三、治疗贵在坚持

问：我患高血压 7 年了，一直在吃药，但现在觉得已经控制住了，是不是可以不吃？而且听说高血压的药吃多了，对肝功能有影响。另外，我的血脂高，胆固醇也有点高，饮食上应注意什么？

答：高血压是一种慢性病，是难以根治的，要长期吃药来控制，如果长时间内都控制在收缩压 140 毫米汞柱，舒张压 90 毫米汞柱，而且没有反复，这样的情况可以减少吃药的次数和用量，但还是要坚持吃药的。另外，高血压的药对肝功能的影响不太大，对大部分人来说是没有影响的，如果有影响，在停药后肝功能会恢复，如果真的不放心，可以定期到医院做肝功能检查。有高血压且有血脂高的情况，饮食要吃得清淡，多吃新鲜蔬菜，不要吃腌菜，多吃鱼虾，不要吃肥肉和动物内脏，食盐要少吃，油脂要定量，弱油少盐，清淡饮食，这是高血压患者的健康饮食原则。此外，不吸烟、不饮酒，还要坚持运动，保持健康的体重。

问：我今年 45 岁，两年前体检时发现高血压（160/110 毫米汞柱），后服用"珍菊降压片"，一直到今年 6 月份，血压停留在 150/90 毫米汞柱左右。后来，医生给我调药吃"伲福达"，两个多月一直保持在 140/80 毫米汞柱左右。可是，定期出现反弹，又返回到以前的血压，请问是什么原因呢？

答：可能与天气变化有关，建议到医院心血管专科门诊咨询检查，可能需要多方面联合治疗。

问：我今年56岁，患高血压病已经十余年了，血压140/90毫米汞柱或140/100毫米汞柱，还有高血脂，而且有家族史，通过降压降脂服药与锻炼，去年开始，血脂停药后一直保持正常，血压停药后130/90毫米汞柱，舒张压偏高，医生说不能停药，就吃"依苏降压药"，每日1片，每次10毫克，血压保持在120/80毫米汞柱，但发现咳嗽厉害，停药就不咳，有医生告诉我，不用吃药了，现在血压也不高，血脂也好了。我想请教专家，现在是停药还是换药吃，吃什么药好？

答：咳嗽是"依苏"这类降压药物的一个常见副作用，一般咳嗽不太厉害可继续服用，如果咳嗽剧烈则换用ARB类药物，如代文、安博维等药物。你的情况建议可以多次监测，一天早、中、晚三次测量血压，如不服药一周内仍能维持在130/90毫米汞柱，可继续观察。若血压升高，则应继续用药，至少要吃维持量，切莫停药后反弹。

问：我是有"三高"的患者，高血压几十年了，原先最高时收缩压达到200毫米汞柱，现在吃药后，血压有所下降，但很烦恼的是，吃了药后，脚出现浮肿。

答：有糖尿病的情况下，降压是比较困难的，脚出现浮肿可能是降压药的副作用影响。一是可以换一种对脚肿副作用少的药，如果觉得现在的药物对降压效果好，不想换药，可以减少吃药的次数，比如一天吃两次的可以减到一次。二是可以附加吃些利尿剂，也有可能是肾脏代谢下降了，在饮食上要注意吃得清淡，腌制食品不要吃，豆奶、豆腐也要少吃，这对脚浮肿会好些。

问：我妈妈已经80岁了，患有高血压多年，今年5月3日，出现脑梗死而住院抢救，现在眼睛忽然失明，嘴也㖞了，在金华医院做CT诊断是脑梗死，血压还好，收缩压140毫米汞柱，舒张压60毫米汞柱，左脚不听使唤，常头晕，眼睛虽已复明，看近处可以看清，远处仍然不清晰，医院配的药物，吃了觉得胃胀、反胃。

答：首先一定要把血压控制好，如果血压控制不好，造成二次中风，血管再次堵塞就危险了，而且还有可能使堵塞的血管脆裂破损，发生出血性中风危险。脚的问题是中风后遗症，平时要做适量的运动锻炼，恢复功能。头晕可能是脑供血不足而造成的脑动脉硬化之故，可以找医生给些对症治疗的药物，改善供血就会好起来的。一般的降压药物对胃的影响不大，但是，觉得吃了药以后胃部不适，可以减少吃药的剂量和吃药的次数，像阿司匹林这种药物，如果没有出现牙出血或者皮肤瘀青的现象，最好不要停药。

问：我婆婆 70 多岁，经常头晕，有时很厉害，请问是什么原因造成的？

答：引起头晕的原因很多，查找原因是很重要的。血压高是引起头晕的常见症状，因此要首先测量血压，查看有否高血压病。对年纪大的老人头晕者，要重视检查有否脑梗死、脑动脉硬化、心脏病及高血压，这些疾病都可以引发头晕。头晕主要是脑供血不足，是血管性脑病的反映，从而出现头晕症状，为此，最好去医院检查下有没有贫血，有没有低血糖，有没有高血压并脑血管病变，有没有颈椎病，这些问题都可以引起头晕，去医院检查找出原因，对症治疗。

问：我爸爸今年 80 多岁了，他一个人住，很喜欢吃洋快餐，尤其爱吃油炸鸡块和薯条，每周要吃 1 ～ 2 次，也喜欢吃甜食。他血压和血脂都高，我们劝他少吃，他就是不听，我们很担心他有一天会得脑中风或心梗，现在突发这种凶险的脑病和心脏病很多，我们子女很担心，有什么可采取的预防措施？

答：这样的饮食习惯肯定对健康有危害，因为对老年人来说，洋快餐吃多了，甜食吃过量，热量和脂肪摄入太高，使胆固醇增加，血脂增多而异常，促使动脉粥样高度硬化，尤其有高血压与高血脂的患者，如果饮食再不重视，迟早会出现脑血管凶险或心脏风险，会危及生命。所以，饮食的原则是低脂、低盐为好，定期进行身体检查，采取措施预防心脑血管病变突发悲剧。卫生部将每年 11 月 20 日确定为全国卒中预防教育日，专家提出了 7 条预防心脑血管疾病突发的途径，可供参考。

1. 戒烟。

2. 多吃蔬菜、水果及富含纤维素的食物，低盐、低糖、低脂肪酸、低胆固醇的健康饮食。

3. 坚持体育锻炼。

4. 保持健康的体重。

5. 避免过量饮酒。

6. 如果年龄超过 50 岁，定期测量血压，发现血压高要坚持服药，降压要达标。

7. 遵医嘱服用处方药。

## 第四节　远离脑中风，打压胆固醇

"要像预防高血压一样预防高血脂，要像治疗高血压一样坚持治疗高血脂，要懂得脑中风、心肌梗死的祸首除了高血压，更可能来自高血脂。"浙江心脑血管病预防研究中心金宏义教授在对公众的健康讲座上呼吁。关注身体察觉不到的危险——高脂血症，他指出这一级别的发病在都市白领人群中，要比高血压病来得年轻化，对身体的长期危害也更大。但是，由于患者自我感觉不到不适，不痛不痒毫无痛苦，因此，预防和治疗就变得漠不关心。为此，省心脑血管预防研究中心像这几年防控高血压一样，加大对高脂血症的防治，在全省开展高脂血症的调查，为公众提供生活方式预防和临床治疗的新对策。

## 一、指标正常也不能掉以轻心

季节交替，气候变化剧烈，又到了一年中的心脑血管病高发季节。昨天（2007年3月8日）中风病人挤爆浙江第二医院急诊室，已是凌晨两点多了，可是急诊室仍处于紧张忙碌中，一个接一个的中风病人在一拨一拨家属陪伴下送来医院抢救。患者大多数为中老年人，有的不能说话，有的全身或半身麻木，焦急的家属暗暗落泪。"前一晚还是好好的，早上出去晨练就成这样了，这个打击太大了。"

医院总动员，急诊室不断地加床，总值班余主任说："从早上直到半夜，刚把抢救后病情稍稳定的8位中风病人安顿好，后半夜不断有心脑血管病人送来，急诊室再次爆满。"在急诊室工作多年的李医生感叹说："像这样中风病人如此集中的情况还不多见，可能与这两天气温骤降，温差变化太大有关，不过现在的人血管也太脆弱了。"

### 1. 晨练老人出意外

64岁的陈大妈是第一个被送进医院的。当时天还没亮，陈大妈和多年结伴的几位老人在公园健身，当时同伴看到陈大妈突然瘫倒，吓得不知所措，拨打120后，跟随救护车把陈大妈送到医院。此时，陈大妈已经不能开口讲话了，半边的身体也全都麻木不能动弹。

据神经内科的宋水江医生介绍：像陈大妈这样一大早起来锻炼，引发中风和其他心血管疾病的老年人蛮多的，之后送进医院的病人有的一早感觉四肢麻木但硬撑着，情况严重了才到医院。52岁的于先生最近经常头痛，脑袋里的血管都能感到一跳一跳的，但是他一直为了忙于工作，仍然熬着，结果，昨晚突发剧烈头痛，随之手脚麻木，脑溢血中风，送医院抢救无效死亡。

### 2. 凌晨五六点钟最危险

"突然中风看似意外，其实，身体里早有祸根埋下了。"宋医生说。天气冷，加上人的代谢循环还未适应活动，早上出门的中老年人如果本身有"三高"等代谢性疾病，最容易发生意外事件。一般地说，在凌晨五六点钟最危险，这时段是心脑血管疾病的魔鬼时段，心脑血管患者要特别小心。我国死亡统计：10 人中有 4 人缘于中风等心脑血管疾病。可见，这个杀手有多么凶猛。

根据卫生部 2005 年资料，1985 ～ 2005 年，脑血管疾病死亡不仅位居第一，而且增长最为显著，占所有疾病死亡率的 40%，而高胆固醇正是引起心脑血管疾病的隐形杀手。目前，高血脂患者达 1.6 亿，其数量与高血压患者不相上下，所以要远离脑病和心肌梗死这种凶险疾病，预防是第一位的，坚持是最重要的。

### 3. 平时用药要坚持，饮食要清淡

专家忠告：最近天气变化大，保持良好的生活习惯是预防中风的关键，对于已有心脑血管疾病或高血压、高胆固醇、血脂异常者，在这种心脑血管病事故多发的季节，应特别重视对高血压、高血脂进行控制，防止波动过大而引发事故。坚持服用降血脂的他汀类药物，预防突然发病，在生活细节上也要多加注意，要戒烟忌酒，饮食吃得清淡，食盐应控制不多吃，不吃油腻的食物，不吃油炸食物和腌制食物，多吃新鲜蔬菜和水果。锻炼身体的话，要等到八九点钟太阳升起了再去公园。

### 4. 胆固醇异常是慢性疾病

老徐年过六十，患有冠心病并伴有不规律的心绞痛，他参加健康讲座听了专家报告，拿着近期血脂化验报告单，感慨地说，以前看到自己的血脂检测报告在正常范围内，就以为万事大吉了，对医生说要继续服药、坚持打压胆固醇的建议也没当回事，直到听了这次健康讲座，才知道原来伴随着不同的病情，降胆固醇的目标值也有不同，不能单纯地看到检测值正常就掉以轻心，而忽略了潜在的危险，以致病情经常反复，而且胆固醇指标不稳定的"三高"患者，不仅要防冠心病发作，更要预防脑血管病变。

其实，在讲座现场有着和徐老一样感慨的"三高"患者不在少数，一些冠心病患者在渡过了心肌梗死急性期后，以为死神已经离开，不做定期检查，忽视打压胆固醇的重要性和必要性，放弃继续治疗，引起血管再次闭塞，病情再次抬头，使冠心病复发，有可能出现脑梗死中风。因此，心脏病专家金宏义教授在讲座中反复强调：胆固醇异常是一个慢性疾病，它对动脉硬化、脑中风和心肌梗死有促进作用，使病情逐步加重。因此，打压胆固醇应长期坚持，治疗时间越长，对心脑血管病治疗的好处就越大。

## 二、"三高"患者防危险，尤要打压胆固醇

一项研究表明：约有一半的高血压病人同时伴有血脂异常升高症。这两个心脑血管事件的高发因素，同时作用于同一病人，很有可能加重单一因素的致动脉粥样斑块作用。根据降压降脂研究，对胆固醇水平基本正常的高血压患者采取降压联合降血脂 3～5 年，致死性冠心病与非致死性冠心病心肌梗死率，比单独采用降压而不降脂者降低 36%，脑梗死患者采用双降者比单一降压者降低 40% 以上。

但是，根据对健康讲座的现场调查，有 40% 左右的老年人并不清楚胆固醇异常升高的危害及对高血压、糖尿病的影响。一位 70 多岁的老人患有 20 年糖尿病和 5 年高血压，虽然都有正规的降糖和降压治疗，但今年还是连续两次发生脑梗死中风，幸好抢救及时才救回性命，但仍然留下中风后遗症，生活不能自理。为此，专家呼吁："三高"患者尤要打压胆固醇。上述这个老年患者虽然有正规降糖、降压治疗，但没有坚持降脂治疗，所以出现连续二次脑中风，这充分说明与胆固醇没有控制好有关。"坏"胆固醇以看不见的方式不断加速加重糖尿病患者的血管形成斑块，导致脑血管堵塞而发生中风。因此，专家指出：已有糖尿病和冠心病的高血压病人，血脂的正常值要比普通人群来得更低为宜，否则，达不到治疗疾病的目标值，心脑血管病变的风险仍然存在。目前，国际上应用最广泛有效的降胆固醇药物是他汀类药物，大量国际研究证实，他汀类药物治疗 3～5 年可以使心脑血管高危患者、高血压患者、糖尿病患者的脑梗死中风、心肌梗死和猝死等严重事件的发生率降低 20%～40%。

## 三、防心脑血管疾病，谈"三高"患者取舍

前些日子，不少单位组织员工体检，结果与往年一样，高血压、高血脂和高血糖这"三高"患者的队伍又有"壮大"，何以如此？原因是饮食不当、营养失衡的人群太多了。

一份权威报告上有这样一个数据：目前我国居民因营养失衡或过度营养早餐致使一些相关慢性病的患病率正在上升，有近两亿人体重超标，肥胖症已成为威胁都市人健康的主要社会问题。由肥胖诱发的高血压、高血脂、高血糖这"三高"进而发展为脑中风或心肌梗死，面对日益丰富的食物来源，为了健康，为了不浪费资源，是该做出合理的取舍了。

防心脑血管病变，提倡"三高"患者的取与舍，这个"取"与"舍"主要是就

餐因素结构而言。具体地说，取就是多吃果蔬等清淡之食物，舍就是少吃大鱼大肉等高脂肪类食物。这样的清淡而健康的饮食，既能满足口腹之欲，又能保持身体健康，取与舍的辩证关系就是这样简单，直接地体现在我们每一个人身上。

但是，取与舍说得容易做起来难，且不说什么大道理，当你面对桌上成堆的美味，或难以推辞的亲情、友情，邀你赴宴，你能做到该吃的才吃，不该吃的就停下筷子，管住自己的嘴吗？难，真的很难远离美味的诱惑，吃一点，再吃一点，却在不知不觉中又吃多了，你能够真切地感到人一旦"透支"，便将遭到惩罚这一道理。其实，"三高"的出现就是因为没管牢自己的嘴巴，不该多吃的东西吃得太多了，必然要生病，而且危及生命。

"取"是一种本能，"舍"是门学问，没有能力的人取不足，没有定力的人舍不得。当然，舍之前，总要先取，才能有得舍，取多了之后舍得放弃，才能再取。其实，我们在生活中一直都在做着这样的选择，获取食物，以求生存；获取知识，以求内涵；获取友爱，以求和谐；获取功名，以求社会承认。舍弃垃圾，舍弃丑恶，舍弃罪孽……人生就是一个愈取愈少、愈舍愈多的生命过程，少年时取其丰，壮年时取其实，老年时取其精。少年时舍其不能有，壮年时舍其不当有，老年时舍其不必有。

在取与舍的问题上，总有许多憾事在一些人中间不断发生着，偶见媒体报道：某地组织 20 位新提升的官员到监狱里听课，听取职务犯罪人员的现身说法，用这种特殊方式对"新官"敲警钟，就在这些现身说法者当中，有人痛心疾首地忏悔"当初我真是宁取利禄而舍悠闲，宁取权位而舍性命"。如今想想这是何苦呢？有道是"广厦千间，只眠一屋，稻谷万石，仅食三碗"。

唐代文学家柳宗元在一篇文章中描述了这样一种小虫，说它一路爬行遇见东西就拿，吃进嘴里，塞饱肚皮，然后顶在头上，越取越多，路人见到，帮它取下，可它刚能行走却又开始获取，最后实在力不从心，坠地而亡。于是，柳宗元叹道：日思其高位，大其禄，而贪其滋甚，以近于危坠，观前之死而不知戒，亦足哀夫。人生如这种小虫，何止苦与累，弄不好，还要付出性命。

在我们生命中，尤其是饮食生活，人不吃不喝就不能生存下去，但是，如果吃得过多而又不停地继续吃，饮食不当是要得病的。然而，如果吃得合理，疾病也是可以预防的。吃的学问其实是一门"取"与"舍"的学问，为了健康，远离"三高"危险，正确处理好"取"与"舍"的人生哲学难题。

十多年来，我在基本不吃药的情况下，与高脂血症和平共处，使它没有影响我的生活。目前，血脂状况虽然比正常值略高，但一直很稳定，脑中风更没有发生过二次危险。看来，只要平时多重视，注意自我保健，管住自己的嘴，不该吃的坚决不吃，自我保健的措施得当，重视降低胆固醇，中风是可防的，患过中风的人一样能够长寿，照样能愉快生活。

## 第五节　"三高"患者宜联防，"三病"重在共治

省医院脑病专家林教授听到有人在按他家门铃，开门见是对门邻居小金，迎进客厅，小金说："林医生，我今天要向你请教一个令我疑惑不解的问题，我父亲患冠心病20多年，几年前又发现得了糖尿病，用胰岛素治疗效果很好，但不久前却突发脑中风死亡，我弄不清楚老人家怎么会连续得了三种病。林医生，难道这三种不同的病，还有什么内在联系吗？"

林教授听了觉得这是一个十分重要和有趣的知识问题，应该让正在患或容易患这三种疾病的中老年朋友知道。于是，他在回答小金提问的基础上，把它整理成了一篇医学科普文章，题目是"三高患者宜联防，三病重在共治"，刊登在科普杂志上。

文章开头就列出几个引人注目的数字：冠心病、中风与糖尿病是对中老年人健康与生命危害最为严重的三种疾病，它们之间究竟有何关系，看看下面的几个数字就知道了。

据国内资料统计：20%左右的脑血管病患者同时患有糖尿病，糖尿病患者患动脉硬化的发生率较正常人高5倍，糖尿病患者的冠心病发病率是一般人的2倍。北京协和医院分析的糖尿病患者1000例中，因冠心病死亡者占总死亡病例的23%，糖尿病患者的脑病发生率亦为非糖尿病患者的2倍左右。

小中风（短暂性脑缺血发作）是中风的先兆，中风患者有25%曾发生过小中风，而小中风发生急性心肌梗死是一般人的13倍。

### 一、一条蔓上三个瓜

这三种严重疾病为何关系密切？这是由于它们的病理基础的一致或相近所决定的。总的来说，都是"三高"祸首造成的结果。冠心病与中风的主要病理基础都是动脉粥样硬化，只不过前者以冠状动脉为主，后者则以供应脑的动脉为主。另外，高血压患者血液流变要改变，也都是冠心病和中风所共有的重要致病因素。糖尿病

属于内分泌疾病，是体内的葡萄糖、蛋白质和脂肪代谢紊乱导致的慢性病，由于胰岛素不足，使葡萄糖转化为脂肪，大量脂肪被分解成甘油三酯和游离脂肪酸，以致造成高脂血症，这会加速糖尿病患者的动脉粥样硬化。同时，糖尿病患者的血液常呈高凝状态，血小板凝聚功能亢进，血液有不同程度的凝固现象。此外，患糖尿病时激素调节能力异常，生长激素增多，使血小板凝集黏附性增高，胰高血糖素增多时纤维蛋白原增加，血黏稠度增高，局部血流相对缓慢，这些因素均便于血栓形成，促使缺血性中风和心肌梗死的发生。因此，有人称冠心病、中风和糖尿病是一条蔓上的三个瓜。

### 二、如何联防共治

当我们认清上述"三高"危害的事实，了解其中的道理，就会知道为什么要对"三高"联防，以及对这三种疾病联防共治的重要性了。

所谓联防，指如果患其中的一种病，应该同时加强对另两种病的预防。所谓共治，就是在治疗其中一种疾病时，要注意预防另外两种疾病。具体要求以下三点：

1. 凡是确诊为冠心病、中风和糖尿病三种疾病中的某一种之后，在积极治疗的同时，应及早检查是否患有另两种疾病，检查要细致、全面，以便早期发现，如果一次检查未发现阳性结果，以后也要定期复查，切不可掉以轻心。

2. 即使检查后只患有其中的一种病，也要对另两种疾病"重度预防"，如冠心病患者要重点预防中风和糖尿病，糖尿病患者则应重点预防冠心病和中风，究竟该如何预防应请教主治医生。

3. 在治疗某一种疾病时，应该重点在治本。如冠心病患者，应积极认真地治疗动脉硬化和高血脂，以及合理减肥，适度运动，这不仅是治疗冠心病，也是防治中风的措施，对预防糖尿病也颇为有益，因为这实际上是"三病共治"，采取这种一举三得的治疗措施，会取得事半功倍的效果。

## 第六节　危险动作，诱发中风

中风是急性脑血管意外事故，包括脑出血、蛛网膜下腔出血、脑血栓形成、脑栓塞等一大类疾病，具有起病急、进展快、症状重、死亡率高的特点，即使抢救成功存活，也多留有后遗症，致残率高。然而，发病的突然性多数诱因是患者的危险动作引起来的，尤其是患有"三高"的病人更应重视，已患有心脑血管疾病患者更应重视，老人莫做危险动作。下面是常见诱发中风的病案，引以为戒。

## 一、大便用力，诱发中风

王女士是某大学一位教授，50多岁，凌晨起床如厕，回来后躺下说了句"头好晕"就呕吐起来，随即昏迷，家属虽及时将她送到医院抢救，仍为时已晚，因突发脑溢血而未能留下一句话就撒手归西。

专家点评：原来这个女教授患有便秘，常要用力挣便。据观察，用力挣大便可使血压升高20～40毫米汞柱，这对于血管已硬化，血压原本就较高的老年人来说，不是雪上加霜嘛！脑溢血、心肌梗死等严重凶险病症很可能就潜伏在"挣便"这个危险动作。所以，老年人要积极预防便秘，日常饮食多吃些粗杂粮，多吃蔬菜、水果，使大便通畅，尤其多吃一些含纤维多的薯类食物。如果一旦发生便秘，大便出不来时，可采用"开塞露"或"肥皂塞肛"或口服石蜡油等方法畅通大便，即使要用力挣便也要有充分思想准备，张大口再缓缓挣便，或到医院求治，切不可硬挣。

## 二、猛然回头，诱发中风

王老师是一位退休体育老师，平素体壮，但是，近来好几次有人在背后呼喊他，他猛然回头时，感到头晕眼花，人欲摔倒，他心生疑惑，便到医院咨询。

医生为他做了全面检查，没有发现什么问题，为其解释原因：人到老年，血管发生退行性改变，表现为血管壁脆弱，弹性下降，内膜粗糙，管壁变细，但是，大脑血管的侧支循环良好，因而基本上可保持大脑供血，但突然将头扭向一侧，颈部的转折会压迫颈动脉，使本来已经变细的脑动脉血管更细，加上颈部交感神经受到刺激，促使血管收缩，造成血管里的血量减少，流速减慢，大脑供血和供氧暂时不足，因而发生上述现象，这便是医学上所称的"短暂性脑缺血"，俗称小中风。

专家点评：幸亏王老师体壮，没有心脑血管疾病，否则，可能导致脑血栓形成，出现偏瘫、昏迷，那就糟了。为此，上了年纪的老人，切莫猛然回头，这个看似普通的小动作，弄不好会惹出大麻烦，也可能会危及生命。

## 三、突然站立，诱发中风

何师傅是年过七十的退休工人，早晨起来站着伸腿穿裤子，由于单腿未站稳，眼前一黑，头晕一阵便倒下了，经送医院急救，CT检查时发生脑中风，脑动脉破裂出血而死亡。

专家点评：老年人神经调节功能迟钝，起床速度过快，特别是一跃而起，或在下蹲时突然站起，体位由卧床或下蹲位突然变成立位，会引起体位性低血压，脑部供血不足而头晕眼花，而且又是站着穿长裤，单腿未站稳反而跌坐在地，昏迷不醒。据专家反映，病者在早些时候出现头晕头痛，其实这就是中风的先兆，这次是脑血管突然受压而破裂出血，所以，老年人要防止突然的危险动作。

防范的办法也很简单：起床要遵循"三个半分钟"保健措施，即：清醒后眼睛睁着平卧半分钟，再起身坐在床上半分钟，然后坐在床上，两只脚在床沿上坐半分钟，最后下床活动，给神经系统以充分的调节时间就安全了。

# 第七节　气候变化，小心中风

中风是老年人常见的心脑血管疾病，研究表明，中风与气象关系密切，在一年四季中，气温在0℃以下和32℃以上时，是中风的发病高峰。

## 一、三九天寒，中风骤增

进入数九寒冬，是老年性疾病和死亡高发的危险时期。研究显示：一九到三九（12月下旬至次年1月底2月初），心脏病死亡率比6～9月高33%，脑中风患者有一半以上是在此时间段发病的，医学上通常将这段时间称为魔鬼时段。

**病例一：**2007年1月7日晚9时，救护车风驰电掣般驶入北京医科大学附属北京天坛医院，将突发脑卒中的东城区张大爷送到急诊科抢救。这天傍晚，张大爷突然感到头痛难忍，右半边身子麻木无力，家人马上拨打120急救电话，经及时抢救，才救回性命。医生告诉《生命时报》记者，如今，已进入冬季最寒冷的"三九天"，正是脑血管病变的高发期，借报刊一角向大家呼吁：一定要预防和小心中风。

专家点评：天冷，为什么是脑卒中的高发季节？在急诊科输液和留院观察的病人中，约有一半是脑卒中患者，比往常增加三成左右，归纳起来：天气冷血压升高，喝水少血液黏稠，感冒多加重病情。具体地说：当人体受到过度寒冷刺激时，会使全身皮肤毛细血管收缩，血液循环阻力增加，左心室负荷加重，血压升高，这对血压、心脏、脑血管及其他循环系统有问题的老年人是十分不利的。寒冷还可以使人体血液中纤维蛋白原含量增加，血液黏稠度增高，血沉和血凝时间缩短，容易形成血栓，诱发心肌梗死和脑梗死。另外，天气冷，人体在低温状态下，外周血管会收缩，造成血管阻力及血液上升，就会增加脑血管破裂而发生脑溢血的危险。大气冷了，人的活动减少，脑部血液灌流相对减少，冬天排汗减少，饮食量也减少，血液黏稠度升高，容易形成血栓，再加上冬季容易患呼吸系统疾病，如上呼吸道感染、支气管炎、扁桃体炎、哮喘等，都会加重原有脑血管病的病情。

**病例二：**唐老师批改作文已过午夜，但是他还不能睡，因为明天有作文课，必须把作文发给学生，偏赶上宿舍里的暖气管道坏了，这几天又来寒潮，室温降到0℃以下，他喝了杯热茶，穿上羽绒服，戴上帽子和手套继续批改，后来，困劲上来了，就倒在沙发上睡了，不料他这一睡就醒不来了，早上6点钟，夫人醒来，看丈夫倒在沙发上，想再给他盖条毛毯，却发现唐老师吐了一地，这才知道情况不好，想叫醒丈夫，却怎么也叫不醒，忙叫邻居们帮忙把唐老师送到医院。医生根据唐老师有高血压病史和检查结果，诊断他是脑中风，后来的CT和核磁共振报告证实：是缺血性脑梗死中风。医生说，又是天冷惹的祸。

专家点评：患高血压的人有体会，夏天血压降低一些，冬天血压会升得更高一些。当然，不经常测量血压的人就没有这样的体会，可人们都有冷天皮肤发白、起鸡皮疙瘩、瑟瑟发抖的体验，那是为什么呢？是因为寒冷刺激，人体通过复杂的神经内分泌调节系统指令周身，特别是体表小动脉、毛细血管收缩，减少周围血液循环血量，防止热量散失，有保温作用。这种大面积的血管收缩，致使循环外周阻力增加，势必造成血压升高，这对原有高血压的病人来说十分危险，每年冬季的几次大幅度降温之后，都会有心脑血管病人发病增加。唐老师的脑中风就是吃了室温太低和过度劳累的亏，如果那几天他能测下血压，发现血压过高，及时调整降压药物，或求助医生采取措施，他的中风是完全可以避免的。

# 小贴士

## 高血压病人怎样平安过冬天

数九寒冬，皮肤受到寒冷刺激，交感神经兴奋，引起体表血管收缩，血压升高。人体血压在凌晨2～3时为全天最低，清晨起床后血压急剧上升，8～9时达到高峰后逐步下降，下午5～6时血压再次升高，此时为第二高峰期，18时开始又缓慢下降。

根据血压的以上波动规律，高血压患者应做好自我保健，这对防止发生心脑血管事故是有益的。具体方法如下：

1.重视防寒保暖，避免受严寒刺激，特别是寒潮袭来、气温骤降时，要注意及时添加衣服，切勿受冻。

2.坚持日常体育运动，锻炼身体，提高免疫力。户外活动不要因冬季来临而中断，天越冷越要坚持一些力所能及的户外活动、散步、慢跑、快走、原地跳、健身操、太极拳等。

3.经常有规律地坚持热浴或烫足，舒张外周血管，家里有条件的热浴最好，太冷的天气，烫个热水澡，如果家里无条件也要坚持每晚热水烫足，热水泡脚也可以舒张血管，减低血管阻力，起到降低血压的物理治疗效果。

4.合理饮食营养，重视饮食防病保健，冬季要适当增加热量摄入，荤素搭配，坚持以素为主，适当吃荤，荤菜以瘦肉、鸡、鱼、虾、蛋、奶为主，不吃肥肉与动物内脏，多吃豆制品与新鲜蔬菜、水果，戒烟限酒，不暴饮暴食。

5.学会自我心理调适，控制好情绪，不悲、不怒、不忧、不愁，保持乐观心情。

6.自我减压，谨防过度劳累，不过度熬夜，娱乐适度，打麻将切勿过度与激动。

7.经常测血压，有条件的家庭自备血压计测量，要做好记录，及时调整药物，常请教医生指导，按医嘱定时定量服药，不可自行停药或滥用药物。

8.注意心脑血管病变前的先兆，发现有异常应立即就医检查治疗。

# 医生忠告

## 天冷，老人如何防中风

进入秋冬季节，中风也进入高发期，血管梗塞多半由血管狭窄而引起，另一个原因是天气冷了血管痉挛，导致血液黏稠，流动缓慢，天冷之后老年人对口渴的敏感度降低，会导致血液黏稠度增高，因此，老年人除了天冷增添衣服保暖外，还应保持每天多饮水，不少于800毫升，避免情绪激动，保持平静心态，这些是预防中风的先决条件。

为了更安全，对于55岁以上有高血压、高血脂、糖尿病的"三高"人群，要做血管造影检查，了解血管是否出现狭窄，以便对症治疗和预防。

### 1. 注意保暖抗寒能预防中风

由于寒冷是引起脑中风的重要诱因，因此，三九寒天一定要注意防寒保暖，避免严寒刺激，在温度骤降的时候，及时添加衣物，数九天早上醒来，不宜立即起床，应在被窝中活动几分钟身体，起床后马上穿好衣服、洗脸，刷牙要用温水，减少冷刺激，半夜起床如厕时，应穿保暖衣服，防止受冻，沐浴时先让浴室充满热气，等温度上升后再入浴。患有心脑血管疾病的老人，应在医生的指导下坚持服药，使血压、血脂、血糖控制在适当范围内，防止大起大落波动。由于天冷血压会升高，高血压病人要在医生的指导下增加与调整药物。

心脑血管易发生突然病变，因此，防病胜于治病，中老年人要坚持正规治疗服药，切莫听信广告宣传，更不要用保健品取代药品治病，尤其所谓冬令补品可治"三高"病的谎言不可信，老年人在冬令适当进补是可以的，但要在医生的指导下进行，切勿自行用补品取代治疗"三高"的药品，以免造成危害，尤其是治疗高血脂防中风的他汀类药物和阿司匹林等特殊药物不能擅自停药，要从正规渠道获取健康知识。

### 2. 冷天防中风，晨练宜改晚练

很多患有心脑血管疾病的老人有晨练的习惯，有研究显示：心脑血管疾病发病时间多在早晨，有2/3患者是在早上6～8时发病猝死，进入秋冬季节早晚温差比较大，因此，建议这类患者最好把晨练改为晚练。

早晨为啥易发生心脑血管意外，有三个原因：

（1）人们在早晨起床后，上午 6 时左右血压开始逐渐升高，心率也逐渐加快，到了上午 10 时达到高峰，此时有剧烈运动，最易发生意外。

（2）血小板的聚集力在早晨 6～9 时明显最强，血压的黏稠度也增加，血液此时最易凝固，形成血栓，使脑血管梗塞的机会增多。

（3）保持良好的习惯，中风重在预防。老人早上醒后不要一跃而起立即下床，应在床上继续躺几分钟，然后缓慢起床，不要起床动作过猛而诱发体位性中风。为了补充晚上睡眠丢失的水分，避免导致血液黏稠增高，应在睡前和早晨起床后饮一杯温开水。

提倡"三高"人群和老年人要少食多餐，还要先从胰岛细胞分泌的胰岛素说起，正常人群胰岛素的分泌量是与进食量相匹配的，不会因为偶尔多吃点而引起血糖过高，但是，糖尿病患者和老年人就不同了，伴随着胰岛功能的减退，进餐后胰岛素分泌不足，无法将血液里的葡萄糖迅速转运到细胞里利用，结果使餐后血糖水平过高，时间延长。

因此，在总食量不变的情况下，适当增加进餐次数，减少每餐的食物摄入量，降低餐后胰岛素的需要量，这是非常明智的选择。

为此，提倡老年人和糖尿病患者饮食，宜采用三餐两点的饮食方式，可以有效降低峰值血糖，减少糖尿病的发生或加重，提高老年人和糖尿病患者的生活质量，也是老年人预防中风应采取的饮食保健措施之一。

## 二、春季要防中风杀"回马枪"

春天来临，百花争艳，气候逐渐变暖，这一切预示着中风的"危险"季节即将过去，紧张了数月之久的心情可以得到一些松弛了。因而，许多心脑血管疾病患者认为：终于可以"高枕无忧"了，事实果真如此吗？

其实，这种观念错了，春季来临，要防中风杀"回马枪"。

因为春季的气候是由寒冷逐渐转向暖和，但是，这仅仅是一个总的趋势，应该说，春季气候是一年四季中最为反复无常的季节，乍暖还寒是最明显的一个特点。而且，还有春寒料峭，春之寒比起冬季有过之而无不及，冬天的寒冷人们思想有准备，血管收缩，皮肤也随之收缩，人们已逐渐适应寒冷环境，然而，春季却放松警惕，尤其是忽冷忽热极易受冷袭入。因而，寒冷往往是发生中风的诱因。所以，由于春季气候不断变化，心脑血管病患者有时会因思想上的麻痹大意而延误治疗，因而导致严重后果，中风死亡或留下后遗症，使生活质量下降。

从这点上说：春寒不亚于三九寒冬。春寒对中风的危险不亚于寒冬腊月。所以，心脑血管患者在春季不能"高枕无忧"，要时刻防备中风杀"回马枪"。

预防的方法很简单，首先，思想上要克服麻痹轻敌的思想，排除"高枕无忧"的错误认识，树立忧患意识，要注意防寒保暖，遵医嘱按时服药，在日常生活中要注意以下几个方面：

1. 稳定情绪。轻度发怒、激动、紧张都是诱发中风的因素，故而患者应保持乐观、愉快的心情，自我调整心态，防止狂怒、暴怒、忧郁、悲哀、恐惧和受惊，控制情绪，防止大起大落的波动，这些都是诱发中风的原因。

2. 防止便秘。大便干结，易使腹内压增高，诱发中风。大便不畅，血管外围阻力增强，血压骤升，造成脑动脉破裂而发生脑溢血中风。所以，患者要保持大便通畅、不干结，每天定时解大便，多吃蔬菜水果，多吃含纤维素的食物，适量吃些蜂蜜及润肠食物，不吃辛辣、油炸食品。

3. 适当运动。坚持体育锻炼，但不要做剧烈运动，长途跑步、登山等均不宜，因为这些运动可能会诱发中风，应做些动作缓和的运动，如散步、软体操、太极拳等。总之，心脑血管病人的运动应因人而异，根据各自不同的情况酌情选择，不过度、适量很重要。

4. 定时饮水。老年人要养成经常饮水的保健习惯，不喝饮料，要喝白开水。多饮水可以冲洗肠胃，降低血黏度，使血液不黏稠而降低血栓风险，而且通畅血循环，可降低血压。

5. 饮食防病。吃是对健康十分重要的保健，坚持吃平衡膳食，按中国营养学会制订的《中国居民膳食指南》和《中国居民膳食宝塔》规定的食物量和饮食选择吃。总之，饮食宜清淡，荤素要合理，粗细粮搭配吃，多吃新鲜蔬菜，不吃腌制食物，低盐、低糖、低脂与高蛋白食物是健康饮食的首选佳品。

6. 中午小睡。养成中午小睡的习惯，即使睡不着，也要闭目养神，晚上按时入睡，坚持早睡早起，睡前温水浴足，然后按摩双足及下肢，促进血液循环。

7. 定期就诊。心脑血管病患者要终身就医，不可中断，因为心脑血管疾病有突变的风险，所以，要定期复查，按医嘱服药，做好日常自我保健，靠医生指导，更要靠自我保健。

### 三、久病成医得健康，平稳降低胆固醇

社区活动室门口挂着一幅醒目的大横幅："远离脑中风冠心病，重在打压胆固醇。"这是浙江心脑血管病防治研究所专家下社区开展"心脑健康"教育活动的现场。这天是群众自我保健专场，由几位离退休老人现身说法介绍怎样自我保健、战胜病魔的经验，74 岁的央大伯讲了他久病成医、控制胆固醇的感受。

他说："十七年前，工厂组织员工体检，检查出我的血脂异常升高，正常参考值是 0.35～1.7 毫摩尔 / 升，可我竟高达 14.1 毫摩尔 / 升，当时厂医张医生立刻安排我住院治疗，打点滴进行血液稀释，服用降脂药，打压胆固醇。经过一段时间的治疗，病情有所缓解，出院以后，慢慢地我又放松警惕，在一次工作加班时，由于过度劳累，我突发脑梗死中风，送医院抢救，才捡回一条命。"

"原以为血脂异常升高，既不痛又不痒，也无任何不适症状，错误地认为没啥大不了的，经过了这次中风之后，我才惊醒了，高血脂的特征就是不痛不痒，发起病来凶险异常，也很容易让人轻视它、不重视它，可它是造成脑动脉硬化患中风的罪魁祸首。几经治疗，心想能否一下子摆脱高血脂，可无奈不能如愿，久治而不愈，我十分痛苦，害怕二次中风。后来，医生对我进行心理辅导，告诉我说，血脂异常升高是胆固醇不正常的一个方面，与遗传基因、精神因素、缓解因素、生活因素等密切相关，想短时间治愈是不现实的。但是，这种病是心脑血管病变的祸根，是很凶险的一种慢性疾病，但它不是绝症，是可防可治的一种常见病、多发病，要治好它必须树立长期与疾病做斗争的信心。于是，我在遵照医嘱治疗的同时，注意自我保健知识的学习，订阅《生活与健康》《当代健康报》等，购置了有关医学保健的生活书籍，根据书刊上介绍的有关胆固醇的防治方法，有关高血压、高血脂、高血糖的饮食防病与保健知识，结合自己的情况，订制了自我保健、自我预防、自我治疗的措施。"下面，将央大伯的经验简介如下：

1. 自我心理调节，遇到烦恼忧伤，应做到冷静思考，不背包袱，及时放松和调整紧张心态，缓和与消除焦虑不安的心情，做一些自己喜欢的事情，如欣赏音乐、阅读书刊、参加集体活动等。

2. 积极体育锻炼，每天确保一小时的体育活动，如慢跑、散步、跳绳、打羽毛球，或到社区活动器材区适当锻炼。

3. 控制饮食，积极减肥，改掉不良的生活习惯，多吃粗粮，少吃精细粮，多吃

新鲜蔬菜和豆类食品，不吃肥肉和动物内脏，含胆固醇少的食物多吃，肉类和蔬菜的比例为1：4，戒烟，少饮酒，并且坚持天天多饮白开水，每天喝足8大杯以上的白开水。

4. 注意休息和睡眠，不过于疲劳，每天中午小睡半小时，早睡早起，醒后活动活动再下床，不做突然起卧动作，以防意外。

5. 定期到医院检查血脂与总胆固醇的情况。

### 四、酷热夏天，谨防中风

夏天闷热异常，因此，一旦到了这个季节，就有许多中老年人感到头晕、胸闷、憋气、心慌，严重时还有可能突发心肌梗死和脑中风，出现这些症状是因为天气炎热，使机体代谢加快，人体对氧气和养分的需要量增加。另一方面，由于气压低，出汗多，又使体内血液黏稠度上升，有效血流循环受阻，导致血的携氧量下降，造成机体供氧不足，高血压、动脉硬化及心脑血管疾病患者的血管腔本来就相对狭窄，这下更是雪上加霜，所以，酷热夏天也是中风的高发期。

**病案一：高温惹祸，突发中风**

上午，35岁的林先生在妻子的陪同下出院了。住院的原因，竟然是因为脑中风。35岁应该是风华正茂的年纪，平时身体很好的他，怎么会突然中风呢？

事发在两天前的晚上，林先生和几个朋友在餐馆吃饭，空调包厢里吹冷气，喝啤酒，兴起时大家碰酒杯助兴，可几杯酒下肚，林先生觉得头晕晕沉沉，昏昏欲睡，当时没在意，以为有点喝醉了，正当大家高兴时，林先生突然从座位上栽倒了，众人慌了，连忙把他送到医院。

值班医生给林先生做了详细检查，CT报告显示：林先生是因为脑缺血中风而突然倒下，他的夫人得知消息赶到医院，告诉医生，老公工作比较忙，但身体平日尚可，只是有点胖，35岁的人已有了"将军肚"，上半年他在单位体检发现血压有些高，自己也没在意，医生看过几次，要他注意饮食控制，要求他减肥，但他吃药总是吃吃停停，也不肯减肥，没想到这个年纪也会中风。

医生分析，林先生血压高，平时工作疲劳，喝酒是中风的诱因。医生给林先生对症用药以后，林先生醒了过来，幸好血管缺血情况不是很严重，恢复得比较快，没有留下什么后遗症。

医生说：林先生的中风是高温惹的祸，这几天持续高温天气，每天送来医院急诊科的 100 多病例中，有 1/3 是各种程度不同的脑中风或心肌梗死的病人，都是高温诱发心脑血管病变的急诊患者，而且中老年人居多。为此，医生提出忠告：要是在高温季节，有头晕、半侧身子活动不便等症状出现，快上医院做检查，很有可能是中风或脑梗死的先兆。

### 病案二：早上 6 点多，他倒在晨练地

早上 6 点左右，潘老先生一如往常出门去公园晨练，通常，他都把晨练时间控制在一个小时左右，但是，这天他却没有回家。

解放军 117 医院急诊科，有位老人是早上被 120 急救车送来的重症病人，医生检查，他的心跳和呼吸都没了，医生全力抢救也没有使他醒过来，在老者衣袋里发现了他的身份证件，于是便通知死者所在的社区居委会。

"看上去老人还挺精神的，胖胖的。"抢救室外的工作人员对老人有印象，"他推进去做 CT 时昏迷着。"潘老先生 65 岁，身体不错，就是血压偏高，但他自己一直吃药控制得不错，听医生说 CT 报告显示是脑溢血中风，又是天热惹的祸。

专家点评：老人入夏防"中风"。

医学调查分析发现：老年人在夏天易发生热中风的原因，主要是忽视防暑降温保健，有些老年人由于体温调节中枢功能不灵敏，大脑反应又较差，尤其是高血压、冠心病、糖尿病、心功能不全的老年人，即使气温不很高，也会发生热中风。为此，对这类热反应差的老年人，应及早采取防暑降温措施。有心脑血管疾病的老人，应坚持服药，防止突发脑出血。

另一方面，老年人口渴中枢对缺水的反应并不那么灵敏，然而，夏季气温高，老年人常处于轻度脱水状态，如不经常补充水分，就会使血液过度浓缩而形成血栓，堵塞脑血管，诱发脑中风。因此，老年人即使不感到口渴，每天至少要饮水 8 升以上，尤其在出汗或发热、腹泻时，更应多喝水，养成每天坚持自觉饮水的保健习惯。饮水以少量多次为佳，饮白开水为宜，夏季重视补充水分以利血液稀释，促进大脑的血液循环畅通，防止脑梗死的发生。

在高温闷热的天气，老年人应减少户外活动，更不宜参加剧烈的运动，并且要特别重视中风的征兆，发现有一过性脑缺血发作，运动功能异常，感觉功能障碍，精神状态异常，及时请医生诊治，切莫大意。

## 小贴士
### 老人家桑拿天少出门

最近高温天气，中老年突发心脑血管意外的患者确实比较多，主要原因是桑拿天，湿度增高，含氧量降低，老人易发中风和心肌梗死，请老人家少出门。

高温天气会使人体出汗过多，血液浓缩，如未能及时补充水分，容易形成血栓，可引起急性心肌梗死和脑梗死中风，而且在炎热的夏夜，人们往往得不到很好的睡眠，也是脑中风和心肌梗死的重要诱因之一。

## 相关链接
### 天热怎样防脑梗

夏季是脑梗发病的高峰期，要有效地防止出现脑梗事故，除了戒烟、运动、避免肥胖等措施外，饮食防病与保健十分重要，具体可按如下方案实施：

首先，经常饮绿茶，而且要坚持天天饮茶，因为绿茶中含有茶多酚，能明显降低胆固醇、甘油三酯、低密度脂蛋白胆固醇（坏的胆固醇）。它不仅能降血脂，还具有双向调节脂蛋白的作用。可以每天用5～10克绿茶泡水喝，或用绿茶5克、玉竹10克、山楂10克组方，一起冲泡或煎服，分多次饮服。

此外，要注意人体内酸碱平衡，这是现今除了多饮茶水以外的一个重要有效方法。我们每天吃的食物可以分为酸性和碱性两大类，大米、面粉、鱼、肉、蛋、糖、花生等为酸性食物，蔬菜、水果、豆类、牛奶等为碱性食物。

研究表明：形成脑动脉硬化的根本原因是人体酸碱失衡导致的，特别是夏天，人体消耗较大，体内会产生大量的乳酸，加上饮食不当等多种原因，导致过多的酸性物质沉淀在体内，使血液变得黏稠。因此，我们的日常饮食一定要注意酸碱食物的合理搭配，当吃肉类食物过多时，就应多搭配一定的蔬菜、水果，而且是新鲜的，不能是腌制的，肉与菜的比例以1:4为宜。

另外，夏天人体内容易造成乳酸堆积，可用20毫升米醋加100毫升凉开水配成醋饮料，每日饮用1～2次，可帮助体内乳酸代谢，有助于体内酸碱平衡，防止发生脑梗。

同时，夏天人体消耗量大，要保证有足够的蛋白质摄入，这是防止脑梗至关重要的饮食防病措施。营养充足才能确保血管健康，维持血管的弹性，防止发脆老化。所以，每天吃50～100克的鱼或去皮的鸡、鸭、瘦肉，每周吃3～5个蛋，蛋黄中含有丰富的卵磷脂，卵磷脂能使胆固醇的脂肪粒变小，更利于代谢，从而降低血黏度，对预防脑梗大有益处。

# 第七章　远离中风，专家有话

　　说起脑血管的毛病，可是层出不穷，很多人也是谈中风色变。据医生介绍，这类病最严重的后果就是死亡，还有一部分病人瘫痪，生活不能自理。那么，究竟有没有办法可以有效地防止中风的发生呢？有没有好的办法可以治疗脑血管病呢？神经科专家周定标、蒲传强曾做客央视《健康之路》栏目，接受记者专访，谈中风及其防治。

——题记

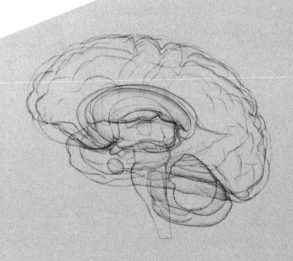

**专家档案**

周定标，教授，解放军总医院全军神经外科研究所所长，博士生导师，中华神经外科学会副主任委员，长期从事颅内肿瘤、脑血管病的临床治疗和基础研究，多年担任中央领导的保健医疗工作。

蒲传强，教授，博士生导师，解放军总医院神经内科主任，中华医学会神经病学分会常委兼秘书，脑血管病学组委员，中央保健会诊专家，从事神经内科临床工作26年，主要研究方向为脑血管病。

# 第一节　脑血管病，多种病因

问：天冷的时候，很多医生都建议患心脑血管病的人要随身携带急救药，我想请教一下两位专家，脑血管病的频频发生，是不是跟天气有关？

答：这是肯定的。天气变冷后脑血管病频发，主要跟天气冷引起脑动脉血管的痉挛有关。所以，到了冬天，尤其北方很多急诊科接诊这类病人比较多，脑血管病是常见病，一年四季都可以发生，只是冬天更多见一点。

问：在生活中很多人都有头晕的现象，是不是一说到头晕就会想到是中风的前兆呢？

答：头晕是一个很常见的症状，原因很多也很复杂，脑缺血是一个很重要的原因，当然，脑缺血当中颈动脉狭窄也是一个重要的原因。但是，头晕不久也不要太紧张，不是说头晕就是颈动脉狭窄。不过，如果是一个中老年人，有高血压、动脉硬化、糖尿病、高血脂又有头晕，就要想到是不是颈动脉狭窄造成的脑缺血。

问：前不久，您收治了一位病人，就是脑血管疾病引起的头晕，这个病人是什么样的情况？

答：这个病人主要是发作性头晕，眼黑蒙，伴左侧肢体无力，每次发作3～5分钟，诊断是右侧脑血管有问题，右边颈内动脉近端有明显斑块，所以他是非常典型的右侧颈动脉狭窄。

问：黑蒙是一个什么概念？

答：黑蒙就是突然眼睛看不清楚了，眼前一片黑，一般人认为是眼科的问题，实际上，是脑血管的问题。

问：颈动脉在什么位置？

答：颈动脉就在脖子的两边摸着跳动的地方，颈动脉分颈内动脉和颈外动脉，颈外动脉是供应甲状腺、头面部皮肤和肌肉的，真正供应脑部血液的是颈内动脉。

问：如果出现了颈动脉狭窄的情况，会有什么样的症状？

答：每个人的病情轻重不一样，这个病人比较严重，出现一过性突发运动障碍，突然一下子就说不出话来，几分钟就过去了，很少超过一个小时，重的当场就梗死了。

问：您能不能跟我们说一下颈动脉和脑子里血管的关系？

答：颈动脉就像一个树干，里面分很多很多的小血管，像树叶似的，脑子供血主要是靠颈动脉，特别是大脑半球，如果树干出了问题，里面的小树叶肯定跟着就要出问题。

问：北京37岁的朱女士问，我母亲脑血管不好，上厕所时曾经晕倒过，这段时间记忆力明显变差，是颈动脉的问题吗？

答：有可能，因为当年龄增大，血管不好的话，如果颈动脉有问题，会导致大脑供血不足，引起头晕，甚至引起记忆力减退，所以，一般来讲有可能但不是绝对的，还是必须要检查以后才能明确这个问题。

问：什么样的人容易得颈动脉狭窄？

答：中老年人，高血压、糖尿病、高血脂患者，再加上吸烟、酗酒，这些都是危险因素，这些人群如果有这些不好的生活习惯，到了一定的岁数，多会发生颈动脉狭窄。所以，这些人群应该特别注意，要养成好习惯，预防脑中风。

问：是不是预防了颈动脉狭窄的发生，就可以说是预防了缺血性脑中风了呢？

答：也可以这样说，因为脑中风有相当一部分的病人因为颈动脉狭窄以后引起了供血不好，引起脑中风，所以，把颈动脉狭窄这个问题阻挡住，不让它发生或者不让它发展的话，缺血性脑中风是可以预防的。

## 第二节　脑病中风的内因与外因

俗话说："冰冻三尺，非一日之寒。"中风病虽然发病急骤，但其发生与发展也有一个相当长的转变过程，像一切事物一样，内因是依据，外因是条件，外因通过内因而起作用。

## 一、中风患病的内因与外因

那么，患中风病的人有哪些内因与外因呢？归纳起来有以下几种：

**1. 原发性高血压**

据统计：脑出血患者中高血压者占81.5%，脑血栓患者中原有高血压者占44.4%。可以认为，高血压是导致中风的主要原因之一。据临床观察，高血压病人中的中风发病率比没有高血压者高2倍多，坚持长期治疗的高血压患者，其中风发病率比不坚持治疗者要低得多。

**2. 动脉粥样硬化**

动脉粥样硬化是引起中风病的另一个重要原因。粥样硬化的斑块主要是胆固醇等脂肪类物质，它来自两个方面，一是食物中摄入，二是体内合成，它可使动脉等管腔变窄或变脆。因此，它既可导致脑血栓，也可引起脑出血。一般情况下，高血压常伴有动脉粥样硬化，而动脉硬化不一定有高血压。

**3. 糖尿病**

有专家曾做过统计，糖尿病患者的动脉粥样硬化发生率比没有糖尿病者要高50倍。由于动脉粥样硬化的发生，特别是脑动脉硬化，加上血液流变等异常，使糖尿病患者的中风发病率比无糖尿病者高2～3倍，甚至高达21倍，而且预后很差，死亡率也高。近年来的中风病人中患糖尿病的比例很高，也证实了这个原因。

**4. 心脏病**

心脏病与中风关系甚为密切，风湿性心脏病是造成脑栓塞的主要原因，占40%～90%，不但其发病率高，而且容易复发，2年内有30%的患者复发，6年内有50%的患者复发。冠心病不仅容易发生脑血栓，而且也容易发生脑栓塞。

**5. 肥胖症**

发生肥胖大部分是由于多吃、多睡、少活动或遗传、神经精神因素所致。肥胖之人，不仅身体臃肿，行动笨拙，抗病能力下降，而且容易患高脂血症、高血压病、动脉粥样硬化、冠心病等，从而引发中风病的发生。

**6. 某些生活嗜好**

吸烟、饮酒和喜食肥肉为中风的危险因素之一。外向型性格因较易激动，暴怒亦为危险因子。直系亲属中有中风史者及妇女有多胎生育史等，均属中风危险因子之列。

**7. 环境危险因子**

环境危险因子有气候和季节、社会环境安定性、工作事业性等方面。近期随机性危险因子有：过于兴奋、过于忧虑、过于愤怒、过于劳累、用力过猛、跌倒、气温突变、外伤后身体不适、生活无规律等，都可以诱发中风病的发生。

无论何种原因，日积月累，积重难返，势必导致中风病的发生。因此，平素注意身体的各种变化，密切观察临床表现，正确地预防中风的发生，密切关注中风前兆的蛛丝马迹，注意中风前的信号，显得尤为重要。

## 二、小中风是中风的信号

小中风是完全性脑中风的前期表现，其特点是每次发作症状持续的时间短则数秒，长则半小时，数小时者罕见，可在 24 小时内消失，一日数次，或几个月一次，有的数年一次，间隔期间无任何异常，所以极易被忽视。临床上有下列症状者，属于小中风的先兆：

1. 一过性单眼失明或视物模糊持续 2～5 分钟。

2. 阵发性眩晕伴耳鸣、听力下降、呕吐，或伴肢体轻瘫麻木。

3. 讲话不清或失语，吞咽困难，饮水吐咳伴口舌轻度㖞斜。

4. 一侧肢体沉重、麻木或轻度瘫痪。

5. 突然无故跌倒，但神志清楚。

出现以上症状中的 1～2 项，就要高度重视，需立即就医，跟踪追查。

## 三、小中风的预防与治疗

对于小中风，如能及时采取有效措施，积极预防复发，就能防止完全性中风的发生。如果置若罔闻，任其发展，后果将不堪设想。据统计，5 年之内约有 30% 的小中风患者可发展为致命性或致残性中风，30% 发作更加频繁，10% 合并心肌梗死等严重疾患。由此可见，重视对小中风的临床监测，进而积极控制小中风的发作，是预防中风、降低发病率与死亡率的重要步骤。

一旦出现小中风后，怎样预防完全性中风呢？

1. 一般而言，首先要积极治疗高血压、高血脂、糖尿病、高血黏病、冠心病等引起中风的危险因素。

2. 戒除烟酒等不良嗜好。

3. 适当减肥，参加适合的体育锻炼。

4. 合理饮食，多吃含植物纤维素、维生素的蔬菜水果。

5. 平时服用小剂量阿司匹林。

6. 遇春秋、冬夏季节变化之时，切勿着凉。

7. 在医生的指导下用中药活血化瘀或定期针灸治疗以泄风气，防治小中风有疗效。

只要平时注意身体的各种变化，正确防治小中风，杜绝大中风的发生是完全可能的。

# 第三节　中风发生之前，及时处置很重要

中风又称急性脑血管意外，包括脑出血、蛛网膜下腔出血、脑血栓形成、脑栓塞等一大类疾病，具有起病急、进展快、症状重、死亡率高、存活者多遗留有偏瘫等后遗症的特点，一旦发生，目前尚无特效的治疗手段。因此，如果在中风发生之前，治疗危险因素，避免诱发原因，发现先兆症状并及时处理就显得非常重要。

## 一、中风的危险因素

中风的危险因素主要是指高血压、糖尿病、心脏病、肥胖、血小板高聚集性、酒精中毒、吸烟、血脂异常升高、高尿酸血症、感染、遗传因素等。

## 二、中风的诱发因素

一般可将诱发原因分为八大类，最常见的是过度劳累、情绪激动、生活不节，其他原因如用力过猛、超量运动、气候变化、体位改变及患其他疾病等，但不论何种诱发因素，几乎都与血压的波动和血液黏滞度改变有关。

## 三、中风的先兆症状

每当大的中风来临之前，往往有些轻微的症状出现，这些轻微的症状在医学上称作先兆症状，又叫作"小中风"。先兆症状多于中风前的 1～2 周出现，代表着脑血流循环已发生短暂失调而又能恢复的代偿阶段。中风的先兆症状多出现于缺血性脑血管病，如脑血栓形成之前，而出血性脑血管病如脑出血则很少有先兆症状。

中风的先兆症状表现各式各样，常见的有以下几种：

1. 麻木，如面部发麻、舌头发麻、一侧肢体发麻等。

2. 轻度瘫痪，突然嘴㖞、舌斜，一侧肢体无力，活动不便，持物失落或突然跌倒。

3.头晕，病人突然头晕眼花，视物旋转，听力下降，走路不稳，有时伴有恶心、呕吐，这是由于椎－基底动脉供血不足导致的小脑、脑干和内耳症状。

4.说话不清，或者突然说不出来话，这是由于脑内语言中枢的血流供应发生病变所致。

5.失明，突然一只眼睛看不见东西，或看东西模糊，这是眼动脉发生供血不足所致。

6.肢体不自主抽动，时发时止，发作时肢体某部位的肌肉突然出现跳动或抽动，停止时又如常人。

7.遗忘，病人突然对近事丧失记忆，或者出现个人习惯或判断能力改变，但照样可以进行日常活动，可以在短时间内恢复，只不过对发病当时的情况不能回忆。

8.头痛程度突然加重，并且间断性转为持续性，有时头痛部位由不固定而转为固定于某一处，这个部位可能预示着将来中风的部位。

9.鼻出血，高血压病人反复出现鼻出血，提示血压波动过大，首先冲破了人体最浅表、最薄弱的鼻血管，如不注意防治，半年内就有可能出现脑出血。

### 四、中风的预防措施

中风一旦发生，治疗效果不是十分理想，因此，预防中风的发生比治疗中风的意义更大。预防措施主要有以下几点：

1.定期检查，分级预防。首先，根据个人的实际情况划分预防等级，凡有过中风先兆，血压持续较高水平，心脏扩大或有明显心脏病者，或同时具备高血压、冠心病、糖尿病、高脂血症、脑动脉硬化等因素者，要定期到医院检查。

2.积极防治危险因素，中老年人要定期检测血压，积极治疗高血压病、动脉硬化、心脏病。

3.要戒除烟酒，限制食盐量，每天食盐的摄入量最好不超过5克，不要吃肥腻、油炸食物，要吃低脂、低糖、低盐、高纤维素食物，多吃新鲜蔬菜和水果。

4.注意劳逸结合，生活起居要有规律，平时坚持适度的体育锻炼，如散步、慢跑、走楼梯、气功、太极拳。

5.情绪要稳定，自我调节心理，不怒、不悲，保持乐观、豁达、愉快的心情，切忌狂喜、暴怒、忧思、悲痛。

6.及时处理中风先兆，一旦发生先兆，应先卧床休息，稳定后家属陪同到医院就诊，讲明发生中风先兆的情况，由医生进行详细检查，根据情况给予及时治疗，如情况恶化则要住院治疗。

## 第四节　脑血管病——现代生活病

问：在生活中有很多生活方式要自我控制，两位专家有没有什么好的建议给我们呢？

答：脑血管病是一个现代生活病，是生活太好、饮食太好导致的，所以，在生活方式方面，要改变不良的习惯，比如吸烟、酗酒、吃东西不科学、吃得太多、吃得不合理等。

问：有关如何预防中风的饮食知识，两位专家能否给予指导？

答：有关预防中风的饮食疗法，让人眼花缭乱，无所适从。一天，有个老病友特意向我咨询，怎样使饮食简练，巧妙地搭配吃，才能达到预防中风事半功倍？我告诉他，近年来随着自然疗法的兴起，国外这类研究很多，有些很适合我们中老年人，理想的办法是合理搭配，充分发挥两种以上食物的特点，以便相得益彰。

### 一、固定式搭配

**1. 菠菜加胡萝卜巧搭配**

美国的一份研究报告指出，菠菜和胡萝卜每天各吃1份（每份150克）更有利于降低中风的发病危险。研究提示，每天吃一份菠菜的女士，比每个月不吃的女士发生中风的概率要低35.3%，每天吃一份胡萝卜比不吃者发生中风的概率低60%，这两者联合食用可明显提高预防中风的效果。

要强调的是，这两者食物中的抗血脂沉积和抗血栓形成的维生素A、E和β-胡萝卜素，都是在熟食时才能更好地被肠道吸收和利用，因此，熟吃比生吃好。

**2. 红葡萄酒加洋葱巧搭配**

日本学者认为，红葡萄酒加洋葱是预防动脉硬化、防脂肪沉积和抗血栓形成的一种最理想的搭配形式，特点是不必熟吃，方便实用。用500毫升红葡萄酒浸泡2个切成小瓣的洋葱，浸泡3～8天后，每天2次，每次饮30毫升葡萄酒，吃20瓣洋葱。

红葡萄酒是减少中风发病危险的传统饮品，主要是利用其中的抗氧化物质类黄酮，而洋葱在抗栓降脂方面有明显的作用。实验表明，若食用100克牛油，血液中的胆固醇就立刻上升，而如果同时食用50克洋葱，就见不到血液中有这种血脂升高的变化。

以上两对搭配有生有熟，同时食用，防中风的效果更好。

## 二、择优随意巧搭配

预防中风的食疗，主要是利用其抗血黏稠和抗血栓形成作用，然而，有抗栓、抗黏稠作用的蔬菜就有 100 多种，有的作用较强，有的作用较弱。例如：有人做过实验，将血清放入两个试管中，其中一管血清中加入大蒜提取液，另一管什么也不加作为对照，经 5 分钟后放入大蒜液的试管中的血清无变化，而不加大蒜液的试管中却有大量的絮状、雪片状血栓产生，这充分说明大蒜有很强的抗血凝、抗血栓的作用，这就是为什么吃了这种食物有利于防中风的药理作用。

为了表示各种食物抗栓作用的大小，便于人们择优选择，科学家们把它们按作用的强弱，用防血栓点数表示，点数越高防血栓效果越好。比如：沙丁鱼、金枪鱼 1400，河鳗、秋刀鱼 1200，大马哈鱼 900，乌贼鱼、鳕鱼、章鱼 300，大蒜头 160，青豌豆 140，蔬菜 120，香瓜、萝卜 100，草莓、橘子、芹菜、番茄、胡萝卜 50，柠檬、洋葱 30，大白菜、西瓜、菠萝、藕 10，等等。

需要说明的是，在食疗时应注意它们的作用时间和有效期，因为食用间隔时间太长或用量过少时作用也较差。比如，菠菜的抗血栓效果可维持 5～6 小时，应尽可能做到一日三餐都吃些蔬菜或辅以水果，食用的量也很重要。建议成人每日吃蔬菜应不少于 350 克，吃水果不少于 2 份（每份约 50 克），每周吃鱼不少于 3～4次，每次 1 份，不少于 50 克。

问：高血压患者是不是更要在血压、血糖方面做得非常的仔细？

答：那是非常肯定的，把血压控制住，不光是防止脑缺血中风，还可防止脑出血中风。所以，无论是防止脑出血还是脑缺血，都应该把血压控制好，把血糖降下去，把血脂稳定在合理水平。对"三高"患者要注意饮食控制，饮食防病与健身的作用十分重要，如果已经吃出了高血压、高血脂、高血糖，如果再不重视吃与健康问题，仍然想吃就吃，不加以改变不科学的饮食习惯，那么，只会使"三高"病情加重，最后，患脑中风或心肌梗死而离开人世。当然，对"三高"患者预防中风，不仅是靠吃健康饮食，也要坚持药物治疗。

问：关于药物预防，应当吃些什么药？药品能起到什么作用？

答：药物预防是脑血管病最基本的预防措施，也是应用最广泛的方法，有很好的效果。目前，预防颈动脉狭窄、硬化或者预防脑中风，最好的药物就是阿司匹林，国际、国内的脑病专家一致肯定阿司匹林是预防脑中风最有效的药品之一。

## 第五节　脑缺血中风，阿司匹林治疗

一过性脑缺血又称短暂性脑缺血，是颈动脉或椎基底动脉系统的短暂性血液供应不足而发生的中风。

由于基底动脉的管腔狭窄或受到邻近组织的压迫，血液的通过受到压迫而减少，它所分布的脑组织就会缺血，特点是突然发病，几分钟到几小时的局灶性神经功能障碍，可很快恢复，但易反复发作。

一过性脑缺血性中风发作时，常仅数分钟，难以目睹，其诊断要点如下：一般多为老年人，有高血压及动脉硬化病史，在活动中或急剧转头时，突然发生眩晕、偏盲、视力障碍、共济失调、昏厥、失语等，约数分钟至数十分钟恢复，也有数小时至数日恢复，症状多样化，呈一过性、可逆性，常有血压改变，多数恢复后无后遗症，预后较好。

当颈内动脉狭窄阻塞时，在眼球上可听到血管杂音。当锁骨下动脉阻塞时，在锁骨上可以听到血管杂音，桡动脉搏动减弱。颈动脉压迫试验：当压迫病人对侧颈动脉时会产生昏厥。转头试验：转动头部或运动上肢能诱发或加重脑缺血症状，即表示锁骨下动脉有狭窄或阻塞。

一过性脑缺血中风，虽然发病持续仅数分钟，最初不超过 24 小时，但常反复发作，如不接受治疗，约有 1/3 的人可发展为脑梗死。每年有 5% ～ 8% 的人发生脑梗死，并且在每次发生一过性脑缺血后几周发生脑梗死的比例最高。

据国外报道，一过性脑缺血患者每年约有 4% 的人死亡，死亡原因中 2/3 为心血管病，尤以心肌梗死多见，另外 1/3 死于脑梗死，适当的常规治疗可降低脑梗死的发生率。因此，不可忽视一过性的脑缺血。

一过性脑缺血的常规治疗可从以下几个方面进行：

1. 调整血压，将此类患者的血压控制在 160/95 毫米汞柱左右，过高或过低都是危险的。

2. 抗血小板治疗，可减少栓子的发生，对预防复发有一定的疗效。

3. 抗凝治疗、抗血凝，对缺血性中风的防治有一定的作用，有口服和非口服两大类抗凝剂。如有下列情况则禁用抗凝治疗：严重的肝肾疾病，活动性结核病，消化性溃疡，出血倾向，外伤脑出血，亚急性感染性的心内膜炎，收缩压超过 90 毫米汞柱或舒张压超过 160 毫米汞柱。

4. 手术治疗。经血管造影证实，确有颈部大血管动脉硬化斑块引起明显狭窄或栓塞者，如一般情况允许，药物治疗效果不佳者，尚可考虑手术治疗。

## 一、阿司匹林防治缺血性脑中风

阿司匹林是最为古老且应用最广泛的一种抗缺血性脑中风的常用药物。国内外的临床报道，其对缺血性脑中风的防治作用得到肯定。1989 年世界卫生组织推荐的服用阿司匹林的最佳剂量为：预防脑卒中的发生 325 毫克，隔日 1 次，预防脑卒中的再次发作 0.3 ～ 1.2 克 / 日。

然而，对患有消化性溃疡、出血倾向或出血性疾病以及对阿司匹林过敏患者应为禁忌证。在应用阿司匹林的过程中，可能出现较多的副作用，包括恶心、呕吐、食欲下降、消化道出血等。它们出现的频率与应用阿司匹林剂量有关，剂量小，出现频率也小；剂量大，出现频率也大。应用肠溶阿司匹林制剂可减少上述副作用，必要时可口服碱性药物或胃黏膜保护剂，以对抗阿司匹林的不良反应。

阿司匹林的持续应用时间视患者的具体情况而定，多数情况下，应用 2 ～ 5 年，如无明显的副作用出现，可延长使用时间。如有导致一过性脑缺血的危险因素存在时，服用时间可更长。总之，服用阿司匹林对防治缺血性脑中风有益。

## 二、阿司匹林被誉为"防治中风的灵丹妙药"

阿司匹林为世人皆知的解热止痛药，自问世以来，至今已有 100 多年的历史，它神奇般的解热、止痛之誉非但不衰，而且现在还被誉为"防治中风、心脏病的灵丹妙药"。

近年研究发现，它除了有缓解风湿痛外，还有缓解中风、冠心病和孕妇高血压等作用。最近美国癌症基金会认为，它可使结肠癌的发病率降低 40%。现在，许多学者正在扩大试验，试用它来防治偏头痛、中风、心脏病、老年痴呆和糖尿病并发症。服用少量阿司匹林，可以降低心脏病、心肌缺血性心绞痛以及脑缺血性中风的发病率。

## 三、人类怎样发现阿司匹林

阿司匹林是怎样被人类发现的呢？

说来话长，早在 2300 年前，有位古希腊名医希波克拉底，他最早给病人咀嚼柳枝或柳树皮来解热、止痛，从此在希腊、罗马流传开来，度过了漫长的悠悠岁月。终在1827年，英国学者拉罗斯首先在柳树皮中发现了水杨苷解热止痛的真谛。次年，德国人华希那成功地从柳树皮中提取这种物质。1838年，意大利人比拉将水杨苷加工为水杨酸。1853年，德国人戈尔哈德首次制成乙酰水杨酸，因为是取于自然界植物，化学纯度差，成本高。1874年，法国人科比尔弄清了水杨酸的化学结构，成功合成了水杨酸，从此投入工业批量生产，成本降低，但味苦、毒性大，对胃肠有强烈的刺激作用。

1897年，德国拜尔公司化学专家霍夫曼为其患风湿热的父亲寻找一种较好的止痛药，经反复试验，终于制成一种化学纯度高、副作用小的乙酰水杨酸，经该公司一系列测试论证后，取名阿司匹林并作为药名投产。从此，它一直被用来治疗感冒、头痛、关节炎、风湿热等病症。20世纪初，拜尔公司将阿司匹林、非那西丁、咖啡因三种药物，按比例组成"复方阿司匹林"，因为它们的首字母分别为A、P、C，所以简写为APC。

## 四、发现阿司匹林新功能，获得诺贝尔医学奖

1971年，约翰韦思发现阿司匹林在医治疾病上有新的功能：抑制人体产生能防止血小板聚集的血栓素，因而它有阻止血液凝固作用，可防治缺血性脑中风，调节前列腺素的机能，防止前列腺素分泌紊乱所致的许多病症，可调节脑部感觉神经末梢的痛觉、体温和血液流变等机能。规律服药阿司匹林，可减慢老年痴呆症的发展，这是因为得益于它能防止血液凝固，使血氧更好地流入脑部，使脑细胞保持功能不衰之故。由于发现了阿司匹林对人类有益的新功能，约翰韦思因而获得1982年诺贝尔医学奖。

# 第六节　脑病中风，五花八门

**病案一：短暂失明，中风先兆**

59岁的杨经理正在主持股东会议，忽然左眼看不见东西，话也说不清楚，不过他很快就恢复常态，继续开会讲话，他以为那是因为自己没有休息好，几天后，杨经理患了脑中风，120急救车将他送省医院抢救，住院治疗。

医生评析：杨经理出现短暂失明和失语，是短暂局部缺血发作，在某一瞬间，血液未能到达脑的某一部位。有过短暂局部缺血的人，有1/3者后来会发生中风。

短暂局部缺血发作的症状，除了短暂失明或失语外，还包括头晕、麻木、四肢无力、听不懂别人的话，或者自己说话时词不达意。局部缺血发作一般只持续几秒钟到几分钟，因此，要重视这些中风的先兆，及时就医检查治疗，预防小中风变成大中风。

### 病案二：说是小中风，却是大问题

王经理64岁，矮胖身体，吸烟40年，退休后仍留在岗位上做顾问，每天忙于生意，起早贪黑工作，身体看上去很好，应酬饭局不断。一天晚饭时，右手的筷子掉在地上，同时眼前一阵发黑，视物模糊，没几分钟，一切恢复常态，所以也没有重视。几天后，王经理在家里喝茶，猛然转头取物时，右手拿着的茶杯掉在地上，同时也是眼前一阵发黑，老伴忙过来收拾破碎的杯子，并要他快去医院检查，他说没事，上次也这样，一会就好了。又是一个星期以后，早该起床了，王经理还是呼呼大睡，快到9点了老伴想可能是工作忙劳累了，让他多睡一会。12点，公司的人来找王经理商量紧急工作，于是，发现此时的王经理已经大叫不醒，急忙打120。20分钟后救护车将王经理送往市医院急救，急诊医生检查，确诊是脑中风，经抢救神志清醒了，但出现了半身不遂，口也喝了，话也不会讲了。

医生评析：这位患者有两次手中东西落地现象，应引起警惕。但是，患者没去看医生，根据患者的特点，身材矮胖，有吸烟史，两次短暂的手功能丧失表现，医学上称"短暂性脑缺血"发作，俗称"小中风"。

小中风的发病机理是局部性脑血流供应减少，导致病人表现为短暂的脑功能丧失，但是，局部血流供应马上恢复，脑功能也很快恢复，一般在几分钟至几个小时内就恢复。小中风的主要表现有：病人自己一过性半身无力或半身麻木，手中的物品突然脱落，或突然说话不灵，或吐字不清，甚至不会说话，但心里明白，即神志清楚，单眼或双眼突然视力显著模糊，乃至一过性失明、记忆障碍，发生一过性遗忘、头晕、站立不稳等，这些症状都与大脑相应的部位缺血有关。这些症状可以出现一两项，每次发作几分钟或几个小时，几天或几周后甚至更长的时间再次发作，一般发作后不留后遗症状，和健康人一般，正由于这个特点，尤其是发作时间短、恢复快，极易使患者和家属对此麻痹大意，失去警觉而不去就医，最后发展成大中风。

大中风是一种致死率和致残率很高的慢性病。有资料表明，发生过小中风的人发展成大中风者，5年内的发生率高达25%～40%。有的报告称，1年内发生率

42%，1个月内发生率24%。5年随诊，22.7%的人发生了中风，有21%的人死于心肌梗死或其他心脏性猝死。

但是，也不要谈虎色变，被小中风吓倒，随着临床预防医学的发展，如发生小中风后，采取积极措施会显著改善其预后，中风和冠心病的发生率将明显降低。

小中风后，首先要及时去医院神经内科就医，对心、脑血管进行一次全面系统的检查，包括测血压、做心电图、查眼底，并化验血脂（包括胆固醇和低密度脂蛋白胆固醇）、尿糖和血糖（空腹与餐后2小时血糖），通过一系列检查，以便早期发现引起小中风的动脉粥样硬化、高血压、高血脂、糖尿病、冠心病等与中风关系密切的一系列疾病，进行预防与治疗。

确认为小中风后，应在医生的指导下，积极治疗基础疾病，如高血压、高血脂、糖尿病和肥胖等疾病，并立即开始活血化瘀治疗，如服用肠溶阿司匹林和其他血管扩张药。同时，在日常生活中，切忌过度劳累，保持生活规律，切莫打乱生物钟，杜绝酗酒、吸烟。饮食预防十分重要，营养摄入合理，吃平衡膳食，吃清淡饮食，多吃黑木耳，常吃有助于抗血栓的纳豆，保持每天喝6～8杯水，喝足水对防止血栓有益，尤其是清晨醒来后就喝2杯水。同时，经常检查有无糖尿病和缺血性心脏病，以及供应大脑血管的畅通情况，如用超声波检查颈部血管的狭窄程度，因为有些脑梗死是由颈内动脉内膜增生、狭窄及斑块脱落所造成的，早期防范可以避免严重的后果。

### 病案三：预防脑中风，关注低血压

高血压是人们熟知的脑中风原因，然而低血压亦可"中风"，人们知之不多，所以，千万不要因为低血压而麻痹大意，应积极预防和治疗。

**（一）低血压亦可"中风"**

门诊医生经常会碰到这样一种情况：有些病人自觉全身乏力、头晕头昏、不思饮食而来就诊，体检测量血压时，测定血压明显偏低，患者及接诊医生往往只认为是身体一时虚弱所致，只要弄点营养药或吃点补品就会好的，不去认真追究引起低血压的原因，以为低血压不会发生大的问题，殊不知，低血压常是导致重大疾病的隐患，甚至会引发"中风"。

高血压是人们熟知的常见病，低血压在临床上也是屡见不鲜，一般把成人的血压长期低于90/60毫米汞柱定为低血压，60岁以上的老年人，收缩压低于90毫米汞柱或低于基础血压20毫米汞柱，诱发脑血管意外的可能性则更大。

一般所说的血压，是指动脉血压，动脉血压只有维持在一定水平，才能推动血液流向各组织和器官，保证生命的正常活动，血压过高或过低对人体都是不利的。高血压病多因动脉长期硬化而引起，硬化了的小动脉脆性高，血管弹性下降，血压一旦过高，极易引起血管内壁损伤和破裂，引起出血性中风。还有，高血压的病人一般血液黏稠性偏高，容易形成小血栓，影响血液循环，引起缺血性中风。而低血压（除生理性低血压外，包括急性低血压、直立性低血压、病理性低血压、药物性低血压等）会造成心搏出量突然减少，动脉血压骤降，由于血压过低，推动血液无力，使脑部供血不足，就会产生各种不适，轻者缺血、缺氧，全身疲乏无力，重者由于缓慢的血流反而会引起血栓形成，从而导致缺血性脑中风。所以，无论是高血压还是低血压都会引起脑中风，千万不要因为低血压而麻痹大意，应积极预防和治疗。

**（二）似病非病的低血压**

因为低血压似病非病，人们的态度便截然不同，有人大惊小怪，有人则不以为然，原因是对这方面的知识了解得太少。为此，对于低血压问题，专家答疑如下：

**答疑一：低血压和贫血不是一码事**

血压是血液对血管壁的侧压力，低血压是这种压力不足的生理表现。贫血则是指血液中的血红蛋白含量、红细胞数量以及红细胞总的数量减少的一种病理状态。因此，通常的慢性低血压与贫血完全是两码事，因为误认为低血压就是贫血，某些庸医便借机让你"吊"氨基酸代替血浆，或用补血药。其实这并非治病，而是在打"钱"的主意。

**答疑二：低血压与高血压相比不是绝对无害**

据调查，血压低的人患心肌梗死的危险可能比高血压小些，但是，患脑梗死的危险却一点也不小。因此，有低血压时，特别应重视预防缺血性脑卒中。

**答疑三：低血压有遗传因素却不是无可奈何**

据专家调查，父母患低血压，子女至少有 50% 的遗传因素，但只要加强锻炼，注意合理饮食，多数人的血压是可以正常的，因此，不必背上"遗传性"的包袱而放弃治疗。

**答疑四：低血压通常不会自动消失**

绝大多数低血压可能是终生的，通常不会自行消失，若听任发展只会每况愈下，因此，要有适宜的防治措施。

### 答疑五：低血压是否影响寿命尚无定论

低血压是否影响寿命，现在还无共识，比如芬兰研究人员对561名老年人进行了血压与死亡关系的对比研究，经5年的跟踪观摩，发现血压一直低于正常人的死亡率高，而那些舒张压稍高于90毫米汞柱的人，死亡率反而低，因此主张：多数低血压只要稍有不适，就应尽早诊治。

然而，也有反对此说者，一些专家列举了对世界著名的保加利亚长寿村长寿老人的调查，发现他们的平均血压只有80/60毫米汞柱，因此认为血压偏低是长寿的秘诀之一，这说明长寿的因素很多，不能以血压之高低论优劣。

### 答疑六：低血压有可能被治愈

由某些疾病引起的低血压，随着原发性疾病的痊愈，血压就会恢复正常，无原发疾病的功能性低血压，经过综合治疗也大多可以恢复正常，以下方法可供参考：

其一，加强锻炼，多做能提高四肢肌力的运动，因为强有力的下肢肌肉可使血压升高20%。

其二，注意饮食，多吃高蛋白、高维生素和高盐饮食，食盐每日不少于10克。

其三，物理治疗，睡眠时抬高床头15°～20°，可降低肾动脉压并增加血容量。

其四，药物治疗，针对直立性低血压，西药可选氟氢可的松0.1～1毫克。一般可用中药食疗，方笺如下：党参20克，莲子15克，大枣10枚，粳米适量，熬成大米药粥，早、晚各吃1次，15天为1个疗程，连服2个疗程，可使血压略升。

### （三）低血压病人的饮食疗法

病者就医时主诉：头晕、困倦、无力等，当从蹲、卧位猛然起立时，便感到头晕、目眩，体检时发现血压低于90/60毫米汞柱，其他无明显异常体征，这就是通常所说的低血压病，这种病在体质纤弱的老年人、中青年妇女和脑力工作者中颇多发生。

治疗低血压病，目前尚无特效药。

体育锻炼和饮食疗法是治疗低血压病的较好方法，它可以逐渐提高患者的身体素质，改善心脑功能，增加心肌收缩力，增加心排血量，提高动脉管壁紧张度，从而逐步使血压上升并稳定到正常水平，消除低血压带来的各种不适症状。

低血压病人在饮食调配上，应注意以下几个方面：

1. 合理搭配膳食，荤素兼吃，保证摄入全面充足的营养物质，使体质从纤弱逐渐变得健壮。

2. 如果兼有红细胞计数过低、血色素不足的贫血症，宜多吃含蛋白质、铁、铜、叶酸、维生素 B$_{12}$、维生素 C 等食物，如猪肝、蛋黄、瘦肉、牛奶、鱼、虾、贝类、大豆、豆制品、红糖及各种新鲜蔬菜、水果等。治疗贫血，有利于增加心脏排血量，改善大脑的供血量，提高血压和消除血压偏低引起的不良症状。

3.莲子、桂圆、大枣、核桃等果品，具有养心益血、健脾补脑之功效，可经常食用。

4.伴有纳少、饮食不佳者，可适当食用能刺激食欲的食物和调味品，如姜、葱、蒜、醋、盐、糖、胡椒及啤酒等。

5.与高血压病相反，本病宜选择高盐、高胆固醇饮食，食盐每日需摄足10～12 克，含胆固醇多的脑、肝、蛋黄、奶油、猪骨等食品，可适当多吃、常吃，有利于提高胆固醇浓度，增强动脉紧张度，使血压逐步回升。

## 小贴士
### 核磁共振、CT 检查脑中风的蛛丝马迹

众所周知，脑血管疾病是严重危害人类健康的常见病，又有高发病率、高死亡率、高致残率及高复发率等特点，由此引起的瘫痪、失语、痴呆更是社会的沉重负担。所以，早期诊断、早期治疗一直是医学界的重要课题。近年来，随着快速磁共振技术的发展，对缺血性脑中风进行早期、快速、准确的诊断，并监测受损组织恢复过程已经成为可能。同时，CT 作为新型诊断仪，以其"明察秋毫"的分辨力，取得了广大患者的青睐，被誉为现代医学的"火眼金睛"。核磁共振与 CT 检查可以紧紧抓住脑缺血与脑溢血的蛛丝马迹。

**1.脑缺血的核磁共振检查**

平面回波技术的磁共振扩散加图成像，能早期诊断脑梗死，在其急性期即能发现脑梗死灶，最早于起病 2 小时即可发现病灶，而此时 CT、常规磁共振均未见异常，如果它与常规磁共振相结合还可有助于新旧梗死灶的鉴别。

血流灌注成像用以分析缺血区血流变化，并可以伴定量地提供脑组织血供的信息，如：灌注下降、侧支循环、血流再灌注及过度灌注等，同侧大脑半球内缺血与过度再灌注可同时存在，这都是造成脑组织损害的原

因。这对于了解急性脑梗死区血流灌注变化及其在病理生理发展过程中的作用有很大价值。

这些研究结果提示我们，在脑梗死早期诊断的基础上，如何及早地恢复有效的血供，同时又避免过度再灌注，是脑梗死治疗的重要研究课题，并能对临床动脉溶栓治疗指征及再通后疗效判断提供有价值的信息。

### 2. "明察秋毫"分辨颅脑疾病的CT诊断仪

人的头颅由20多块骨头组成，传统的X线检查，由于骨骼相互重叠，对于某些病变部位就难以观察，而CT是横断面成像，避开了骨骼影的相互重叠，显示出其独特的优势。CT可诊断脑部及脑膜有无畸形，有无先天性脑缺陷，用于神经系统疾病检查，可以了解病灶的大小和位置，对脑肿瘤的性质也能提供诊断依据。用CT机能辨别是出血性中风还是缺血性中风，可以一目了然，对脑部的蛛丝马迹都能紧紧地抓住。当头部受到严重外伤后，可发生硬膜外、硬膜下或脑内出血，进而形成血肿，运用CT机检查，可迅速做出诊断并指导治疗。CT还有助于颅内炎性疾病的诊断，所以脑神经方面的疾病，可首选CT检查。

## 典型病案
### 突发头痛，中风倒下

王老师53岁，一天，他在办公室批改作业，突然，一阵剧烈的头痛使他失去了知觉而倒地，醒来时，发现自己被同事送到了医院急诊室，经过头颅CT扫描，他被诊断为"蛛网膜下腔出血"，医生说他的病很危险，可能还需要手术，于是立即通知其家属。

急诊室里各科医生认真地为王老师进行了会诊，会诊的意见是：王老师需要立即接受脑血管造影检查，明确蛛网膜下腔出血的原因，以便尽快制订治疗方案。王老师的家属起初对做脑血管造影检查很紧张，但看到病人这种迷迷糊糊的样子，预感到他的病情十分危急，于是，听从了医生的劝告，忐忑不安地将王老师送进了造影室。

蛛网膜下腔出血，好发于 40～60 岁的中老年人，其主要的也是唯一的症状就是突发的极其剧烈的头痛，病人往往主诉是一种"十分可怕的"头痛，如果病人意识清醒的话，还会感到颈部疼痛，活动受到限制，至少有 80% 以上的蛛网膜下腔出血起因于颅内的脑动脉瘤破裂，很容易在短期内再次发生更为严重的破裂，导致极为严重的后果。即使在一些医疗水平非常发达的西方国家，这种脑动脉瘤破裂所引起的蛛网膜下腔出血，也会导致近 50% 的人死亡或严重残疾。

对于脑动脉瘤破裂引起的蛛网膜下腔出血，目前最有效的治疗方法就是尽快手术，用一种特制的金属夹子夹住动脉瘤的颈部，排除定时炸弹的"引爆装置"，彻底消除动脉瘤再次破裂出血的隐患。如果手术顺利的话，病人完全可以恢复正常的生活和工作。随着显微神经外科技术的普及应用，目前脑动脉瘤手术的直接致死率和致残率一般在 10% 以内，有不少技术精良的脑外科医生手术的成功率已到达了 95% 以上。

虽然目前已出现一些先进的诊断技术，如 CT、核磁共振等，创伤性小且无危险，蛛网膜下腔出血也能早期通过头颅扫描得到明确诊断，但是要确诊颅内动脉瘤的部位、大小、瘤与供血动脉的关系等非脑动脉造影莫属了。脑动脉造影虽然是一种有创伤性的、具有一定风险的诊断技术，但是随着造影技术的进步，脑动脉造影的创伤性已减小到很低的程度，即使昏迷的病人也能够承受这种检查，而其危险性远远小于蛛网膜下腔出血本身给患者带来的威胁。

经过脑动脉造影检查，王老师果真是因脑动脉瘤破裂而引发蛛网膜下腔出血，脑外科医生很快实施了手术，术后再次造影证实了原发性的动脉瘤已经消失。一个月后，王老师又高兴地走上了讲台。

医生评析：如果王老师及其家属对"蛛网膜下腔出血"的危险性没有足够的认识，存在侥幸心理，或者他们对目前先进的医疗技术水平存有疑虑，不敢果断地配合医生进行检查，则王老师的命运可想而知。同样的道理，目前国内对于"蛛网膜下腔出血"的早期诊断和治疗也具有相当高的水平，先进的诊断仪有 CT 机、核磁共振以及造影技术，但是，同样也需要病人及家属对该疾病深入了解，并积极配合医生。从某种意义上来说，这些都是挽救病人的生命、降低死亡率的关键所在，这种脑血管急性病人过去是"十有九死"，是十分可怕的凶险疾病之一。

# 第七节　中风诱因，多种多样

**病案一：没有高血压，也会脑溢血**

在新村社区的这群常在老年活动室喝茶的离退休老人中，对于脑溢血（出血性中风）简直达到了"谈虎色变"的程度，唯独老孙头例外，因为前不久有几位去世的老人都是因高血压得脑溢血谢世。他们平时都有高血压，而坐在茶室里的老人也大多数血压较高，所以，一谈起就很害怕，可老孙头却血压不高，体型也很瘦，他不禁有些"沾沾自喜"，还时常卖乖地说："看来咱跟脑溢血无缘了。"气得大伙都叫他"猴头"，说他必定死于"干瘦病"。不料，没过几天，老孙头真的没出来，大家去看他，原来他得了"中风不语，半身不遂"。那天，他被急救车送到医院，做了CT检查，证明他得的是"脑溢血"，大家都很惊奇，没有高血压的人也能得脑溢血吗？后来，社区卫生院开办了老年健康教育，医生为此做了点评。

医生点评：其实，脑溢血并不是高血压的"专利"。没有高血压的人，也可患脑出血。近年的资料表明：高血压性脑溢血在脑出血中占的比例在逐渐下降（因为高血压病防治得到社会重视），在过去的40年中，已从98%降至46%，然而，非高血压性脑出血却日渐增多。

非高血压性脑溢血的病因很多，包括大家熟悉的脑血管畸形、脑肿瘤、血液病等发生的出血，还有一些大家很少听说的，就像脑淀粉样血管病、酒精中毒、滥用成瘾药、抗凝药、溶栓药等，都可能引起脑出血，而这些可能正是近年非高血压性脑溢血明显增多的原因。

查阅了老孙头住院的病历，脑溢血的原因正是"脑淀粉样血管病"。这可是非高血压性脑溢血的常见病因，多见于老年人，尸检发现60岁以上的老人中，该病的发生率为8%，而90岁以上的发生率则高于60%。其基本病变是淀粉样物质沉积在脑内动脉血管壁的中层及外膜，病变血管发生球样疾病（如动脉瘤）、玻璃样变性和纤维素性坏死，以致容易破裂出血，出血多在脑皮质浅层及软脑膜，深部少见。医院的脑病专家给老孙头进行了认真治疗，在准确定位后，给他抽出了积血，病情迅速得到改善，半个月后基本康复，大家去看他，他愧疚地说："真是说嘴找嘴啊！这也是我盲目自信、轻率妄言的报应。"

医生最后对大家说：其实，这也怪不得老孙头，以往人们总是把脑溢血和高血压联系在一起，就连我们医生也往往把非高血压性脑溢血忽视了，老孙头的病案是个教训，正好给大家敲了警钟。不仅老人，对我们医生也要记住这个病例，尤其对那些喜欢酗酒、吸毒及滥用其他药成瘾的年轻人，同样存在着脑溢血的极大危险性，应规劝这些人，赶快摒弃不良的习惯，关爱生命，以避免悲剧的发生。

### 病案二：用药不当，当心中风

中风最常见的原因是高血压和动脉硬化，而服用下列药物不当，也可导致中风的发生，应引起人们的注意。

**1. 降压药导致中风**

高血压病人在血压升高时，尤其是出现不适症状后，往往求愈心切，大量服用降压药物，从而导致血压骤降，使脑血流量减少，血流减慢，形成血栓，发生缺血性中风。

**2. 镇静药导致中风**

多数镇静药如安定、氯丙嗪等，有抑制大脑皮层、扩张血管、松弛肌肉、抗抽搐的作用，如用量过大，会引起缺血性中风，因而，用镇静药要适量。

**3. 利尿药导致中风**

长期、大剂量使用利尿药，可使体内水分从尿中排出过多，如不及时补充水量，可造成血液浓缩，血黏稠度增高，血流量变慢，容易形成血栓而引起缺血性脑中风，因而应当避免长期使用利尿药。

**4. 止血药导致中风**

在应用安络血、止血敏、仙鹤草素等止血药时，因血液中凝血因子的增加而促使血栓形成，引发中风，所以，高血压病人应用止血药时，要在医生的指导下，严格掌握用量，还要做到适时停药。

### 病案三：易发中风，与血缘有关

美国耶鲁大学医学院对9000多名1917～1927年之间出生的男性孪生兄弟进行研究，结果发现，孪生兄弟中有一个患过中风，另一个发生中风的危险性则较高，其中单卵孪生为非单卵孪生兄弟的4倍。研究还表明，有中风家族史的男性，患中风的危险性为无家族史男性的10倍。血缘关系越近，中风的危险性越大。

有专家认为，此项研究将有助于指导人们从新的角度探求中风的原因。为预防中风，凡有遗传因素的人，应尽早注意调理生活，包括饮食清淡，戒烟限酒，避免精神紧张，控制高血压、糖尿病，防血脂异常，多吃抗血栓的食物，如黑木耳、豆玫等，坚持体育锻炼，增强体质，一旦发现身体有异常，应立即就医做全面检查与治疗。

## 第八节　中风年轻化，敲响了警钟

相当长时间以来，人们习惯把高血压、糖尿病、冠心病、脑中风等都归纳为老年病，其实，这样的提法容易引起误解，上述病症的发生率，确实通常是随着年龄的增长而逐渐升高，以致在老年人中发病的比例高于年轻人，但是，值得注意的是，这类疾病并不都源于老年时期，甚至有些病的发病高峰期在中年。

脑血管疾病似乎是一种典型的老年病，但是，脑血管疾病的许多病理性改变早在中年时期即已开始。其中，脑血栓形成的发病年龄相对高些，而脑出血的高发年龄都在 50 ～ 60 岁之间，而不是在 60 岁以后。

在很多人的印象中，脑血管病与老年人密切相关，离年轻人很远，其实，这种认识是极其错误的。中青年人群如果不注意改变生活习惯，排除患脑血管病的危险因素，同样会发生脑血管病悲剧。令人痛心的是，脑中风发病在近年来年轻化趋势明显，因突发脑中风猝死的三四十岁患者已不鲜见，在全国每年 200 万～ 250 万的新发脑血管病患中，11% 是中青年人，年龄最小的仅 23 岁，因此，年轻人要重视预防脑血管疾病的危险。

卫生部疾病控制司司长齐小秋曾在全国性健康大会上呼吁：需要警惕的是，在我国糖尿病、心脑血管病和癌症等均趋于年轻化，85% 的慢性病患者是青壮年人群。这类健康高危人群给我们敲响了警钟。

**典型病例：一顿吃一只烧鸡，12 岁儿童得中风**

"一顿吃一只烧鸡，12 岁儿童得中风"，这不是危言耸听，而是 2009 年 2 月 6 日的《钱江晚报》上《科教·生命》专栏刊登的一则消息。

春节已过，寒假未完，这天，浙江省儿童医院内分泌科主任梁黎的专家门诊好不热闹，诊室内外挤满了候诊的小病人和家长。

"矮得像个小人国里的'小胖墩'，幼稚的脸下却'挺胸'明显……"梁主任忧心地告诉记者，还有许多胖孩子的家长不带孩子来看病，错误地认为胖是健康，其实，肥胖的危害比个子矮小、性早熟更严重。

有位 88 千克的 12 岁小胖子，左手麻木快一周了，甚至开始抽搐，被送入医院急诊室。检查结果吓了医生一跳，高血压、高血糖、高血脂，而且比正常值高出不是一星半点，眼底视网膜动脉痉挛，双侧颈动脉和大脑中动脉也有不同程度的狭窄……这是典型的由肥胖引起的缺血性脑卒中的症状，也就是我们常说的"中风"，可这是一个"老年病"啊，怎么能让只有12岁的儿童得了"中风"呢？

我们总觉得小孩子壮实就是健康，没想到会有这么严重的结果，送孩子来的外公大吃一惊。他告诉医生，宝贝孙子的父母忙于做生意赚钱，孩子由老人带，他们总觉得孩子爱吃是好事，是胃口好，也就由他去了，家里经济也富裕，从小到大，他一个人能吃两个人的饭量，一只烧鸡，一顿饭就吃完。

梁主任告诉记者，我们曾对近700位重度肥胖的孩子进行了调查，结果发现，60%以上的肥胖儿童患有并发症，主要是高血压、高脂血症、糖尿病、脂肪肝，这些都是老年人的疾病，如今的儿童也患上了，而且发病的人数还较多。所以，这是个严重的健康问题。我们医院收治过最小的脂肪肝病人只有3岁多，最小的高血压病人只有7岁，最小的糖尿病病人只有8岁。今天，这个12岁患中风的胖小孩是脑血管病患者中最小的。

记者问道："对胖娃娃该如何纠正？怎样干预生活？"梁主任说："首当其冲的，自然是健康饮食，其次则是运动。"

梁主任告诉记者这样一例个案：那个中风的12岁小孩有个表弟，10岁61千克，算是个胖子了吧，他到我们医院检查，一切正常。为什么？原来他每天早上6点会去锻炼，天天如此，从不停止。

梁主任又补充说，还有一点很关键，就是睡眠问题，睡多了会胖，睡少了也会胖，所以要保证适度睡眠。一般来说，小学生每天睡足10小时，中学生则要保证9小时睡眠。

最后，梁主任建议家长们把肥胖孩子送来医院咨询，查一下有没有并发症。

专家点评：50年前，中国的疾病谱（按各种疾病发生的多少排出的次序）上，名列前茅的是传染病、寄生虫病、地方病和营养不良等，随着社会进步，人们生活条件改善，上述疾病明显减少，人的寿命延长，一些以往多见于老年人的病，如心脑血管病、肿瘤、糖尿病等逐渐占了上风，这就是疾病谱的动态改变。

但是，随着"老年病"的增加，老年病年轻化的趋势也日渐明显，这是因为在上述老年病的致病因素中，社会、心理、行为因素起着重要作用。由于生活水平的提高，营养状况的改善，逐渐变为过剩或失去平衡，像上述"一顿吃一只烧鸡，12岁儿童患中风"的病例就是营养过剩和失去平衡出现的危害，教训是深刻的，让人醒悟。同时，现在社会生活节奏增快和竞争激化，导致人们心情紧张和体力活动机会减少，这些情况容易使人发生肥胖、高血压、高血脂和糖尿病等的可能性较以往增多，如果再加上吸烟、酗酒和生活不规律等不良习惯，人体的免疫与调节功能也会下降，为发生那些疾病留下可乘之机。然而，中年人在以上这些方面承受的负担最重，这也就是"老年病"年轻化的原因。因此，老年保健要从年轻时做起，防止肥胖要从儿童做起，健康教育要从娃娃抓起。

一个人生命过程的连贯性，决定了他各个时期健康状况的相关性。青中年是否健康，这与他在少儿时期的健康情况密切相关，而现在的健康状况又将影响他进入老年期后的健康状况，每个时期的健康状况都以他前一时期的健康为前提。

许多"老年病"并不会立即致人死亡，但是，却很难做到彻底治愈。患了这些疾病，不仅需要不少治疗费，造成金钱损失，更重要的是，它对劳动力和生活自理的影响。因此，最好是及时早预防，从根本上清除发生这类疾病的危险因素，在年轻和自我感觉健康时，就应当做好如何远离"老年病"的打算，生活上要注意有规律性，心理上要学会自我调控，学会乐观、开朗、豁达、大度，不过分计较得失，工作上注意劳逸结合，善于放松、休息、娱乐，重视体力劳动与体育运动，饮食上要注意适度营养，粗细搭配，荤素搭配，吃弱油少盐、清淡膳食，适量吃瘦肉与鸡、鸭，少吃四条腿的畜肉，多吃两条腿的禽肉，常吃没有腿的鱼肉，把菌类食物列入日常菜谱，天天饮奶，常吃大豆制品，戒烟限酒，不暴饮暴食，防止发胖，这些都是最有效的预防措施。一旦发觉不适，应及早就医，定期体检，早发现、早治疗。

目前，不少老年人都在努力学习养生健身知识，研究饮食防病与保健，但常感叹要能早些懂得该有多好。为此，希望年轻朋友认真吸取教训，提前认识"老年病"也算是一种"健康储蓄"吧。

## 第九节　形形色色，真假中风

提起中风，对于老年人来说，总是意味着偏瘫、失语，甚至死亡，但实际生活中，有些老人还有另外的疾病，运用目前的先进诊断仪CT，就可以判断是真中风还是假中风。

下面几例病案提示人们，在阅读各类有关中风的科普文章时，患者不要简单地对号入座，接诊医生也要打破固定的思维模式，只有这样，才能对貌似中风的疾病做出正确的诊断。

**病案一：心理因素致病的假中风**

一家兄弟三人，老大和老二在 70 多岁时中风，抢救无效死亡。老三患有高血压，70 岁这年，他总感觉一侧肢体无力，不能走路，由人搀扶着住进了医院，虽多次做脑 CT、核磁共振检查，均未发现明显病灶。但是，患者自觉症状还是一天天加重，最后发展到一条腿麻木，不能下床，结合病人情绪低落，交代遗嘱等精神症状，医生认为病人属于心理因素致病，决定对其进行心理暗示方面的治疗，同时告诉病人家属，他这"中风病"一定能好。到了第三天，病人果然感到腿有劲了，能下床走动了，露出了进院来第一次笑容。

医生评析：这位病人受家属中风抢救无效死亡的心理暗示，躯体乏力，情绪低落，有严重的死亡恐惧，属心因性致病，这类老人应及时找心理医生咨询，必要时配合药物治疗。

**病案二：药源性假中风**

一位 76 岁的老人，因患有高血压长期服降压药，一天上午，患者感到四肢无力，右侧胳膊抬不起来，家人连忙叫 120 抢救车送进医院，急诊医生给病者做了 CT，诊断结果为多发性腔隙性脑梗死。医生根据症状，怀疑他是脑梗死进展型，但是，按脑梗死方案治疗两天，症状未见缓解，于是医生仔细追问病史，发现病人所服降压药中，含有利尿药成分。经会诊，考虑他的肢体无力是利尿药引起的低血钾所致，于是，检查他的血钾，化验结果果然明显低于正常值。通过补钾治疗，病人症状消失。

医生评析：低血钾可表现为四肢无力、心律不齐等症状，还可出现心电图 T 波改变。因为 CT 的灵敏度很高，脑血管的蛛丝马迹都能显示出来，由于低血钾也能影响脑血管间隙性缺血，所以症状似"中风"。由于该患者因高血压而长期服用含利尿药成分的药品，大量利尿，加上腹泻，导致脱水，均可引起低血钾症，造成药源性假"中风"。由此，医生要提醒高血压患者，在用利尿剂降血压时，要定期到医院检查电解质水平。

## 第十节　中风原因多，病理各不同

中风是中老年人的常发病、多发病。脑中风又称脑卒中，有出血与缺血所致的两种病因，一种称脑出血，另一种称脑梗死。那么，所谓"小卒中"呢？血管性痴呆是怎么诱发的？为什么糖尿病患者易并发脑中风？且听叙述其原因。

### 病案一："腔隙梗塞"——常见中风

传统医学中的"脑中风"又称脑卒中，现代医学称作急性脑血管病，系脑部或支配脑的颈部动脉病变引起局部血液循环障碍——出血或缺血所致。所以，又分为出血性脑血管病（主要为脑出血）和缺血性脑血管病（主要为脑梗死）两大类。

脑梗死大多表现为一侧上、下肢瘫痪（俗称半身不遂，医学上称偏瘫），语言障碍（失语或言语不清），严重者可发生意识障碍，大部分病人发病急，症状较重，虽经治疗，往往遗留轻重不等的后遗症，但也有少数病人临床症状很轻，常于较短时间内恢复良好，所以命名为"小卒中"。近代 CT 机和核磁共振成像（MRI）等先进诊断仪应用于临床后，才证实了这些所谓"小卒中"的病人，绝大多数是因支配大脑的又细又长的穿通动脉梗塞而引起的，病变范围不超过 1.5～2 厘米，故称为"腔隙梗塞"，如果腔隙灶超过 1 个以上则称为多发性腔隙梗塞。

腔隙梗塞，由于梗塞的部位不同，大小不一，所以临床表现也多种多样。迄今为止，文献已报道的不同类型已达 24 种以上，其中以轻度半身不遂或半身麻木最为常见，大多神志清醒，无头痛、呕吐等症状。

引起腔隙梗塞的危险因素很多，如高血压、动脉硬化、糖尿病、高脂血症等，此外，心脏病、病毒、钩端螺旋体及免疫性疾病等各种原因引起的动脉炎也往往可以引起腔隙梗塞。

其发病年龄因原发病不同而不同，由风湿性心脏病引起的多见于青壮年，由高血压或动脉硬化引起的多见于老年人。本病早期诊断，及时治疗，预后良好。但是，其发病年龄差距大，起病缓慢，临床症状轻，神经体征局限，常易被患者及家属忽略，不能及时发现与治疗而发展为广泛性、多灶性的腔隙梗塞，导致脑部供血不足，影响脑功能。若反复多次发生脑深部小动脉阻塞，病情会呈进行性加重，阶梯性进展，最后将导致脑血管性痴呆。

### 病案二：脑血管痴呆——特殊中风

脑血管病是一种常见病、多发病，我国每年至少有 200 万新发的脑血管病病例。由于多次脑卒中发作会导致痴呆，因此，对脑卒中的防治就显得十分重要。

根据我国对 11 个城乡的 60 岁以上的老年人进行普查发现：血管性痴呆的患病率为 324 人 /10 万人，而阿尔采木型老年性痴呆为 238 人 /10 万人，血管性痴呆的城市患病率为 478 人 /10 万人，农村为 149 人 /10 万人。调查北京地区 60 岁以上的老人发现：痴呆患者 35 人，其中血管性痴呆有 24 人，占 68.4%。这些数字表明，我国血管性痴呆的发病率很高。

脑血管性痴呆患者的智力降低可呈缓慢进展性或阶梯样进展性，表现为工作能力下降，注意力不集中，反应迟钝，记忆障碍，尤以近记忆力下降明显，往往刚说过的话几分钟后就忘记了，而且对周围事物漠不关心，思维变得贫乏，定向力障碍，对熟悉的人叫不出名字，甚至连自己的孩子名字都忘记，外出后找不到自己的家，计算力和判断力也会发生减退，性格可变得急躁、固执，易发脾气，睡眠增多或白天晚上睡眠颠倒，后期可出现进食困难，大小便失禁，生活完全不能自理，体格检查发现高血压、动脉硬化，有偏瘫、半身感觉减退等局部病灶体征，脑 CT 或核磁共振检查发现有梗塞灶，则可考虑为血管性痴呆。当然，进一步确诊还需专科医师观察病人的精神状态，进行全面体格检查和鉴别诊断。

多发性脑梗死最容易引起血管性痴呆，多次发生脑梗死破坏了大量的脑组织。一般认为梗塞灶的总体积达到 50 立方毫米，就可以导致痴呆。长期高血压没有得到合理的治疗，导致小动脉硬化，脑组织慢性缺血、缺氧，脑室周围白质变性，也可引起痴呆。这类患者脑 CT 可见侧脑室前角、后角及脑室旁斑片状低密度，故又称皮质下动脉硬化性脑病，脑部某些重要部位梗塞，如海马、丘脑、额叶的梗塞。对血管性痴呆诊断必须具备两个条件，一是有痴呆，二是有引起痴呆的脑部血管性病变。辅助检查包括颈动脉 B 型多普勒超声断层扫描、经颅多普勒超声、脑 CT、核磁共振成像、磁共振血管造影等，可以帮助确诊血管性痴呆。

防治血管性痴呆可分为以下几个阶段：

（1）由于这类痴呆是由脑血管病引起的，因此，一级预防就是如何防治脑血管病的发生，控制引起脑血管病的危险因素。

高血压是引起血管性痴呆最重要的危险因素，无论是收缩压还是舒张压的升高，对脑卒中的危险性均呈直线上升关系，高血压者脑卒中的发病危险性为正常血压者的 31.9 倍。但是，如果高血压能得到系统治疗，后果则好得多。据美国的一项研究报告，由于接受高血压治疗和注意合理饮食，改变生活方式，脑卒中的发病率下降 40.2%，死亡率下降 45.5%，这说明控制血压的重要性。

短暂性脑缺血发作，又称小卒中（即小中风），表现为突然失语、偏瘫、视力障碍、发作性眩晕、语言不清、吞咽困难、摔倒等，持续数分钟或数小时后完全恢复，常不易引起重视。及时并坚持治疗小卒中，就可以减少大卒中的发病率和死亡率。

糖尿病亦是脑卒中的危险因素；据瑞典的一项调查发现，糖尿病患者脑卒中的发生率比一般人高 10 倍，治疗糖尿病也可减少脑卒中的发生率。

心脏病、冠心病、风心病、心房纤颤均可使脑卒中的危险性增加，低密度脂蛋白可促使动脉硬化的发生，胆固醇过高会增加脑出血的危险性，吸烟可增加血液黏度，也是脑卒中的一个危险因素。

综上所述，预防血管性痴呆，首先要积极防治上述疾病。从中年开始，就应注意生活有规律，避免过度紧张，要十分重视饮食，吃平衡膳食，提倡吃清淡饮食，不吃肥肉和油炸食品，多吃植物油，少吃动物油，对胆固醇高的食品不是禁吃而是少吃，对已患高血脂者则应忌吃，要戒烟限酒，不喝烈性酒。不论是已患病还是尚未患病的健康人，都应参加体育锻炼，定期体检，一旦发现上述病症，应及时治疗，避免发生脑卒中。

（2）如果已经发生脑梗死，急性期可应用活血化瘀剂、抗血小板聚集药、扩张脑血管改善微循环药、抗凝药等治疗，尽早进行康复治疗，积极锻炼，注意合理饮食，主要做好心理治疗，防止恐惧心理与紧张情绪，并连续服用阿司匹林及神经细胞营养活化剂。但是，这些服药与治疗均应在医生的指导下进行。总之，早诊断、早期治疗，对本病防治有较好的效果。

**病案三：糖尿病中风明显增多**

糖尿病患者人群中发生缺血性和出血性脑中风明显高于非糖尿病人群，文献报道有 3.6% ～ 6.2% 的糖尿病患者发生缺血性脑中风，其中风发病率约为非糖尿病人群中风发病率的 4 ～ 5 倍。所以，糖尿病为脑中风发病的严重威胁因素之一。

原因何在？专家答疑：原因是糖尿病患者不仅有大、中、小动脉粥样硬化，而且微血管有基底膜增厚的改变，基底膜糖类沉积，脂肪样和透明样变性，易形成粟粒样动脉瘤，这些病理变化易致脑血管腔狭窄，易发生高血压、缺血性心脏病及脑血管病变，易致血栓形成或动脉破裂，进而出现脑出血。

此外，长期患糖尿病的患者，脑血流自动调节的功能受损，局部脑血流量下降，血小板的黏附力增加，对二磷酸腺、肾上腺素、胶原纤维的敏感性增加，具有强烈收缩血管的作用，并促使血小板凝聚，加之糖尿病患者红细胞的聚集性增强，变形能力减弱，使血流处于高凝状态，导致脑缺血的发病率增加。

鉴于以上因素，对于糖尿病患者，应积极控制血糖，定期复查血液流变，平时服用抗血小板凝聚药物稀释血液。对于糖尿病伴有肥胖的患者应减肥，适当参加体育锻炼。由于糖尿病易引起人体脂肪代谢紊乱，对于高脂血症者，应进行降脂治疗，并配合饮食疗法，减少动物脂肪的摄入量。只有这样，才能降低糖尿病患者脑中风的发病率，提高糖尿病患者的生活质量。防止发生脑卒中，也就防止了脑血管性痴呆的发生。然而，关键之关键，一定要在药物控制和治疗的基础上，结合饮食治疗，因为许多疾病都非传染性疾病，防治它还是要靠吃来解决问题，吃得不合理、不科学，可导致疾病的发生，如果吃得科学、合理，也就能治愈疾病。

## 第十一节　远离中风控血糖，饮食防病怎么吃

糖尿病患者自我管理如何着手？可按下列方法：

### 一、饮食管理疗法

**总的原则：**总热量控制，合理供应碳水化合物，多吃蔬菜和粗粮，保证蛋白质的摄入，限制脂肪和纯糖食物，增加纤维素的摄入，补充维生素和微量元素。

**总的目标：**既要控制血糖，又不造成营养不良。总热量是根据活动情况、营养状态和生理状态来确定的。

理想体重（千克）＝身高— 105

每日总热量（千卡）＝理想体重 × 每日热能供给量

碳水化合物（米、面类）占总热量的 50%～65%，每天 200～300 克。

蛋白质占总热量的 15%～25%，每天 1～1.5 克 / 千克体重。

脂肪占总热量的 20%～30%，按理想体重，每天 0.6～1 克 / 千克体重，约每天 40 克，其中饱和脂肪酸不超过 1/3。

食物纤维每天大于 35 克。常见食物中每 100 克含纤维素量举例：燕麦 3 克，大麦片 4.9～6.5 克，黄豆 3.4～4.8 克，玉米 1.2～1.6 克，番薯 0.5～1.3 克，土豆 0.3～1 克。

**举例：身高 169 厘米，体重 65 千克，轻体力活动。**

理想体重 =169 — 105=64 千克。

每日所需总热量＝理想体重 × 轻体力活动者一日所需热量（本例体重接近理想，活动量在轻体力活动和卧床之间，故选 25 千卡 / 千克体重）。

计算：64 千克体重 ×25 千卡 =1600 千卡 / 日。

每天饮食方案制订按以下要求：

"营养宝塔"要求包括谷物类、蔬菜类、鱼禽蛋肉类、奶及豆制品类和25克烹饪油类。

按热量分配和食物含量，折合成食物：粮食250克，牛奶250毫升，鸡蛋1个，各种瘦肉100克（按生肉计），豆制品50克，叶菜750克，其他蔬菜250克，炒菜用植物油1.5～2汤勺。

为丰富菜谱，每一大类的食物可用等热卡的实物交换（同类等热卡），等热卡的实物可向就诊的医生或营养师咨询。

三餐的热量分配为1/5、2/5、1/3，增加餐次，总热量卡值不变的进食，可避免血糖的高峰。

糖尿病患者，下列食物不宜选择：肥肉、禽肉皮、加工肉制品、内脏、蛋黄、各类油炸及煎的食品、鱼子、动物油脂、各类腌制食品（如咸菜、榨菜）、黄酱、豆瓣酱。

# 相关链接

## 糖尿病患者可不可以吃水果？怎样吃水果？

**专家答疑：**糖尿病患者需要水果的营养和纤维素，所以，不是不能吃水果，而是有条件地吃水果。那么，有什么条件呢？

1. 空腹血糖小于140毫克/分升，餐后2小时的血糖小于180毫克/分升，糖化血红蛋白小于7.5%，近期血糖无明显波动。

2. 吃水果的时间：两次正餐中间，或睡前1小时，一般不提倡在餐前或餐后立即吃水果。

3. 吃水果的种类：一般而言，西瓜、苹果、梨、橘子、猕猴桃等含糖量较低，对糖尿病者较为适合，而香蕉、红枣、荔枝、红果、菠萝、葡萄等含糖量较高，糖尿病者不宜食用。

4. 吃水果的数量：根据水果对血糖的影响，每天可食用200克左右的水果（约90千卡热量），但同时应减少25克的主食。

相当多的老年糖尿病患者，单靠饮食管理即可好转，老年人饮食习惯不容易改变，要尽可能照顾原来的饮食状况，逐步改变。

## 二、运动管理疗法

运动不仅可以增进胰岛素功能，降低血糖，并且可以降低低密度脂蛋白，增加高密度脂蛋白，增强心肺和脑功能，促进末梢循环。

运动疗法主要适用于：2 型糖尿病患者，尤其对肥胖者更有益；经适当胰岛素治疗，病情比较稳定的 1 型糖尿病患者；空腹血糖一般在 11 ～ 14 毫摩尔 / 升以下的糖尿病患者；有某些并发症，如动脉硬化、高血压等。

一般来说，糖尿病患者的运动应根据具体病情采取低冲击力的有氧运动，如散步、爬楼、骑车、登山、甩手、打太极拳等，家务劳动也可消耗一定热量，但必须做到力所能及，以不感到劳累为度。

对于一些出现增殖性视网膜病变、肾病变、神经病变、心脏病等并发症的糖尿病患者来说，应避免慢跑、球类、跳跃等高冲击类剧烈运动，运动前后应做 5 ～ 10 分钟的热身运动和缓和运动，从而增加运动疗法的效果，消耗过多的热量，维持合适的血糖，但不宜在太热或太冷的天气中运动。如果糖尿病患者有下列情况，则暂时不宜活动。

1. 空腹血糖高于 14 毫摩尔 / 升。

2. 血压大于 180 毫米汞柱。

3. 有急性感染时。

4. 有心、脑、肾并发症者。

5. 属于 1 型糖尿病胰岛素分泌严重不足者。

## 三、情感控制管理疗法

情感控制管理，也就是保持心理平衡。强烈的情绪，如紧张、愤怒、心神不安或沮丧，会影响血糖水平。因此，以直截了当的方式处理好这些情感问题是很重要的，不要设法去隐藏或克制情感，对于有些病人而言，处理病后的情感问题也是血糖控制的最重要工作。

大约有 60% 的 2 型糖尿病患者不用胰岛素，他们保持开朗乐观的心情，心态平衡，不激动，不生气，有事想得开，始终保持"既来之则安之"的心态，认真对待自己的疾病，坚持用饮食控制和锻炼来控制血糖。通过控制体重，许多 2 型糖尿病患者，可无须常用胰岛素或其他降糖药物，只要体重降低 5 ～ 7 千克，血糖就可降至正常。

### 四、自我监测管理疗法

除了饮食治疗和运动疗法外，科学合理、有的放矢地应用药物进行治疗，对控制糖尿病的发展，延缓糖尿病并发症的发生，减少其伤残率和死亡率非常重要。在治疗中，对每个病人都应进行空腹、三餐后 2 小时及睡前血糖的监测，制订最佳饮食、活动及药物治疗方案。病人自己也要学会定期做好糖尿病监测记录，通过自我监测，及时获取有关数据，从而有效地调整药物、饮食和运动量，将血糖控制在理想范围内，减少并发症的发生，提高病人的生命质量。国际糖尿病联盟为此将"自我监测"列为糖尿病五大治疗原则之一，具体应从以下几方面进行管理：

**1. 血糖监测**

这是糖尿病患者的首选项目，通过检测血糖，病人可以评估治疗效果，调整治疗方案。自测血糖的时间和次数视病情而异，血糖控制稳定者每月监测 1 ～ 2 次，不稳定者每周至少 1 次，严重者每天都要监测，而且一天中要测几次。使用胰岛素者要经常检测，以防低血糖发生。此外，在血糖监测的同时，最好每隔 3 个月测 1 次糖化血红蛋白，它能反映患者近 3 个月来的平均血糖水平，比较客观地反映控制血糖的程度。

**2. 尿糖监测**

对肾糖阈值正常者而言，尿糖测定是一种简便的方法，目的是要保持尿糖阴性。但老年糖尿病患者肾糖阈值升高，妊娠期糖尿病患者肾糖阈值降低，这时监测尿糖的意义便显得不大，有时甚至会适得其反。

**3. 尿酮体监测**

主要用于 1 型糖尿病患者，尤其是持续高血糖者，以防糖尿病酮症酸中毒的发生。

**4. 血压、血脂监测**

血压、血脂正常者每年至少监测 1 ～ 2 次，血压异常者应密切监测，每周测 1 次血压，血脂异常者每 3 个月复查 1 次。

**5. 体重监测**

每个月测 1 次体重，肥胖的糖尿病患者更应有计划地减轻体重。另外，每 6 个月至 1 年测 1 次心电图，查 1 次尿蛋白和眼底，以及进行神经功能的检测，如发现体征变化，应及时就诊检查。

## 五、药物控制管理疗法

在饮食和运动的基础上，若血糖尚不能控制，则要借助降糖药物。目前降糖药物有胰岛素制剂和不同作用的四类口服降糖药物，选择何种药物应由医生处方，自己不宜自行服用。口服降糖药物的吸收时间、维持时间各不相同，要按医嘱服用，自己一般不要更改剂量和服用次数。

其他药物有时可能和糖尿病治疗药物产生互相影响，因此，应让医生知道您正在服用的药物，包括处方药和非处方药，这个非常重要，有些药物如倍他洛克会掩盖低血糖反应，这是很危险的。

## 六、其他疾病的控制管理疗法

尽量不要让自己生其他疾病，当您生病时，特别是细菌或病毒感染，如感冒发热、气管炎或其他炎症时，血糖会趋向于增高。当然，每个人都在尽量避免得其他疾病，但有时在所难免，一旦得了病，记住需要更仔细地监测血糖，尽快就诊，以调整降糖药物的种类和剂量，在治疗新的疾病同时，控制好血糖十分重要。

总之，只要正确认识，从饮食、心理、运动、药物及家庭监测等方面做好控制管理，对糖尿病加以注意，就能控制病情进一步发展，保持健康、正常的生活。

## 七、糖尿病的饮食控制新理念

对糖尿病患者来说，健康的饮食观念尤为重要，适量控制饮食对糖尿病患者来说是必要的。当然，控制饮食，并不是说病人不吃饭，也不是说吃得越少越好。那么，怎样控制呢？要按照病人机体的需要，摄入最低量的碳水化合物，适量的脂肪、蛋白质，充足的维生素、纤维素，还要摄入必需的无机盐和微量元素等，保持身体的营养平衡。

具体的措施如下：①每天坚持少吃多餐，定时定量。②多吃粗粮、蔬菜和高钙食品，如高粱、大豆等。③多吃银耳、白果、山药、莲子等。④多吃植物油，少吃动物脂肪。⑤不要吸烟、喝酒，少吃辛辣、油炸食品。

由于每个人的自身情况不同，因此，在饮食治疗中应注意以下几点：①要根据病人平时活动强度、饮食习惯，决定主食和副食的量。②一天中每顿饭吃多少，分几次吃，要根据注射胰岛素和口服降糖药的剂量进行调整，灵活掌握。

饮食控制的目标：控制血糖，保证营养素的摄入，恢复正常体重。目前控制血糖偏高的饮食新理念，归纳起来有如下 7 项：

**1. 从"控制主食"向"控制总热量"转变**

糖尿病患者知道主食应多吃纤维素高的粗粮，如玉米、荞麦、小麦、燕麦或在大米中掺杂些豆类食品，但是，不少糖尿病患者只知道控制主食量，却不知道控制脂蛋白和脂肪，特别是脂肪的摄入量，直接导致血糖控制不良。曾有学者指出：糖尿病的恶化不仅是血糖控制不良，也可能是血脂过高，糖和脂肪都是碳水化合物，在体内可以相互转化。

**2. 从"摄取单一食物"向"摄取多种食物"转变**

糖尿病患者因为惧怕吃，吃的选择越来越狭窄，久而久之，可造成营养不良。但是，只要掌握同种类食品互换就可以增加糖尿病患者的饮食种类，同类食物中的不同品种可以等量互换，使所摄入的食物不至于太单调。

**3. 从"先干后稀"到"先稀后干"转变**

中国许多地方的人，习惯先吃干饭，然后喝汤，这种进餐顺序对于正常人无妨，但是对于 2 型糖尿病患者而言，由于其表现为餐后高血糖，且饥饿感明显，用"先干后稀"的吃法，不但会使血糖明显增加，且饥饿感缓解不明显。如果采用"先稀后干"的吃法，先有汤垫底，再吃干饭，不但可以较快减轻饥饿感，而且餐后血糖升高的速度也会减缓。有人总结的"饭前喝汤，健康苗条；饭后喝汤，越喝越胖"，不仅适用于减肥，也适用于 2 型糖尿病患者的饮食控制。

**4. 从"细嚼慢咽"到"定量快嚼快咽"转变**

有专家在做吃馒头葡萄糖耐量试验时发现：30 分钟吃完 100 克馒头者，比 15 分钟吃完者血糖升高明显，根据这一现象，提出对糖尿病患者而言，吃同样的食物，"快吃快咽"的进餐方法是比较合适的，注意这里的食物是"一定量的"这一点非常重要，因为进餐快，血糖升高慢，饱腹感不明显，此时如果不控制总量，等饱腹感出现了，已不知不觉中吃进了过多的食物，血糖必然会升高了。

**5. 从"盲目选食物"向"按升糖指数选食物"转变**

专家研究表明：食物种类不同和不同的吃法对餐后 2 小时低血糖水平是有影响的，如吃等量馒头比吃米饭餐后血糖升高要明显，吃等量大米的稀饭比吃大米干饭餐后血糖升高明显，"先菜后饭"血糖上升慢于"先饭后菜"。不同的烹调方法对餐后血糖也有影响，从影响血糖高到低为序依次是：糯米饭＞大米粥＞馒头＞大米干饭＞面条＞饺子＞菜包子。

由于糖尿病患者严格控制碳水化合物的摄入，这不敢吃，那不敢吃，使得糖尿病患者常处于半饥饿状态，实际上这对治疗反而不利。

那么，如何让病人既能获得足够的碳水化合物，又不至于使血糖升高呢？这就要选择血糖指数低的食物来吃。

食物的血糖指数（CI）表示某种食物升高的血糖值与标准食物（通常为葡萄糖）升高的血糖值的百分比，CI 的百分率越高，说明这种食物血糖指数越高，升高血糖的效应越强。反之，血糖指数越低，这种食物升高血糖的效应越弱。

碳水化合物含量相同的食物进入人体后，为什么会引起完全不同的血糖反应呢？这是由于不同的碳水化合物在肠胃内消化和吸收的速度不同所致，而消化吸收的快与慢，又与碳水化合物本身的结构、类型有关。此外，加工方式，如颗粒大小、软硬、生熟、稀稠及时间、温度、压力等对 CI 都有影响。总之，越是容易消化、吸收的食物，CI 值越高。

为了给人们提供更多的可选择的健康食品，中外营养学家已制订出 200 多种日常食物的 CI 对比数据。他们认为，CI 低于 55%（即血糖升高指数为 55）的为适合糖尿病患者和希望控制血糖者的健康食品，而 CI 超过 70%（即血糖升高指数为 70）的食物，不仅不适于糖尿病患者和糖耐量异常者食用，也不适合希望减肥的人食用。注意食物标签上的产热营养素的含量及食物升糖指数，对于糖尿病患者来说是必要的。

**6. 从"煎、炸、烤"向"蒸、煮、拌"转变**

由于 90% 的糖尿病患者合并有血脂升高，因此，为糖尿病患者或有高血脂倾向的人烹调食物时，应放弃"煎、炸、烤"耗油量多的烹调方法，而选用"蒸、煮、拌"不用或少用食油的烹调方法。

**7. 重视富铬食物的摄入**

铬是葡萄糖的耐量因子，能够提高胰岛素的敏感性，有利于血糖和血脂的控制，每日每人需要 50～200 微克。含铬丰富的食物有：海带、绿豆、黑木耳、莲子、黑芝麻等。

# 第八章　血管年轻，远离脑病

　　动脉硬化是造成心脑血管疾病的主要因素，多数人在45岁后动脉逐渐变硬，致动脉变狭窄，患心脑血管疾病的风险大增。专家提醒：中老年朋友应关注自己动脉的健康状况，在日常生活中采取饮食防病，对防止、缓解和治疗动脉硬化大有帮助，使动脉老而不硬，血管年轻而健康，远离脑病，自然长命百岁。

——题记

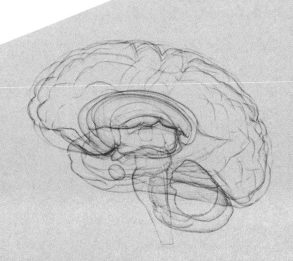

## 第一节　防脑血管病变，查颈动脉狭窄

问：颈动脉狭窄是患脑中风的主要发病因素，那么，平常需要做哪些检查，才能及早发现颈动脉狭窄呢？

答：一般比较简单的通过听诊器来听诊，医生听脖子两边的血管有没有杂音，如果有杂音代表颈动脉可能存在狭窄，如果听诊器没能听到杂音也不代表没有狭窄，有部分病人可能是压制狭窄或者完全堵塞住，那么听诊器也是听不出来的。所以，第二步的检查就要做颈动脉超声波，这样就很容易看出颈动脉有没有狭窄的情况。

问：颈动脉超声波是个什么样的检查？

答：颈动脉超声波检查是无痛性检查，所以，颈动脉超声检查是可以反复进行的首选方法。医生将仪器放在脖子一侧，然后从荧光屏上就可以看到颈动脉，可以很轻易地看到颈动脉的血流是不是通畅，判断血管是否健康或老化。另外，颈动脉的检查要做两边的检查，因为有两根颈动脉，这个检查比较简单，大概做一次检查只需十几分钟就可以全部完成，而且血管是否异常，完全可以在屏幕上马上显示出来，同时血管是否有异常也能看得见。

问：颈动脉超声检查做一次大概多少钱？

答：不贵，一百多块钱，是一种普通而方便有效的快速检查方法。

问：做完颈动脉检查后，还需不需要做其他检查？

答：做完以后，如果发现有问题的话，就必须做影像学检查，做 CT 或是核磁共振进行筛查。

问：有个 56 岁的病人问，我有高血压、动脉粥样硬化，也出现过短时间头晕的情况，后来，去医院做了 CT 和核磁共振也没有看出问题，能排除颈动脉狭窄的可能吗？

答：只有狭窄到比较严重的程度时，也就是出现脑梗死的时候，不管梗死范围多大，这个时候 CT 或核磁共振才能检查出来，所以，一般 CT 和核磁共振检查没问题，不见得就不是颈动脉狭窄，有相当一部分病人，CT 没问题，但是有严重的颈动脉狭窄。

问：预防中风是不是需要定期做颈动脉超声的检查？

答：颈动脉超声检查能够初步发现颈动脉有没有狭窄，所以，一般有条件的

话，应该一年做一次颈动脉超声检查，这样对预防脑中风有好处。

## 第二节 脑动脉硬化症是老年多发病

问：怎样认识脑动脉硬化症？

答：脑动脉硬化在医学临床上，多不列为独立的疾病诊断，但是，由于动脉可以引起动脉血管壁的变性，影响血液的流通，进而引起慢性、非急性、弥漫性脑组织的改变，出现不同大小的血栓，由此而出现神经功能障碍，也就是脑动脉硬化症，高血压和糖尿病加速动脉硬化的进程。

问：脑动脉硬化症是什么性质的疾病？

答：相对于急性脑血管病，即脑出血、脑梗死等，脑动脉硬化症可以说是慢性脑血管病，症状常在50岁后缓慢出现，病程较长，男性多于女性，大多数人的症状缓慢开始，表现为大脑皮质的功能失调，类似于神经官能症的神经衰弱病人的症状，常诉头晕、头痛、疲乏、嗜睡、注意力不能集中、记忆力减退、情绪不稳定、四肢发麻等，多数病人感到神志不清、头部压紧、头晕脑胀等，常有睡眠障碍，多睡或失眠，近记忆力减退明显，情绪波动大，不易自己控制和掌握，有些人有心悸、多汗等，神经系统检查常不能发现有异常体征。

问：脑动脉硬化症对健康的危害主要表现在哪些方面？

答：病变严重者可以出现痴呆，并出现精神症状，性格改变明显，热情变为淡漠，慷慨变为吝啬，或多疑、执拗，或盲目乐观，严重者丧失分辨数目的能力，常出现强笑强哭，少数病人会出现错觉、幻觉、妄想等精神症状。

更为严重的病人，因脑神经改变加重，导致说话不清，进食困难，有些出现癫痫发作，帕金森样抖动，舞蹈样多动，也有一些病人出现强迫症状，病人会抓住任何东西如衣服、被褥等不撒手，会撕破衣服，也会有强要症状，咬住东西不放，甚至将自己的手指咬掉，这时神经系统检查有不正常表现，可以出现延髓神经麻痹的症状和体征，病人吞咽困难。总之，脑动脉硬化症有轻有重，症状也各不相同。

问：脑动脉硬化症是脑血管病的一种表现，那么，怎样才能诊断这种疾病呢？

答：诊断这种病，其特点是缓慢的发展过程，眼角膜周围常常有白色的老年斑，桡动脉发硬，额角血管纡曲暴露等外在的动脉硬化表现，也常伴有高血压、糖尿病等，眼底见动脉硬化改变。化验检查，血脂多增高。脑部影像检查，常可以见到脑萎缩、腔隙性梗塞、脑白质缺血性变性等。结合以上症状和神经系统改变可以诊断，但是，不将短暂脑缺血性发作、症状出现后的多发性脑梗死等诊断为脑动脉硬化症。

问：怎样防治脑动脉硬化？

答：因脑动脉硬化所致的各种症状称为脑动脉硬化症，但是，脑动脉硬化的病变也是脑血管病的病理基础，所以，积极防治脑动脉硬化，不仅能控制动脉硬化所出现的各种症状，还可以防止其他脑血管病的发生。

脑动脉硬化是全身动脉硬化的一部分，因此，在防治方面也要考虑到全身情况。由于动脉硬化缓慢隐匿地发展，可以长期无任何症状，所以，在早期常常不引起人们的注意。一般地说，20岁左右的人即可开始有脑动脉弹性逐渐减退的趋势，40岁以后逐渐明显，50岁以后会出现早期症状。由此可见，防治脑动脉硬化最好从儿童及青壮年时期开始，从小培养健康的生活习惯，树立良好健康的生活方式，加强体育锻炼，吃健康合理平衡膳食，既要吃得有营养，又不使营养过剩或某些营养不平衡，更要防止营养失衡，重视脑力劳动与体力活动相结合，不吸烟、不酗酒，避免过度劳累和精神刺激，不吃肥腻油炸食物，提倡吃清淡弱油新鲜食物，不暴饮暴食，防止超重，更不能肥胖，这样的日常生活对预防动脉粥样硬化是很有好处的。即使到了中老年期，脑动脉开始硬化，开始采取防治措施也不算晚。从动物实验及人类观察中发现，已形成粥样硬化的动脉，附在动脉壁上的斑块可以消除，所以，处于脑动脉硬化早期的人进行预防和治疗，可以阻止病情的进一步发展和恶化，并有可能改善和减轻症状。

问：那么，治疗脑动脉硬化应采取什么样的措施？

答：治疗上主要是改善心血管功能，改善脑部血流循环，要坚持适当的体育锻炼，应用血管扩张药物。另外，降低血脂的药物也可以应用，依病情用一些镇静药，改善记忆功能的药物也有裨益，可以较大剂量应用B族维生素药物，并注意因意识不清、吞咽困难引起的肺炎、尿路感染等的对症治疗。

具体治疗措施有以下几点：

1. 避免精神紧张、烦恼焦虑，生活要有规律，学会经常用脑，又要避免用脑过度。

2. 合理的饮食结构应该是低钠高钙、高蛋白、足够的维生素和适宜的含较多不饱和脂肪酸的脂肪，素油、瘦肉、鱼类、豆制品、新鲜蔬菜和水果都较为适宜，要少吃糖，不吸烟，少饮酒，不暴饮暴食，重视饮食防病与健身。

3. 参加力所能及的体育锻炼和体力劳动，可帮助改善血液循环，增强体质和防止肥胖。

4.重视治疗能加速动脉硬化的疾病，如高血压、高脂血症、糖尿病等，因为这些都是危险因素，若不重视控制可导致进一步动脉硬化甚至恶化。

5.药物治疗应根据病情及症状，要在医生的指导下用药，依据血脂水平、脑血流图表现、颈动脉超声波检查报告等，有针对性地服用一些改善大脑代谢、防止大脑萎缩、扩张血管、降低血脂、活血化瘀的中成药和西药，也可由中医师对证治疗，或由中西医结合治疗。但是，要有针对性的应用，不要过多或重复用药，重在对症，正确组方，而不是用药越多越好，"是药三分毒"。例如：对于血液黏度高的病人，可用小剂量阿司匹林、潘生丁等，视病情需要也可以用一些改善大脑代谢的药物，如脑复康、谷氨酸、三磷酸胆碱等，调节神经、精神方面的药物有谷维素、刺五加、安定等，用于预防甚至治疗。因此，从平时就注意饮食预防与健身，要比吃药治疗有效和方便。吃平衡饮食是最好的减药方笺。注意体育活动、戒烟戒酒是最好的预防措施，尤要积极认真治疗与控制高血压、高血糖、高血脂，尽量降低"三高"人群的致病危险因素。只有重视自我保健，从日常生活做起，从饮食防病做起，积砂成塔，日积月累，中老年人才能享受老年人动脉老而不硬，长寿百岁。

## 第三节　动脉老而不硬，血管年轻要靠吃

动脉硬化是指人体大动脉和中型动脉（如主动脉、脑动脉、肾动脉、股动脉）的内膜沉积了过量的脂质，特别是胆固醇，结果使动脉内膜凹凸不平，有的还伴有钙质沉着，使血管变硬，也就是血管由年轻变老，又硬又脆。这种情况发生在脑部则称为脑动脉硬化，发生在心脏则称为冠状动脉硬化。同时，随着年龄的增长，大脑的变异与萎缩是自然的生理现象。一般认为：45～65岁是初老期，身体形态与功能会逐渐出现衰老现象；65岁以上为老年期，这期间大脑的萎缩会加剧。此时，应努力从食物上保证大脑的营养供给，防止大脑萎缩，发挥食物营养的功能优势，保持智力。如何使中老年人的动脉老而不硬，保持血管年轻而健康，使大脑不萎缩而保持正常功能，使得少患病而健康长寿？医学专家给出了如下建议：

### 一、坚持运动，防止脑血管病变

体育运动能增强血液循环，促进脂肪代谢。研究人员发现：人体进食富含脂肪的饮食1～2小时后，做适当的体育锻炼，体内的高密度脂蛋白就会明显增加，这

种物质在血液中与脂肪结合，可通过动脉血管壁的微小孔而被排出，从而起到了降血脂作用，这对避免血管硬化的发生极为有利。

国家级体育指导员许在安在《当代健康报》上撰文推广预防中风的几种简易运动疗法可供参考：

**1. 颈部运动防中风**

每天坚持 2～3 次，每次 3～5 分钟。

方法要求：做不同方向的颈部运动，而且动作要柔和、自然、放松。

点评：颈部运动可以增强头颈部的血流循环，减少胆固醇沉积于颈动脉的机会，保持血管年轻，老而不硬，因此，有利于预防中风、高血压、颈椎病和青光眼。

**2. 耸肩运动防中风**

每天早、晚各坚持做耸肩运动 1～2 次，每次 5 分钟左右，动作自然，有节奏，全神贯注，思想集中而又放松。

点评：通过天天做耸肩运动，可以使肩部神经、肌肉、血管得到放松，活血通络，既有益于肩周炎的防治，也为颈动脉血液流入大脑提供了驱动力，迫使流动迟缓的血液加速流向大脑，保持血管畅通，促进血管健康，老而不硬，血管年轻不脆化，从而减少脑血管供血不足和发生梗塞的危险性。

**3. 热水擦颈防中风**

利用每天早晨与晚上洗脸的机会，以 50℃ 左右的热水擦洗颈部，用热毛巾按摩颈部四周，以颈动脉为中心区，以皮肤有热感、发红为度。

点评：热水擦颈为什么能预防中风？因为它可以促进颈部血管的平滑肌松弛，改善血管营养，减少胆固醇沉积，促使硬化的颈动脉变软，恢复弹性，所以有利于改善大脑供血，并减少中风发生的危险。天天热水擦颈按摩，使颈部通向大脑的血液充足，使大脑营养充足，所以可防止大脑萎缩，保持动脉不硬，大脑不萎缩自然就能远离中风。

## 二、饮食疗法，防止脑血管病变

### 一要粗细粮搭配吃

坚持以谷类为主食，在吃大米、面粉的基础上，适量搭配吃玉米、小米等粗杂粮，以保证脑细胞的重要热能来源，使血液循环畅通，保护血管健康。

### 二要多吃豆制食品

大豆制品不含胆固醇而含谷固醇，后者可以抑制胆固醇的吸收。另一方面，严格控制动物脂肪的摄入量，因为机体摄入的脂肪在血液中不溶于水，必须和蛋白结合成脂蛋白才能溶解并被血液输到全身组织器官，对血管危害最大的是低密度脂蛋白，而高密度脂蛋白则对血管有益。大豆制品能降低低密度脂蛋白，而动物脂肪却能使低密度脂蛋白升高，易促成动脉硬化。为此，中老年要多吃大豆制品，少吃动物油脂，而且可选用大豆油脂替代动物油脂，更能保护动脉和大脑健康。

### 三要注意脑中氨基酸的平衡

脑中氨基酸平衡有助于脑神经功能及大脑细胞代谢，使脑动脉得到充足营养而保持弹性不老化。为此，吃的食物要选择富含优化脂蛋白的品种，例如鱼类、蛋类、乳制品及瘦肉，这类食物所含的氨基酸齐全且丰富。

### 四要注意必需脂肪酸的摄入

人体必不可少的脂肪酸在大豆油、芝麻油、花生油及核桃等植物油中含量较多，为不饱和脂肪酸，常吃适量富含必需脂肪酸的油脂可延缓脑动脉硬化，使血管保持年轻而健康。也可每天坚持吃几个核桃，吃一把瓜子或花生之类的干果，不仅可以健脑益智，而且有助于防止心脑血管病风险。

### 五要注意新鲜蔬菜与水果的摄入

这类食物是人体健康的基础营养来源，不可缺少，它们富含微量元素和维生素，对大脑具有保护作用。脑动脉硬化与大脑萎缩在某种意义上说就是缺乏某种营养所致的一种营养失衡疾病。例如：维生素C在大脑中好比润滑油，维生素A可增强大脑的判别能力。维生素D是脑组织活动的得力"助手"，也是脑动脉保持弹性、延缓衰老的基础材料，有了它才能与血钙结合，抗衡血中沉积物堆积，使血管有柔软性而不脆化。特别是B族维生素的种类很多，它们都是脑动脉所不能缺少的重要营养物质，既可保证大脑的营养供给，利于克服疲劳、倦怠感，又能使脑动脉得到足够的营养而使血流畅通，减少血管壁的老化与脆性，因此能使人思维清晰。维生素E可以有效地抑制脑组织细胞的衰退、坏死，防止脑动脉过早地老化，使脑细胞延长生命力。总之，维生素对大脑各部分都是不可缺少的，是维护大脑健康的卫士。

### 六要注意对大脑不可缺乏的微量元素的供给量

虽然每天吃的新鲜蔬菜和水果中也含有微量元素，但仍不能满足中老年人对防止脑动脉硬化和脑萎缩的需要量，因此，必须在富含微量元素的食品中有目标地加强选择摄取。例如：碘是组成甲状腺素的重要成分，如果缺乏碘，会导致烦躁不安、智力下降，这种脑功能症状实质上是脑动脉在大脑皮层中的反映。锗在人体内参与遗传过程，可强化智力，故有"智慧素"之称，其含量在人参及天然矿泉水中含量较多。锌是大脑蛋白质和核酸合成的必需物质，也是脑动脉保持年轻态的重要之素，如果缺少就会加速各种器官老化，人体如果缺锌 48 小时就会产生蛋白质合成障碍，干扰细胞分裂，造成智力下降是最为常见的病理症状，其实质是脑功能受到破坏的表现，含锌高的食物有鱼、肉、蛋类及坚果等。铁与大脑感知关系密切，它对维护血管健康也很重要，缺铁的人容易导致脑功能动脉硬化加速与加重，所以，为了防止体内缺铁要常吃动物肝、豆类食品，尤其多吃黑豆、黑芝麻、黑木耳、红糖等富含铁的食品，对脑动脉与大脑健康有益。钙对大脑来说，可抑制脑神经异常兴奋，使大脑保持正常的工作状态，一旦缺乏钙可加速脑动脉硬化进程，进而加重脑病变的程度。但是，要维护大脑的整体健康，对各种微量元素的摄入应注意平衡，缺少有害，过多也不宜。只要坚持吃多种多样的食物，不偏食、不挑食，一般是不会缺乏的。

对于食物补钙是长期而必须重视的，一般可常吃奶类、豆类、小鱼、小虾、虾皮、田螺等。此外，要常吃海产品，如海带、紫菜等，不仅钙含量高，而且还含有碘，是天然健脑、护脑食品，提倡多吃、常吃。

### 三、禁止吸烟，防止脑血管病变

经验证的"一氧化碳造成血管壁内皮细胞缺氧，促成脑动脉硬化"的报告指出，烟中的尼古丁可以使高密度脂蛋白减少，促使低密度脂蛋白增长，从而加速脑动脉硬化，增加发病的危险。

### 四、放松心情，防止脑血管病变

脂质代谢紊乱，动脉壁功能障碍，是引起脑动脉硬化的主要原因，这两者又都与高级神经活动障碍有密切关系。动脉粥样硬化的发病与紧张的脑力活动、易激动的情绪有密切关系，因此，预防动脉硬化除了以上各种措施之外，更为重要的是，必须从精神调养入手，俗话说"心平气和仁者寿长"，就是这个道理。

## 第四节 维生素 $B_6$ 缺乏，动脉硬化之祸根

动脉硬化之祸始于维生素 $B_6$ 缺乏。研究者报告称：你如果用鸡蛋当早餐，牛肉饼做午餐，那么，晚餐的菜肴应当是一碗蔬菜再加一个香蕉。

这份菜单是美国哈佛医学院病理学教授克尔莫·麦库雷博士提出来的，因为他认为：动脉粥样硬化的原因是高蛋白、高脂肪膳食中缺乏维生素 $B_6$ 而致的一种毒性化学反应。

### 一、饮食不平衡导致动脉受损

麦库雷的理论并不是新观点，早在20世纪40年代，就有专家发现猴子因缺乏维生素 $B_6$ 而引起动脉损伤，因而首次提出了维生素 $B_6$ 缺乏与动脉粥样硬化之间的联系。

然而，在那个时候还未充分了解动脉粥样硬化的生化步骤，所以没有形成结论，麦库雷博士解释道：动脉粥样硬化是一系列极为复杂过程的最终结局。

麦库雷博士说：不平衡膳食主要是动物蛋白吃得太多，粮食谷物、蔬菜和豆类吃得不足，这种不合理的饮食会导致动脉壁的损害，因为动物蛋白质富含一种必需氨基酸——蛋氨酸，它虽是人体的必需成分，对人的生长发育起着重要作用，但是，如果无足量的维生素 $B_6$，就不能进行适当的代谢，而会释放产生一种名叫高半胱氨酸的中间产物。

博士曾在1970年做了动物实验，将高半胱氨酸注射到家兔体内，使家兔发生了动脉粥样硬化。华盛顿大学的两位专家曾用狒狒做了同样的实验，也取得了同样的结果。

我国的科学家也曾在小狗身上做了同样的实验，也发现被实验的小狗患上动脉粥样硬化。

### 二、动脉受损害之机理

专家研究发现：维生素 $B_6$ 缺乏对动脉壁脆弱的上皮细胞有极大的毒害作用，能导致上皮细胞的破坏和脱落，动脉虽能自身修复，但是，上皮细胞的再生却很缓慢，结果在动脉壁上遗留了许多细小的坑坑洼洼，因此，在这条畅通无阻的通路上，就可能发生血脂堵塞这些坑穴的意外事件。血液中胆固醇和甘油三酯的浓度越

高，或者血压越高，血脂填补这些洞穴的速度就越快。这种粥样斑块越积越多，就会堵塞心脏的冠状动脉、大脑的小动脉或者肾脏的小动脉等，引起冠心病、脑中风或肾功能衰竭等凶险疾病。

### 三、吃哪类食物能保护动脉不老化

怎样才能预防发生动脉粥样硬化呢？

专家认为：由于动脉硬化在儿童时期就开始潜移默化地进行，因此，要在童年就注意多吃富含维生素 $B_6$ 的食物，防止动脉壁的细微损伤。因为维生素 $B_6$ 是一种辅酶，它能使蛋氨酸很快地通过高半胱氨酸阶段，转变成无毒的代谢产物，所以，膳食中有足量的维生素 $B_6$，高半胱氨酸就不能起破坏作用。

维生素 $B_6$ 和蛋氨酸均为膳食中的必需成分，保持二者之间的平衡极为重要。问题是高蛋白、高脂肪饮食中蛋氨酸有多余，维生素 $B_6$ 又不足，因此，要在膳食中多补充富含维生素 $B_6$ 的食物，以避免蛋氨酸毁坏动脉壁的上皮细胞。只有多吃富含维生素 $B_6$ 的食物，才能保护动脉不损伤，血管年轻不老化，人体才能健康长寿。

那么，哪类食物富含维生素 $B_6$ 呢？下面介绍一些常用食品所含的维生素 $B_6$ 与蛋氨酸的比值，供选择食品时参考。

香蕉 =46，胡萝卜 =15，洋葱 =10，菠菜 =7，马铃薯 =7，龙须菜 =5，菜花 =5，萝卜 =5，扁豆 =3，豌豆 =3，牛肝 =2，鸡蛋 =2，玉米 =2，花生 =3，大豆 =2，胡桃 =2，鸡肉 =1，鲑鱼 =1，牛肉 =0.9，禽蛋 =0.9。

## 第五节　动脉硬化之新理论，饮食防病之新观点

浙江大学食品科学博士牛老师在《医药养生保健报》上发表她的研究报告——《四期饮食防动脉硬化》，文中提出：动脉硬化主要与血管的衰老有关，病变可分为四个发展阶段。

### 一、动脉病变的四个发展阶段表现

第一阶段：随着年龄的增大，体内脂质代谢减慢，血管的抗氧化损伤能力下降，动脉内膜就变得不平滑、不完整。

第二阶段：病变处内皮细胞下出现平滑肌细胞及细胞外脂质物融合成脂核，形成早期的动脉硬化斑块。

第三阶段：动脉硬化斑块增大，因钙沉积或结缔组织沉着而使血管变硬、变窄，引起血流减慢，容易出现心悸等临床症状。

第四阶段：血管进一步硬化狭窄，血栓形成，血栓一旦堵塞血管，就会引发心肌梗死或脑梗死中风等严重的心脑血管疾病。

## 二、分段对症防治，主选防病食物

牛博士介绍：最新科学研究发现，人们日常饮食中的豆类、新鲜果蔬、粗粮等许多食物中，其实都含有抗动脉硬化的营养因子，只要这些食物搭配得当，针对动脉硬化的四个病变发展阶段，采取不同的食疗措施，就会明显降低患心脑血管病的风险，达到防病健身、延年益寿之目的。

**第一阶段的症状表现与对策**

对策：降脂、降胆固醇。

主选防病食物：黑木耳、南瓜、黑芝麻油。

动脉硬化初期症状为身体发胖，易疲劳，记忆力下降，喜吃高脂食物，体内甘油三酯大于 2 毫摩尔 / 升，尽管未感到头痛、胸闷，但是，动脉内膜已开始出现损伤，此时的对策，应及时降脂、降胆固醇，防止过氧化脂质损伤动脉内膜及平滑肌增生，控制动脉的进一步病变危害。

专家点评：

1. 黑木耳中含有较多的黑木耳多糖，可抑制血小板聚集，加快体内胆固醇的分解和排出。食用方法：黑木耳凉拌或热炒均可，但炒食时宜添加大蒜碎末或富含维生素 C 的青椒食用更佳，降脂效果更好，每周吃 2 ～ 3 次。

2. 南瓜中南瓜多糖能显著降低血浆总胆固醇和甘油三酯，减少血管内纤维组织的增生，使动脉壁表面逐渐变平滑（对糖尿病患者动脉硬化初期效果更佳），每周至少食用 2 ～ 3 次，用大米共煮成南瓜米饭效果更佳。

3. 黑芝麻油含有黑芝麻素和不饱和脂肪酸，有助于减少体内过氧化物损伤，减少脂质的大量聚集，防止血管内膜增厚，吃凉菜时加入一勺黑芝麻油，既方便又可增添菜肴风味，一举多得。注意对黑芝麻油的保管安全，因为它很容易变质。如果发现油脂已经变质，绝对不能食用，否则对人体有害，对动脉血管的危害更大。

**第二阶段的症状表现与对策**

对策：抑制动脉硬化斑块增大。

主选防病食物：黑豆、葡萄柚、苹果。

动脉硬化第二阶段的表现为喜欢吃肉，并常出现心悸、心慌、胸闷、头痛、头晕等症状，虽然动脉硬化斑块已逐渐形成，但仍有足够的血液供应给各器官，所以，此时的对策，当务之急是加强饮食防病治疗，抑制动脉硬化斑块的增大。如食疗得当，可使硬化斑块稳定或减少其形成，使血流量增大，避免动脉硬化斑块的进一步增大和恶化。

专家点评：

1. 黑豆的皮中含有丰富的花色苷，具有很强的抗氧化活性，其清除自由基的能力比维生素 C 还强，常吃黑豆能改善人体血脂代谢，抑制主动脉粥样硬化斑块增大。食用方法：取 50 克黑豆加水并加 3 滴白醋煮酥烂，喝汤吃豆，隔天吃 1 次，如能用新鲜柠檬挤汁替代白醋效果更好。也可取黑豆 100 克，加红枣 10 个，共煮烂，分次饮汤吃豆，有同等的效果。

2. 葡萄柚（柚子中的一个品种，当地如无，可选用其他品种的柚子）含有丰富的酚类物质，有较高的抗氧化能力，对降低血清甘油三酯有很好的效果。实验发现，每天吃一个柚子，但要坚持天天吃，一个月后，动脉硬化患者的血脂明显下降，总胆固醇降低 10.7%，甘油三酯降低 5.6%，动脉硬化斑块也得到了控制。红瓤葡萄柚比黄瓤效果更好，因为其所含的酚类物质较多，所以疗效较显著。

3. 苹果中的果胶、纤维素能使体内的脱辅基蛋白 A-1 增加，有助于抑制动脉硬化斑块的发展。此外，苹果中的黄酮类化合物还能抑制血液凝固，防止主动脉病变斑块的增大。临床调查发现：常吃苹果的男性可使患脑中风的风险减少 41%，女性减少 39%。建议每天午餐后 1 小时食用 1 ～ 2 个苹果，坚持长期食用效果较好，吃酸味重的苹果比甜味重的更有效果，因为苹果中的酸不仅维生素 C 含量高，更重要的是苹果酚类物质有保护血管的功效。

### 第三阶段的症状表现与对策

对策：防止形成血栓。

主选防病食物：黑米、番茄、莲子心。

动脉硬化病变第三阶段的症状表现为：情绪易激动，疲劳乏力，睡眠差，记忆力显著下降，下肢沉着无力或一侧肢体麻木。此时的对策：动脉硬化的斑块面积大于 70%，很容易形成血栓，为此，饮食防病治疗主要以抑制硬化斑块扩大和防止形成血栓为主。

专家点评：

1. 黑米中富含黑米花青素，它能够显著改善血脂水平，抑制动脉硬化第三阶段斑块的扩散和形成血栓，防止血管狭窄。实验证明：常吃黑米可使主动脉脂质斑块面积减少近50%。食用方法：每周至少吃三顿黑米饭，煮饭时黑米最好不要用水冲洗，宜直接将黑米入锅加水煮熟，以免黑米花青素流失。

2. 番茄中的番茄红素具有较强的抗氧化性，能防止血液中的脂质过氧化，减少血栓的形成。实验表明：每周吃3次番茄或番茄酱，可使患心脑血管病的风险降低约30%。若每周吃10次以上，可使患心脑血管病的风险降低65%。每次只要吃中等大小的一只（约150克）即可，应选用颜色鲜红的番茄效果好，因为越成熟的番茄所含的番茄红素越多，所以疗效好。

3. 莲子心含有较多的生物碱，可提高主动脉平滑肌的静息张力，抑制动脉硬化斑块的沉积，防止血栓形成。食用方法：每天晚饭后，取10克莲子心，热水泡饮，饮后再泡再饮，直至味淡，连续饮1个月以上。若天天常饮效果更佳，也可以早起至晚上，将莲子心泡水当开水饮，效果也很好。由于饮水量多，因此对预防脑中风也有益。

### 第四阶段的症状表现与对策

对策：软化血管。

主选防病食物：红葡萄酒、黄豆、麦胚。

随着动脉硬化斑块面积的不断扩大，血栓不断形成，血栓开始堵塞血管，便进入了动脉硬化的第四个阶段，此时的对策，饮食防病治疗的关键是溶栓，食用具有溶栓和软化血管的食物，尽可能避免血栓堵塞血管，诱发冠心病或脑中风凶险疾病。

专家点评：

1. 红葡萄酒含有丰富的白藜芦醇，不仅能降低体内总胆固醇、甘油三酯，降低动脉硬化指数，白藜芦醇还能有效扩张血管，其代谢物（云杉新苷）能使心肌收缩更有力，舒张更彻底，可大大提高心肌的工作效率，对脑动脉也有防止阻塞或破裂的作用。食用方法：选择品质好、酒度较低的干红葡萄酒为好，每天饮用50毫升，但不宜过量。

2. 黄豆即大豆，含较多的黄豆苷元，能促进人体血液流动，减少血栓，软化血管。中老年朋友宜经常食用黄豆面、鲜豆浆、豆汁、豆豉（日本称豆豉为纳豆，是预防脑中风、血栓的保健药物）等。大豆制品中的豆腐、豆干等因为加工精度较高，黄豆苷元损失较大，因此，会削弱软化血管的效果。为此，作为软化血管、防止血栓形成的防病食物，最适宜用干黄豆用电磨加工为黄豆粉（北方称黄豆面），掺入小麦粉中做面条、饺子、包子或馒头吃，疗效更理想。

3. 麦胚是小麦的芽胚，含较多的黄酮类化合物，能抑制脂质氧化酶，特别是对冠状动脉血管、下肢动脉血管有扩张及调节作用，因而有助于防止动脉硬化、栓塞等。麦胚中还含有对脑动脉有疏通、防血栓作用的特殊酶活性物质，尤其是小麦胚芽油中含有较多的这种有利软化血管、防血栓形成的活化物，因此，小麦胚芽粉或其油脂被营养学家誉为"心脑血管病的保护神"，提倡把它作为预防动脉硬化的日常保健食品，建议儿童、青少年期就要有计划地选择这类对血管有益的食物。专家分析这类麦胚芽对血管健康有益，主要因为它含有丰富的芦丁醇。食用方法：平时尽量吃加工粗糙的小麦制品，有条件的应吃全麦食品，一般可购买麦胚粉，每天取一小勺加水调服，或加在面粉中制成食品。

## 第六节　保护血管，从吃开始

人的衰老主要表现在血管的老化上，年龄相同的老年人，血管年轻者，其肌体也年轻，患心脑血管病的风险很小。相反，血管老化，也就是通常说的血管硬化的人，他的肌体也随之老化，而且血管硬化者易患冠心病或脑中风。所以，防止早衰就必须保持血管年轻，要远离脑中风凶险，就要保护好血管健康。年老了，动脉老而不硬才是真正的健康，才能远离脑中风。要保护血管年轻，应从吃开始，从以下几点做起：

### 一、多吃鱼可保护血管健康

鱼富含甲硫氨酸、赖氨酸、脯氨酸及牛磺酸的优质蛋白质，有改善血管弹性、应激性及促进钠盐排泄的作用。

此外，鱼含不饱和脂肪酸的鱼油，有保护血管内皮细胞、减少脂质沉积及改善纤溶的功能。

### 二、少吃动物脂肪可延缓动脉硬化

人体摄入的脂肪必须和蛋白结合成脂蛋白才能溶解，而后被运输到全身各组织器官。脂蛋白按其颗粒大小不同分为 4 种，颗粒最大的叫乳糜颗粒，稍小的叫极低密度脂蛋白，更小的颗粒叫低密度脂蛋白，最小的叫高密度脂蛋白。对血管硬化影响最坏的是低密度脂蛋白和极低密度脂蛋白，它们能沉积到血管壁形成粥样硬化，而高密度脂蛋白有益，因为动物脂肪中低密度脂蛋白过高，故易促成动脉硬化。

### 三、摄入富含精氨酸食物，有助减少血管损伤

富含精氨酸、补肾填精的食物有助于调节血管张力，抑制血小板聚集的血管舒张因子——氧化氮的合成，因此有助于减少血管的损伤。

这类食物有海参、泥鳅、鳝鱼，植物性食物有芝麻、山药、银杏、葵花籽、花生、核桃，尤其是大豆制品的豆腐、豆干及其他豆制食品，也含有较多的精氨酸。

### 四、多吃富含叶酸食物，可防硬化斑块形成

若膳食中缺乏叶酸及维生素 $B_6$、$B_{12}$ 会使血中高半胱氨酸水平升高，易损伤血管内皮细胞，促进粥样硬化斑块形成，所以，补充叶酸对降低冠心病和脑中风的发病率有重要作用。

### 五、摄食天然抗凝去脂食物，有助减少猝死

抗凝去脂是防止心脑血管病猝死的重要防病措施，所以，摄食此类食物有助减少心肌梗死或脑中风猝死危险。

那么，应多吃哪类食物呢？

抑制血小板聚集，防止血栓形成，首选黑木耳。此外，含吡嗪类物质，如大蒜、洋葱、青葱、香菇、龙须菜、草莓、菠萝等，也有一定的抗凝血疗效。

番茄、红葡萄、橘子中也含有类似阿司匹林水杨酸抗凝物质。

去脂食物有螺旋藻、香芹、胡萝卜、山楂、紫菜、海带、核桃、橄榄油、芝麻油等。

### 六、多吃碱性食物，有助于软化血管

专家研究发现，多吃碱性食物，可保持血管的软化，因为碱性食物能使血液保持弱碱性，使得血液中乳酸、尿素等酸性物质减少，并能防止其在血管壁上沉积，因而有软化血管的作用。

那么，怎样吃才合理呢？一般来说，大米、面粉、肉类、蛋类等食物几乎都是酸性食物，在日常生活中要分清两类不同性质的食物，合理地搭配吃才健康。

### 七、少吃盐才能使血管健康

根据流行病学调查，吃盐较多地区的人群，高血压的发病率远远高于吃盐少的地区。据报道，每人每天摄入7克食盐者，高血压的患病率为6.9%；摄入10克者，患病率为8.6%；摄入26克，患病率约为39%。由此可见，食盐应限量，不宜多吃。中国营养学会制订的《中国居民膳食指南》，规定每人每天食盐的摄入量不超过6克，如有心脑血管病者应更少。

### 八、不吸烟、少饮酒，能防心脑血管病变

烟中的尼古丁能使血液中的胆固醇和低密度脂蛋白浓度升高，这些物质会沉淀在动脉壁上，引起动脉粥样硬化。吸烟数量越多，动脉壁纤维越厚，血斑形成和冠状动脉硬化越严重，患动脉硬化的概率就越高。

少量饮酒可使小动脉扩张，促进血液循环，但是，长期大量饮酒，则会促进肝内胆固醇合成，使血中胆固醇及甘油三酯含量升高，从而导致动脉粥样硬化。

### 九、加强体育锻炼，能保持血管软化不硬

运动不足，可引起血脂升高，如果坚持适度运动，可变血脂为热能，不仅可以健体强身，还能增加血管弹性，保持血管软化不硬。

至于选择怎样的运动方式，当然要因人而异。中老年人宜选用慢跑、散步、跳舞、气功和打太极拳等中强度的运动，体弱者则以低强度的运动为宜。

### 十、保持乐观心情，能稳定血压、保护血管

良好而平稳的情绪，有利于保持血压稳定，有利于保护血管。虽然随着年龄的增加，人体衰老而退化，但只要能注意饮食平衡，改进膳食结构，加强体育锻炼，并养成良好的生活习惯，就可以使我们的血管保持年轻，远离心脑血管的风险。当然，定期检查身体十分重要，注意血压、血脂、血液黏稠度等指标的异常变化，及时发现和治疗血管病变，才能远离脑中风。

# 第九章　凶险脑病，可防可治

　　脑中风是困扰老年人的多发病、常见病，随着老龄化程度的不断提高，中风、偏瘫、脑萎缩等脑病的发病率不断上升，这些已严重影响到中老年人的生活质量。那么，凶险的脑病能防治吗？本章就来回答这个人们普遍关注的问题。

——题记

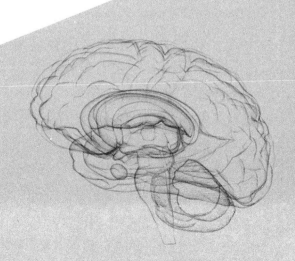

## 第一节 清朝十二帝，两帝死于脑中风

清朝开国皇帝皇太极于清崇德八年（1643 年）八月初九亥时猝死。皇太极白天还处理政务，夜里突然脑中风离开人世，享年 52 岁。两年前他曾有中风先兆：1641 年 7 月行军途中鼻子流血不止，用碗接着，马不停蹄。

1735 年 8 月 23 日子时，58 岁的清朝第五位皇帝雍正在圆明园猝然离世，据《清世宗实录》记载：去世前两天召见大臣，照常听政，发病时失语、流涎、偏瘫，无法进药，前后 3 天，龙驭上宾。据清史专家、社科院郑天挺教授考证，雍正突然发病，其症状属典型的脑中风。

清朝十二个皇帝，皇太极和雍正两帝都死于脑中风，这也不能不引起皇室的恐慌。

此后，清皇室曾密召天下名医，寻找防治脑中风的良药。

## 第二节 长寿皇帝乾隆，藏药养生防脑病

乾隆皇帝即位后，将祖宗的基业发扬光大，在文治、武功方面都有建树，确为一代有为之君。尤其在治理西藏方面，他两次派兵打败廓尔喀（今尼泊尔）的侵犯，规定：设驻藏大臣督办藏内事务，达赖喇嘛、班禅额尔德尼圆寂后，在驻藏大臣的亲监下，用金奔巴瓶挚签决定继承人，这是乾隆的一个创造。达赖喇嘛向朝廷进献奇珍异宝，其中以红木盒盛装药丸仁青桑培，是乾隆最喜欢的宝贝。他把这藏药留下服用，预防和治疗脑中风，并将藏药丸仁青桑培赐名"珍龙"，作为他养生长寿的秘方。他成为中国历史上最长寿的皇帝，享年 89 岁。

## 第三节 密宗藏药，善治脑病

藏药为何能善治脑病？

在青藏高原，空气稀薄，高寒缺氧，恶劣的自然条件，加之蔬菜、水果等食品缺乏，维生素严重摄入不足，肉食过量，因此，致使藏族地区的人们多患脑中风、偏瘫、脑萎缩等脑病。

千百年来，藏传佛教（藏密宗）的得道高僧和活佛为求得治病良方，历经多代

人的努力，发明了"三因时论疗法，五源秘诀法，三因堆政法，萨热西尊疗法，甘珠尔疗法，丹珠尔疗法"等治疗脑病的方法。至1765年（清乾隆三十年）著名的藏医大师——心萨活佛总结了前人的经验，在藏传佛教中土、水、风、火、空五种根源学说的分析论证下，运用藏医学的天文星算本质归一的内在联系，精选海拔在3800米以上缺氧高山中的名贵藏药材，以及海拔6500米以上雪山花岗石中的五色甘露岩精（由于严冬和劲风吹裂顽石，夏季岩石受热，岩峰里会流出黑、白、紫、红、黄色的胶状物，明代古籍《本草纲目》说"雪山药有日月之力"，就是指这五色甘露岩精），再配上高原特有的动物大脑、卵、髓、角煅制入药，研制成了专治脑中风的藏药"仁青桑培"。它的药理功用是：将通腑泻下法和活血化瘀法神奇结合，着眼于脑细胞尤其是脑神经细胞的双向修复，使中风者恢复语言和运动功能，疗法独特。

心萨活佛一生整理和独创27种密宗藏药，挽救了成千上万的生命。他圆寂后，这些国宝药方被封存在他的灵塔中。

## 第四节　传世国宝，造福苍生

随着中国医学和世界医学对藏药的研究和推广，大量的藏药被藏区以外的医院做临床应用，许多中西医无法解决的治疗难题，应用藏药治疗却都迎刃而解，尤其在心脑血管病的疑难症状、脑神经方面的问题，藏药更显出它神奇的魅力。因此，藏药的开发已引起了我国政府和世界医学组织的关注和支持。

1987年，在金河集团、青海省人民政府的再三申请下，时任全国人大常委会副委员长的第十世班禅大师亲自为心萨活佛灵塔开封，并取出200年前心萨活佛亲笔记载国宝珍龙仁青桑培的密宗验方，卫生部责成青海省藏药研究院、藏医学院的一批名老藏医药专家，对心萨活佛的验方展开研究和临床实验，以尼玛次仁院长为核心的名老藏医专家们经过十余年的临床应用，又在国家仁青桑培和《四部医典》处方的基础上，反复筛选实验，精益求精，终于使攻克脑中风的国家藏药"珍龙醒脑胶囊"问世，造福苍生。

藏药"仁青桑培"被历代活佛视为神赐的圣药，它在脑中风的治疗和预防方面，有着现代医学无法解释的神奇功效，一盒"仁青桑培"，代表了青藏高原人民的最高敬意。

凭借天然、纯净、无污染的品质和快、准、狠的疗效，今天的脑病防治藏药

"珍龙醒脑胶囊"已成为广大民众防治脑病的保健和治疗用药，并被列入《中国药典》。

## 第五节  藏医藏药，能治脑病

中风偏瘫病在躯体，根在大脑，修复再生脑神经细胞，应用藏药效果显著。珍龙醒脑胶囊不同于普通的药物，它除了活血化瘀，改善脑部的供血、供氧，建立侧支循环之外，还含有大量的神经修复因子和脑神经营养素，它能穿透血脑屏障，直接进入神经细胞中，促进蛋白合成，并影响其呼吸链，改善细胞缺氧状态，增加脑内毛细血管的密度，使变异的脑细胞恢复其原有的功效，在坏死的神经周围开辟新的通路，促进坏死局部的脑细胞逐步替代原有细胞的功能，重新支配偏瘫肢体，恢复其功能，让更多的偏瘫患者站起来说话，让更多的病人走起来，甚至跑起来。

藏医学教授章成康先生出版的专著《藏医学与中风》，对中风、偏瘫、脑萎缩等常见脑病的病理、病因及其治疗有独到的见解，引起了脑病学者的关注与认可。为了使读者对脑病与藏药治疗有所了解与认识，现摘录部分章节供参考：

### 一、早在 700 年前，藏医就研究脑中风治疗

据藏医巨著《四部医典》介绍：早在 700 年前，藏医就对脑中风进行了细致的研究。关于脑神经和血管，藏医学认为：人体脉络，分白脉（神经）和黑脉（血管）两种。脑为血脉之海，自脑向脊髓深处一支较粗的命脉，再分出若干分支，分布于五脏六腑及四肢，负责感觉和运动。人的白脉如受伤，便丧失运动、语言和知觉平衡功能。黑脉又分跳动的脉（动脉）和不跳动的脉（静脉）。总之，脉络是气血的通道，是维持生命之根本。

### 二、中风发生的四大因素

根据中医学理论，中风的发生，从临床观察与分析来看，主要有以下四大因素：

**1. 正气不足，外风入中**

久病体虚或年老体弱，可使人正气衰弱，腠理空疏，卫外不固，风邪乘虚而入脑，肌肤四肢感到麻木，若遇天气变化加重则致中风。

**2. 内伤积损，精气虚衰**

年老肾虚，或思虑过度，气血亏损，以致真气耗散，元气衰惫，虚风内生，气血上逆，如高血压、糖尿病、血管硬化久而诱发中风。

**3. 五志过极，化火生风**

性格暴怒伤肝，肝阳暴动，引发心火，风火相煽，气热郁逆，气血并走于脑，可致脑出血猝倒而引发中风，尤其是患有高血压者，因激动使血压升高而诱发脑溢血中风。

**4. 湿痰内生，化热生风**

饮食不节，运动减少，血脂高，血液黏稠，聚湿生痰，痰郁化热，阻滞经络，或肝火内热，炼液成痰，以致风痰火横窜经络，蒙蔽清窍而成血栓，引起脑梗死中风。

专家点评：脑中风偏瘫、脑萎缩，其病机病理归纳起来，不外是虚（阴虚、气血虚）、火（肝火、心火、痰火）、气（气逆）、血（血瘀）、风（肝风、外风）、痰（风痰、湿痰）六端。此六端相互关联，在一定条件下相互影响、相互作用而突发脑出血或脑缺血，进而发生中风。

## 三、遵循清、疏、养、醒原则，治疗中风疗效独特

在治疗脑中风方面，藏医藏药吸收古印度医学、阿拉伯医学和传统中医的精华，自成体系，针对引起中风的虚、火、气、血、风、痰六端，辨证施治，遵循清、疏、养、醒的原则，治疗中风疗效独特。

清：潜阳息风，清肝健脾，平肝镇惊，坠痰下气。

疏：疏通血管经络，吸收并排出颅内瘀血，排出体内毒素，增加大脑供氧供血。

养：针对阴虚、气血虚，固本培元，强正气，养元真。

醒：醒脑开窍，激活受损伤并处于休眠状态的脑细胞、神经细胞，恢复中风患者的语言、运动功能。

专家点评：对脑中风的治疗，对患者的五脏六腑及血管、血液、脑细胞、神经细胞进行综合整体的调理和治疗，是需要按疗程治疗的系统工程。同时，康复训练、饮食调理是不可缺少的环节，需要较长期的治疗与康复训练，才能取得理想的疗效。

患中风后应分秒必争地送医院救治，在功能恢复期间应及时服用藏药珍龙醒

脑。藏药珍龙醒脑胶囊经过多年的临床研究证明，它可以治疗脑中风、偏瘫、脑萎缩，一般服用 3～5 天，针对中风的"火、风、痰"，纯正藏药的"清、疏"功效就体现出来，表现为患者大便舒畅，精神好转，有少数人排便清、薄，属正常疏通排瘀排毒现象，几天以后便恢复正常。通腑泻下与活血化瘀结合，唤醒脑细胞，一段时间后，患者的睡眠状况将得到改善，大关节会轻松灵活，走路有劲，手足指（趾）头有时会发胀、发痒，有轻微刺痛等感觉，说明经络疏通，神经细胞开始苏醒，记忆力提高，语言功能、运动功能将得到恢复，并能有效预防中风复发，充分体现了藏药的"养"和"醒"。

中风偏瘫患者每有一点细微的变化和进步，需要细心体会，日积月累，小的变化就会成为大的进步，俗话说"来如箭，去似线"，中风偏瘫的治疗康复不能一步登天，只能慢慢地康复。同时，也需要家人耐心的帮助和鼓励，才能早日战胜疾病，恢复健康。

## 第六节　藏医藏药显威力，治中风与众不同

珍龙醒脑药，是治疗脑中风后遗症的国药准字号药品，传承 400 年藏药秘方，精选青藏高原在 3800 米以上高寒缺氧地区的 29 味名贵藏药材组方而成，药力强劲，有效突破血脑屏障，可活血化瘀，祛风通络，开窍醒脑，降压溶栓抗凝，快速疏通血管，增加大脑供血供氧，首创"靶点疗法"，对血液、血管、脑细胞、脑神经四靶点同时治疗。

特别是珍龙醒脑藏药的组方中，含有喜马拉雅山脉独特的金礞石等稀有矿物药材（五色甘露岩精），内含丰富的磷性物质，可潜阳息风，坠痰下气，平肝镇惊。神秘的磷性药材能刺激中风患者体内的经络穴位，调理阴阳平衡，快速激活脑细胞，在血管疏通前抢得时间，让大量脑细胞得以存活，它与中医针灸治疗一样有异曲同工的疗效。

### 一、"四靶点"疗法标本同治

首创"四靶点疗法"，对血液、血管、脑细胞、神经细胞同时治疗，在经络疏通的同时，溶解血栓，降低血液黏稠度，平稳降血压，修复受损伤的血管，恢复弹性，消除动脉粥样硬化斑块，分解吸收颅内瘀血，建立血液侧支循环，增加大脑供氧供血，保存脑细胞、神经细胞的活性，激活坏死的周边细胞代替原有的细胞，恢

复运动、语言等功能，促进脑细胞再生。

## 二、多存活 30% 的脑细胞

利用经络给药，抢在血管疏通之前救治昏迷的细胞，就可以多存活 30% 的脑细胞，这是具有积极意义的治疗创新，也是创下高治愈率的关键原因。经六省市临床测试，采用常规治疗，中风病人的治愈率最多只能达到 21%。然而，改用藏药珍龙醒脑治疗，有近八成的患者痊愈，基本恢复到发病以前的状态，不能自理者能自理，能走能站，能说会动，逐渐康复。

## 三、让脑细胞一个顶两个用

偏瘫好几年的中风病人，脑细胞死亡大半，改服珍龙醒脑藏药后进行观察，剩余脑细胞长出许多新的侧芽和树突，形成新的神经网络，大大提高了剩余脑细胞的功能，产生了"一个顶两个用"的奇特效果，将新发病人的致残率由原来的 75% 下降了一半，将老旧病人的康复程度再提高 50% 以上。

## 四、预防中风复发，提高生命质量

中风对患者的折磨，中风并发症的威胁，以及中风多次复发，这是中风病人寿命偏短的关键原因。众多中风偏瘫患者改服珍龙醒脑藏药后，脑组织神经成倍恢复。更为重要的是，病灶区的生化环境和脑血管状况得到根本改善，中风复发的概率也降到一个很低的水平，中风并发症如肺炎、尿路感染、褥疮等出现的概率也大大降低，有效提高了患者的生活质量，延长患者的寿命。

专家点评：经中科院、中国军事医学院、北京市人民医院等多家重点科研单位及医院临床研究证明，中风后，病灶区的神经细胞因缺血缺氧而失去活性，但是，脑组织并未死亡，及时服用珍龙醒脑藏药，能快速建立血液侧支循环，增加供氧供血，促进神经细胞的再生，激活受损细胞的周边细胞，代替原有细胞指挥肢体的运动及语言功能，消除中风后遗症，如偏瘫、脑萎缩、失语、耳鸣等多种病症，并能有效预防中风的二次复发。珍龙醒脑藏药像一轮朝阳，为中风患者带来康复的希望。

# 第七节　绝处逢生，战胜脑病

### 病例一：藏药治愈脑中风

锡某，女，77 岁，家住杭州西湖区。

锡某有 20 多年的冠心病、高血压病史，平时非常重视保健，家中各种保健品一大堆，只要市场上说什么保健品好就去买来吃，可是就是没有找到解决病根的药品。2005 年 7 月，由于天气热、气压低，锡女士冠心病加重，胸闷、头痛、头晕，头上像压着一块大石头，12 日那天中午突然呕吐、昏迷，急送医院，诊断为脑栓塞中风，住院治疗后留下右侧肢体麻木、失语等后遗症。后来，在收音机里听到电台介绍珍龙醒脑藏药能治中风后遗症，就买了 8 个疗程的藏药服用。3 个月后，不流口水，能简单说几个单词，手足麻木改善，有微痒感。2006 年 5 月，藏药服务中心医生去家访时，锡某能清楚对话，并能行动自如。她说："我现在头脑很轻松，胸口也不闷了，是藏药治愈了我的中风后遗症。"

### 病例二：藏药使偏瘫者站起来

万某，男，67 岁，家住杭州滨江区。

万师傅退休前有偏头痛史，退休后经常感到晕眩、头痛，并且双眼麻痹，不停地抽动。从 2005 年 3 月开始，头痛剧烈，扩散到全头和颈部，并向腰背部及下肢放射，人也变得冷漠，记忆力下降，到医院做 CT 扫描，确诊为脑溢血中风。住院治疗 3 个月，落下后遗症，左半身不遂，肢体麻木，说话也不清，流口水。后来，他听医院病友介绍"珍龙醒脑藏药"能治中风后遗症，于是买回来 8 个疗程的药，并按藏药服务中心医生的指导康复锻炼。3 个月后能站起来了，半年后他能自己行走和在公园散步，可到钱塘江湖畔散步观江景，记忆力明显上升，头也不颤抖了。万师傅谈到自己的康复情况非常满意，他说："不能行走，瘫痪卧床，真是痛苦啊！藏药使我站起来，走起来了。"

# 第十章　脑中风抢救黄金三小时

在医院的急诊室里，每一刻都上演着难以预料的悲欢离合，最常听到的一个字眼就是抢救，抢救就是抢出时间救治病人，而时间对于脑中风的病人来说，又究竟意味着什么？一旦脑中风病人的病情发展，最佳的抢救时间又是多久呢？请听神经外科专家王大明、王拥军的介绍。

——录自《当代健康报》

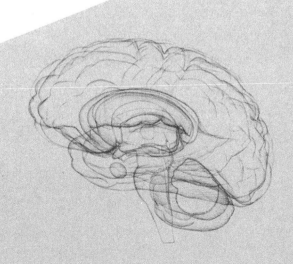

**专家档案**

王大明，博士生导师，卫生部北京医院神经外科主任，神经介入中心主任，我国著名脑与脊髓血管病专家，被卫生部授予"享有突出贡献中青年专家"称号。

王拥军，教授，北京天坛医院副院长，神经内科主任，中华医学会神经病学分会委员，中国医师协会神经病学分会副主任委员，建立中国第一个卒中标准化治疗病房卒中单元，在国内最早研究脑血管病的内皮损害，对本专业疾病有着丰富的临床治疗经验。

## 第一节　脑中风治疗，最佳三小时

问：时间的延误对于脑中风病人有什么影响？

答：影响非常大，时间对于脑中风病人来说非常重要，如果没有把握住时间，造成病情延误，引起功能障碍，可能会危及生命。

问：脑中风会给病人带来什么影响？

答：血管阻塞造成血管供应远端的脑组织发生坏死，脑重量只有人体重量的2%，但功能非常重要，缺血后影响运动区域，病人表现为偏瘫，影响语言区域，病人表现为言语不利，还有一些中枢的改变。

问：为什么大脑内部会出现这么多神经系统改变？

答：人所有的功能都受大脑支配，脑部维持正常功能首先要有血液供应。当血管发生堵塞，它供应区域的脑组织最中间的核心有一部分发生坏死，周围可能还有一部分没有坏死但有缺血状态的细胞，坏死的组织没有办法修复，但是周围组织还有抢救的机会，如果得不到及时有效的治疗，就会导致死亡。

问：中风患者最佳的治疗时间有多长？

答：最佳治疗时间在医学上叫治疗的时间窗，对于缺血性中风患者，时间窗基本上是三小时，所以在早期病人发病后，早期的救治过程就像跟死神赛跑，多抢一秒钟，病人的生存就会多一份希望。

问：三小时对于突然发病的患者显得太短暂，为什么会有这么严格的时间规定？

答：这是脑组织对缺血的耐受时间。脑组织对于缺血和缺氧非常敏感，时间超过三小时，脑组织会出现不可逆的死亡，无论怎样治疗都不可逆转。所以说，时间就是生命，脑中风抢救靠黄金三小时。

问：目前脑中风患者发病后能及时到医院就诊，并得到救治的人占多大比例？

答：一半以上的中风病人不能在有效时间窗内到医院就诊，我国脑中风患者从发病到得到及时救治平均要 4.47 个小时，已经远远超过了三小时的黄金时间窗，这是最大的遗憾。

问：所有患脑中风的病人当中，通过有效治疗，并在很短时间内取得效果的可能不足 1%，该怎么理解这个概念？

答：如果从全国范围来看，1% 可能还是比较高估的数据，国外相对高一些，但也没有超过 4% 的。

问：为什么每天都会有这样的遗憾？

答：因为即便是在三小时之内到达医院，决定病人能不能溶栓还有很多条件，比如：年龄，病情轻重程度，阻塞哪一条血管，有没有并发症，这些因素综合在一起，接受溶栓的病人比例就变得很小了。世界上大概最好的国家平均溶栓比例能达到 10%，像北欧等国家，美国大概是 3%，我国是 1%，目前还远远落后于全球的平均水平。

问：为什么只有 1% 的人能及时救治？

答：一是患者平时没有相关方面的医学保健知识，二是发病后如何处理不清楚，三是医院的反应速度如何，四是病人和家属能不能接受治疗并很快实施，恐怕这几方面都是决定能不能尽快救治的因素。

问：怎样才能知道自己出现的症状是不是跟脑中风有关系？有没有先兆？

答：很多病人在发病前都会有一些先兆，也就是说，这次梗死之前会有一过性的症状，或者几分钟，这些症状主要表现为一侧肢体突然麻木，或是一侧肢体不灵活，不能写字，还有一些病人会有一过性的语言障碍，这些症状有时候很快就过去，但是很遗憾，很多人把短暂性的症状忽视了，这段时间其实是治疗的最佳时间。所以，提醒所有中老年朋友们，当遇到上述这些症状的时候，一定要及时上医院就诊，切莫忽视，延误最佳的治疗时间。

脑中风患者的常见症状：①头晕，头痛，恶心，呕吐。②抓物不稳，手脚发软，站立不稳或突然跌倒。③一侧肢体突然发麻或失去知觉。④喝水呛咳，语言障碍。⑤不明原因的突然晕倒。

问：这些症状出现一条就可以判定是脑中风，还是要所有条件都出现才是？

答：可以有几条同时出现，但是如果有一个就要提高警惕，还有一点很重要，就是突然的眼前发黑，俗称黑蒙，或是看东西模糊、重影。实际上，当正常生活中出现一种新的异常东西的时候，一定要特别小心。

问：如果已经出现脑中风先兆，是否有简单的方法判断何时该去医院了？

答：有一个简单的判断方法，做三个动作。第一，对着镜子微笑一下，微笑时一侧面部不会笑，或者嘴㖞了，就意味着有面瘫。第二，伸直双手，伸出来时一侧肢体突然坠落，或者一侧肢体不能保持伸平动作的时候，意味着肢体有偏瘫。第三，说个绕口令，如果说不出来，或者说的时候找不到正确的词语，意味着有语言的障碍。当这三个动作中任何一个动作出现异常的时候，都应该怀疑是脑中风。

问：什么人有这样的危险因素，会出现脑中风？

答：第一是高血压人群，得脑中风的概率非常高，无论是出血性还是缺血性；第二是高血脂人群；第三是心脏病病人；还有糖尿病患者也易得脑中风。

易得脑中风的人群：45岁以上；男性；有过中风家族史；高血压；高血脂；糖尿病；心脏病；抽烟。

问：一旦中风发生，在救护车来之前要抓住"黄金五分钟"，怎样理解这个概念？

答：首先学会做出准确判断，突然昏倒的人到底是什么情况。对于家人来说，首先要考虑病人的基础疾病，比如：已有冠心病，或是高血压、高血脂等控制不住，年事已高，已有过小中风等病史等，如果这样的病人突然发生呼吸、心跳骤停，在一旁的家人、路人就要在大声呼救的同时呼叫120急救车，然后马上实施现场急救。因为大脑的缺氧极限时间只有5分钟，缺氧造成的脑损伤是不可恢复的，所以，在救护车到来之前抓住"黄金5分钟"，在家人、路人、朋友们的帮助下，使患者平安渡过生命危机。

问：那么，现场急救该如何进行？

答：现场急救可以这样做：一是心肺复苏ABC，二是提供常规急救药，联系熟悉病情的社区卫生院保健医生。

## 一、心肺复苏 ABC

猝死的现场急救就是心肺复苏术，无论是哪种原因导致的猝死，其现场抢救的心肺复苏术都是一样的，对没有专业知识的人来说，心肺复苏术可以概括为ABC三个步骤。

A：开放气道。迅速将病人仰卧于硬板床或地面，抢救者跪于病人一侧，撤掉枕头，清除口腔、咽喉异物，头部充分后仰，使下颌角与耳垂连线和身体水平面呈90°角即可。

B：口对口吹气。打开气道后，经检查确无自主呼吸，立即用放在患者前额的拇、食指捏紧双侧鼻孔，深吸气后，用嘴严密包绕患者的嘴，勿使漏气，首次连续向患者肺内吹气两次，每次吹气后，松开紧捏鼻孔的手指，使患者呼出气体，同时，必须观察其胸廓是否起伏，成人吹气量500～600毫升/次，以患者胸部轻轻隆起为适度，频率为12次/分钟。

C：胸外心脏按压。用一手中、食指并拢，中指沿抢救者一侧的肋弓下缘向上滑动，至胸骨体与剑突交界处，另一手掌根部大鱼际外侧紧贴前一食指，掌根部置于胸骨上，即胸骨下1/3处，成人100次/分钟左右，按压与放松的时间比率为1∶1，按压应稳定而有规律地进行，不得间断，不得猛压猛抬。

## 二、常备常规急救药，联系熟悉病情的社区保健医生

在做这些现场急救的同时，如果患者长期在服用药品，应马上给他含服急救药。

在送往医院的同时，应立即通知社区卫生院平日联系的保健医生，因为家庭保健医生对患者的病情熟悉，能帮助急救医生尽快找准病因而利于抢救。一些有基础疾病的中老年人，还应在平时将自己的病历复印件放在身上备用，或者提前向同事通报病情基础，以便家人、同事一旦发现突然事件，能及时处理并向急救医生通报。

# 第二节　预防脑中风，掌握三原则

问：脑中风突然发作，如果不是突然猝死的病人该如何应对？

答：在现场出现中风患者的时候，最容易出现的误区，首先就是盲目等待，很多患者和家属可能认为症状是一过性，会等着别人过来帮忙，这种盲目的等待是延误病情的最重要原因。第二，容易出现的是盲目拖拽病人，比如病人倒在地上，把病人托到床上，这种盲目的拖拽可能会使病情加重。还有就是盲目喂一些自认为有效的药物，比如说强心药、降压药、扩张血管药，这些都是非常危险的，有些药物会使血压下降，加重病情，还有很多脑血管病人会有吞咽的问题，本身喝水就会呛

咳，喂药容易造成吸入性肺炎，这些做法都是应该避免发生的。

问：正确的应对方法是什么？

答：如果家人出现了脑中风的早期症状，千万不要采取观望态度，也不要惊慌，不要让病人处于坐姿，最好不要随意挪动病人，更不要晃动病人身体，尤其是头部，不要随意服药，停止病人的一切活动，平稳情绪，并迅速呼叫120急救车，在等待救护时如果病人已经晕倒，应该让病人去枕头平卧，另外，松开病人的衣裤，以保证病人呼吸畅通，如果有条件的话，可以为病人测量一下血压。

问：三小时以内及时到达医院一定能够得到有效的治疗吗？

答：到达医院之后，可能还会出现延误，比如说：医院绿色通道的畅通程度，还有就是医患良好的沟通，因为溶栓治疗本身有危险，需要患者家属知情同意，在这个过程中，很多医生交代不够，或者说患者家属准备不充分，可能在这个环节上耽误很多不应该耽误的时间，所以，这些环节都是影响医院内有效救治的关键因素。

问：如果这些环节都没有问题，医生会采取什么方式对病人进行急救？

答：医生首先判断病人有没有溶栓治疗的机会，根据影像学检查启动各种方式开通血管，医学上叫"溶栓治疗法"，溶栓的治疗过程是用药物或者机械的方式，使原来闭塞的血管部位出现开通。

问：用什么方式进行？

答：溶栓有两种途径：一是静脉途径，通过静脉将溶栓的药物放在一定容量的液体里面，持续静脉点滴，把药物通过静脉的方式送到脑子里，从效果上看，如果三人同时给溶栓药，至少可以避免一个人不发生残疾，也不发生死亡，几乎能够恢复正常，这是目前所有脑血栓药物中效果最好，也是最有效的一种治疗措施。另外一种是通过动脉用溶栓药物，输液通过外周静脉循环到全身，动脉方法稍微复杂些，通过大腿根部或颈部的动脉，穿刺后下一个导管，沿着导管直到血栓部位，通过导管在局部注射溶栓药物，局部的药浓度高，更有利于血栓的化解。

问：那是不是所有的病人都可以采用动脉方式治疗，这样不是更好吗？

答：静脉溶栓非常快，马上就可以做，然而，动脉溶栓需要各种器械和一定的时间、场地，因此，很多医院都是动脉和静脉方式结合在一起治疗，先静脉点滴药物，然后再用动脉注射药物，效果更快。

问：对于脑中风病人来说，最佳时间窗的"黄金三小时"意味着什么？

答：这三小时意味着病人生存和不留下残疾的希望，很大一部分比例的病人，可以不留下任何后遗症，不会留下肢体的残疾，不会留下语言的障碍。

问：对于已经错过"黄金三小时"的脑中风病人，还有没有弥补的办法？

答：还是要尽早到医院，医生还是有些办法的，根据病情，可以用其他药物，比如抗血小板聚集的药物，以及进行康复、锻炼，还是能使一部分病人在一定程度上得到恢复的。

问：现在发生脑中风的人大概有多少？

答：全国已经发生脑中风的病人，现在生存的有749万，非常巨大的一个数据，每年新增病例在不断产生，每12秒钟就会有一个中国人发生脑中风，21秒钟就会有一个中国人死于脑中风。

问：通过什么手段能知道自己的脑血管有问题？

答：如果有家族史，早期到医院去检查，可以通过颈部的超声波检查血管情况，知道血管内有没有斑块，血管有没有狭窄、阻塞的地方，更先进的检查方法是可以通过CT的血管造影或核磁共振的血管造影，早期发现一些没有症状的脑血管病变，积极预防会使很多病人避免脑中风带来的痛苦。

问：中老年人平时吃些什么药物可预防脑中风？饮食方面有没有什么要注意的地方？

答：脑中风的预防非常有效，关键是要有正确的预防措施。预防措施从原则上讲就是一句话：寻找和去除危险因素。

那么，哪些是危险因素呢？它包括高血压、高血脂、糖尿病、心脏病、肥胖、吸烟以及其他一些危险因素，当有这些危险因素的时候，一定要找到它发生的原因，找到危险因素后就要去除它。首先是改变生活习惯，不良的生活习惯是导致发生危险因素的祸根，或者改变不良行为，同时要用对症的药物治疗危险的疾病基础。在对症用药时，防中风不能停用阿司匹林药物，这是防中风的常备药物。

药物是一方面的措施，另一方面，饮食防病也十分重要，再加上适当的体育锻炼，树立良好的生活规律，脑中风是能防能治的。

一定要注意吃低脂饮食，尽量不吃动物内脏，不吃油腻食物，多吃蔬菜和富含维生素的水果，去除不良的嗜好。吸烟是中风的第一大危害，其次是酗酒。此外，预防中风还必须注意适当运动。

预防脑中风的三大原则：一是良好的生活习惯，二是寻找和去除危险因素，三是抗血栓治疗。

问：中老年人预防发生脑中风意外，该怎样注意防病保健？

答：预防发生脑中风意外，可以这样做：一是发现这些信号赶紧去医院就诊，二是日常需要多吃和少吃的食物要重视，三是控制好原有的疾病。

**1. 发现下面这些信号赶紧就医**

（1）头晕，特别是突然发生的眩晕。

（2）头痛，与平日不同的头痛，即头痛突然加重，或由间断性头痛变为持续性头痛。

（3）肢体麻木，突然感到一侧脸部或手脚麻木，有的为舌麻、唇麻，或一侧上、下肢发麻。

（4）突然一侧肢体无力，活动不灵活，时发时停。

（5）暂时吐字不清，或讲话不灵。

（6）突然出现原因不明的跌倒或晕倒。

（7）精神改变，短暂的意识丧失，个性的突然改变和短暂的判断或智力障碍。

（8）出现嗜睡状态，整日昏昏欲睡。

（9）突然出现一时性视物不清，或自觉眼前一片黑蒙，甚至一时性突然失明。

（10）恶心呕吐或呃逆，或血压波动，伴有头晕、眼花、耳鸣。

（11）一侧肢体不由自主地抽动。

（12）鼻出血，特别是频繁性的鼻出血。

**2. 日常需要多吃和少吃的食物**

（1）多吃蔬菜和水果，每天至少吃 5 种或更多，其中一定要有红萝卜才行。

（2）每周至少吃 3 次鱼。

（3）控制食盐的摄入量。

（4）不要过量饮酒，每天只喝一两杯即可（啤酒），不喝烈性酒，最好喝适量红葡萄酒。

（5）不妨考虑喝茶，尤其是绿茶，但不宜喝浓茶，不喝甜饮料。

**3. 控制好原有的疾病**

脑中风意外都不是无缘无故发生的，控制好原有的疾病，也就是发生脑中风的危险因素，是预防和减少发生脑中风危险的重要措施。如果已有高血压、高血脂、高血糖的"三高"患者，近期就应主动去门诊求医，评估病情，调整药物。如果体重超标，也需要上医院求诊，检查是否有其他并发症，提前预防，对症治疗。除了做一些常规检查及测血压、血脂、血糖和血黏度以外，对血管及血液情况、颈动脉是否狭窄、有无斑块等，也应做定期检查。如果近期心情比较焦虑，也不妨到心理医生那里做个心理疏导，减少引发躯体疾病的隐患。

中老年人预防脑中风，有个问题要特别提醒：中风的祸根是血管中的血液黏稠度太高，进而形成血栓。那么，好端端的血液为什么会变稠？血液变稠了有什么危害？有什么防范的办法吗？下面将详细地讨论这个大家关心的健康问题。

## 第三节　血稠有忧，良策可解

说起血栓性疾病，大家可能很陌生，但是，要是说脑中风和心肌梗死，大家就不会陌生了。实际上，脑梗死（脑中风）和心肌梗死，就是两大类严重危害中老年人健康的血栓性疾病。

### 一、血栓疾病的危害与病因

据专家报告，脑中风与心肌梗死导致的血栓性疾病的死亡人数，已超过全球总死亡人数的一半。2004 年由《中国健康报》主办的"抗血栓高层论坛"上，有关血栓疾病的专家们一致强调：血栓疾病早防早治。

血栓相关疾病由于起病隐匿，发病急骤，致残率、致死率高，常被称为"隐形杀手"。心脑血管专家指出：动脉粥样硬化的基础病变始于青少年，动脉粥样硬化导致的致残、致死后果的共同病理、生理基础是血管内不稳定斑块破裂，继发血栓，使血管狭窄程度急剧加重或完全闭塞，致残、致死后果出现在中年或中年以后。神经科专家指出：国内脑中风梗死危害老年人群非常严重，患病率为600 人 /10 万人。每年增加脑梗死患者 250 万至 300 万人，现在患病人数为 600 万至 700 万人。骨科专家指出：如果不采取任何预防措施，在骨科大手术后，发生深静脉血栓栓塞的概率可高达 50%，不少大医院的发生率也在 30% 左右。血管外科专家指出：周围血管的血栓性疾病具有很高的发病率、致残致死率，而且 75% 的人下肢动脉闭塞的同时合并心脑血管疾病，更应引起足够的重视。

### 二、防治血栓疾病是当务之急

血栓性疾病专家分布在不同的临床学科，他们的共识是：防治血栓疾病是当务之急，不仅是引进先进的治疗手段与技术，更重要的是掌握先进的预防理念，构筑高效率的防治体系。在群众性预防血栓性疾病发生的教育中，落实合理饮食、适当运动、心理平衡、戒烟限酒等健康生活的措施，具有无可替代的重要作用。对于已经出现身体供血不足状态或有可能出现身体供血不足的中老年人，积极采取多种对抗血栓形成的措施是必不可少的。

## 三、身体供血不足的表现

器官供血不足是器官功能异常的主要原因，急性供血不足立刻造成器官功能恶化，出现心肌梗死或脑梗死的各种危重病状；慢性供血不足造成机体缺血、缺氧、代谢异常，有害物质排不出去，形成各种病态。

全身供血不足：夜间难以入睡，失眠多梦，白天情绪不稳定，疲倦乏力，虚汗，多汗，抵抗力差，免疫力低下，颈椎病（血管性原因），易发步态不稳，腰腿无力，耐力下降等。

心脏供血不足：心气虚，表现为脸色无华、心悸、气急、胸闷、胸痛等。

大、小脑供血不足：烦躁易怒，头晕，目眩，耳鸣，眼花，健忘，近期记忆力更差等。

肢体供血不足：四肢发凉，肌肉关节酸痛，肢体无力、麻木，间隙性跛行等。

## 四、引起血管堵塞的危险因素

引起血管堵塞、部分堵塞或血液流动不畅的原因众多，不同脏器的血栓，或不同的个体，有共同的原因，也有各自的特点，在引起心、脑血管栓塞方面有下列几点因素。

**1. 高血压会造成血管壁凹凸不平**

血液在血管中流动时，带给血管壁的压力成为血压，通常血压越高，血管壁的负担越大，渐渐会使易于受损的血管壁某一局部变薄，而一旦血管壁受损，为了修复伤口，具有防止出血功能的血小板会频繁地聚集，黏附在损伤的动脉壁上，使血管壁某一局部变厚，造成血流通道变窄，增大血流阻力，以致血压上升，凹凸不平的血管内血流状态就会发生恶性循环，随着血小板聚集性能的增强，还将增加血液的黏度。

**2. 糖分过量将会促使红细胞聚集**

血液中糖分过量，会使红细胞表面变硬，发生红细胞相互黏结现象，而硬化或结节状红细胞通过细小弯曲的血管时困难重重，结果自然成为堵塞血管的元凶，特别是血液中糖分过多，还会损伤血管壁，增加血液中的胆固醇，加速动脉硬化。

**3."坏胆固醇"过量导致动脉硬化**

血液中胆固醇有好与坏两种存在形式。"坏胆固醇",也就是低密度脂蛋白,这种坏的胆固醇增加,将会导致动脉硬化,从而造成血管顺应性和弹性的丧失,使血管变薄易破裂。通常情况下,胆固醇中的低密度脂蛋白,会被活性氧(自由基)氧化,进而被血液中处理异物和沉积废物的巨噬细胞吃掉,但是,若氧化后的胆固醇过多,会使巨噬细胞死亡,死亡后的巨噬细胞将残留在因高血压造成凹凸不平的血管壁上,从而促使动脉粥样硬化或使血管通道变窄。因此,为了预防动脉粥样硬化,通过改善饮食习惯来减少过剩的活性氧(一种自由基化物质)尤为重要。

**4.脂肪过多会使血栓不易溶化**

血液中的中性脂肪是生命活动能量和高密度脂蛋白(好胆固醇)的形成等方面不可欠缺的重要物质,但是,中性脂肪过多,会使血液黏稠度增高,不仅造成血流减慢,还会在血液中形成纤维蛋白溶酶激活抑制剂,这种物质能阻碍血管内血栓溶化成分发挥功能。所以,血液中的中性脂肪过多,是血管堵塞的主要原因之一。

综上所述,造成血管阻塞的原因,主要与饮食不当有关,所以要防止血栓形成,使血液流动不堵塞,要从饮食预防入手。

## 五、高血压患者为何易形成血栓

高血压患者容易发生脑梗死、心肌梗死,以及其他血栓性并发症,有时抽血化验,血竟很快凝固在针管里,推不出来,即所谓的"高凝状态"。

为什么高血压病人的血容易凝固而形成血栓呢?青岛医学院的一项研究揭示了这其中的奥秘。在对照研究中显示,在高血压病人的血液中,促进凝血的因子数量和活性大为增加,而溶解血栓的因子在减少或活性减弱。

血液中有一种叫"血浆因子相关抗原"的物质,是来自血管内皮细胞和血小板因子,它能促使血小板黏附聚集在受损血管内膜上而形成血栓。在健康人血中,该物质含量较低,而在高血压病人血中,含量则高得多。如此显著的差异,可能是由于高血压病人的血管持续收缩,血管内皮受损,导致该因子释放增多。

另外,由血管内皮细胞合成并分泌的另一种物质"组织型纤溶酶原激活素",它能激活纤维蛋白溶解,有溶解血栓的作用,而这种抗血栓的物质,在高血压病人血中的含量比健康人少了一半(0.93/1.96)。

与此相反,上述抗血栓物质的对抗剂"纤溶酶原激活素抑制物",在高血压病人血中的含量比健康人高出几乎一倍(20.56/10.02)。

这一正一反就使得高血压病人血中的溶栓因子的作用大大受到抑制，势必促使血液循环中极易形成血栓，而致心、脑及其他部位栓塞性并发症的高发。

所以，高血压病人除了要经常检测血压变化情况之外，还要经常监测血液流变学的情况，发现高凝趋向，应及时用药调节，并配合饮食预防，以免发生严重的并发症，如果不重视则很有可能由血栓造成脑中风或心肌梗死而猝死。

## 六、脑栓塞与脑血栓的异同

都是中风病，为何有的诊断为脑出血，有的是脑血栓，有的是脑栓塞呢？

许多病人或家属对此都不太清楚，尤其是脑血栓与脑栓塞，发病的症状看上去极为相似，更使人难以理解，于是，人们常问：脑栓塞与脑血栓到底是不是一回事？

从解剖的角度上来说，人体的动脉血管如同柴油机的输油管，是供应人体能源的管道，由于脑动脉是向脑组织供应营养与氧气的管道，一旦发生破裂，就会发生脑出血，医学上称为"出血性脑中风"。反之，如果血管发生梗塞，好比输油管堵塞一样，会影响脑组织的营养和氧气供应，严重者出现偏瘫、语言障碍，这种情况在医学上称为"缺血性脑中风"，而缺血性中风又分为脑血栓与脑栓塞，这是两个不同的概念，应加以区别。

脑血栓是在脑动脉粥样硬化的基础上发生的，光滑的脑动脉管壁发生粥样硬化之后，就像输油管腐蚀生锈一样粗糙不平，粗糙的输油管容易挂油泥，促使血管变细、变窄，血液流通受阻，动脉粥样硬化的部位，极容易黏附血脂胆固醇，天长日久，便形成了血栓。由于血栓逐渐扩大，使送入脑组织的血流量逐渐减少，导致大脑缺血、缺氧。脑血栓患者起病较缓慢，往往在睡眠或休息时发生，部分病人症状起病较轻，以后逐渐加重，有时在发病后2～4天到达高峰，昏迷较少见，一般症状较轻，可有偏瘫或单侧肢体偏瘫，也可能有失语症，轻者仅有头或脚麻木的症状。

脑栓塞则是脑血管意外部位的栓子，如心肌发病时的附壁血栓、主动脉等的血栓或动脉硬化斑块脱落，或骨折时的脂肪栓子等运动到脑部而引起，起病非常急剧，常在数秒钟内症状达到高峰，多数栓塞在大脑动脉浅支，常引起失语症及以上肢为主的偏瘫，很少有昏迷出现。

脑血栓和脑栓塞，都是脑血管阻塞，都是血栓性疾病，都属于缺血性中风，在治疗时则采用溶栓和扩血管药物治疗，应用扩血管药物可改变局部缺血及促进症状迅速缓解。

血栓性疾病归根到底，是饮食不当造成的，是吃出来的疾病。因此，注意合理饮食与重视饮食科学，吃得合理，吃得科学，饮食预防血栓性疾病十分重要。

## 七、脑缺血的蛛丝马迹

小张和老黄是邻居，小张是医生。一天早晨，老黄急匆匆地敲开小张的家门，告诉小张说：他老父亲早上起床后言语不清，不知是何原因？小张建议他去医院做个脑部 CT 检查，老黄照办了。果然在 CT 片上发现了脑缺血病灶，后经住院治疗，两周后出院。原来，老黄的父亲已经 79 岁了，又有高血压，发现言语不清的症状后，小张立刻想到了脑缺血。

说来也巧，不久前小张的一个亲戚突然出现半身麻木的感觉，十几分钟后就自行缓解了，小张考虑到该病人过度肥胖，甘油三酯与胆固醇较高，想到了半身麻木的严重性，及时陪病人到医院找医生做了脑 CT 检查，同样发现了脑缺血的证据，经内科常规治疗后，病情很快好转。

上述两例病案，均属于一过性脑缺血或称短暂性脑缺血，是颈动脉或椎－基底动脉系统的短暂性血液供应不足引起的症状，在动脉管腔狭窄时，血流量减少，该动脉所分布的脑组织就会缺血，其特点是突然发作，几分钟到几小时的局部性神经功能障碍，可自行缓解，但容易复发，在反复发作的过程中，如果得不到及时有效的治疗，约有 1/3 的人可发展为脑梗死。因此，对于老年人、过度肥胖、有高血压和动脉硬化病史者，在活动中或安静状态下出现偏盲、言语不清、失语、共济失调、昏厥、肢体麻木等症状，一定要提高警惕。

上述症状常呈多样性、一过性和可逆性等特点，一旦发现脑缺血的蛛丝马迹，要及时进行必要的检查和治疗，以免延误病情而造成严重后果。

## 八、血栓性心脑疾病的饮食预防

血栓性心脑疾病的预防，包括降血脂、降血压，控制血糖和血脂的异常升高，直接干预血栓的形成，除服用必要的药物外，饮食预防也十分重要。在膳食中，要选择具有抗血栓形成的食物，只有通过饮食控制和有选择地多吃一些具有抗血栓形成的食物，才能预防血栓性疾病的发生。

那么，饮食预防如何进行呢？一般可从以下几方面入手：

**1. 吃防止血栓形成、使血管健康的食物**

对于容易形成血栓的人而言，若想改善血液健康，首先要改善自己的生活习惯，特别是饮食习惯的改善尤为重要。这是因为在日常食用的食品中，就有许多能防止血液凝结和使血液畅通无阻的食物。专家研究抗血栓食物时，摸索出了防止血液凝结和使血液流畅无阻的食物。鱼虾贝类有：金枪鱼、沙丁鱼、带鱼、黑鱼、鲈鱼、牡蛎、龙虾、鳕鱼、泥鳅、贝、虾等，抗血栓效果最为显著的就是海鱼，因为海鱼体内含有大量的二十五碳五烯酸（EPA）和二十二碳六烯酸（DHA），均属于不饱和脂肪酸，能有效降低导致动脉硬化的低密度脂蛋白和中性脂肪，特别是EPA和DHA还具有阻碍血小板过度聚集及降低血压的作用，能有效促进血液循环，这种有效性已从临床试验和免疫学调查中得到充分证实。实验显示：海鱼具有的促进血液循环的功效与其EPA和DHA含量大致成正比，所以，鱼的抗血栓点，即从其EPA和ADHA含量中计算而来。有资料记载，EPA和DHA的有效量是每日3～5克，相当于带鱼1斤，或胖头鱼3斤，食用鱼后抗血栓效用时间大约在24小时以上。所以，从抗血栓的角度而言，血脉不和的老年人，餐桌上最好天天有鱼，但是仅有鱼还不够，因为人体内的抗血栓作用是综合的，并不是单依赖于鱼的摄入，对于有血凝倾向的老年人，可以多吃鱼，但也不宜一次吃得太多，对于有出血倾向的老年人则要注意，不要超过100克为宜。

专家研究发现，蔬菜同样具有促进血液循环的效果。具有抗血栓效果的蔬菜，按照效果由高到低排列如下：菠菜、西红柿、大葱、韭菜、茼蒿、胡萝卜、萝卜叶、洋葱、小白菜、西蓝花、白萝卜、绿甜椒、芹菜、大蒜、青豌豆、黄瓜等。

水果中具有抗血栓作用的有：柚子、柠檬、李子、石榴、西瓜、木瓜、猕猴桃、芒果等。

菌类食物中以黑木耳的抗血栓效果最大，其次是香菇。

专家研究发现，鱼具有EPA和DHA的计量尺度，但蔬菜没有这种计量尺度，然而，把蔬菜和水果榨成汁混入血液标本，或者导入菜肴中进行实验后的结果表明：蔬菜虽不能达到与鱼同样程度的效果，但也有防止血小板聚集、促进血液循环的作用，所以，通过实验确认并经过和鱼比较后，也能看出蔬菜也具有抗血栓作用。

原因何在？因为蔬菜含有的营养素具有促进血液循环的功效，如有降低血脂的洋葱，具有抗氧化成分的维生素C、β-胡萝卜素、无机盐、锌以及类黄酮和影响血液半胱氨酸的维生素，尤其是叶酸。实验结果表明，蒜和葱类含有的有机硫成分以及香味成分等可以促进血液循环。黑木耳每日 10～15 克，即有明显的抗血小板聚集、抗凝血作用，这已得到研究证实。另外，针对蔬菜的香味，浓度越浓，促进血液循环的效果越好。不过，蔬菜和鱼稍有不同，如果两者合理搭配吃，可使血液畅通，还有其他健康益处。

食用蔬菜后的抗血栓形成时间较鱼类短，鱼类有 24 小时的效果，蔬菜却只有3～5 小时。所以，从促进血液循环的角度来说，餐餐都要吃蔬菜。在制订每日菜谱时，应增加蔬菜的品种与数量，吃足蔬菜，添加吃鱼，以保证每天摄取的鱼与蔬菜发挥抗血栓效果。

鱼以三餐中食用一次为宜，蔬菜则餐餐要吃，因为在促进血液循环方面，鱼和蔬菜的作用时间是不同的。鱼的作用效果在食用后的 6～7 小时达最高点，持续时间长达 24 小时以上。然而，蔬菜的作用时间在食用后约 5 小时达到最高点，约在7 小时后完全失效。因此，一天只吃一次鱼即可以达到促进血液循环的效果，而蔬菜必须一日三餐都食用，才能维持促进血液循环。

专家还研究证明：虽然鱼含有能够促进血液畅通的 EPA 和 DHA，但也不能摄入过量，尽管它们能降低胆固醇并减少中性脂肪，但是，这两种成分依然属于脂肪类，摄取过量也会导致体内热量和脂肪过多，从而抑制血小板凝结，妨碍其发挥止血功效，对保持正常血液流动不利，血液缺乏黏滞度引起血液失常会形成易于出血倾向，"物极必反"的道理在饮食生活中，尤其是饮食预防血栓的疗法中也不例外，而且显得尤为重要，既不能少，也不能过多，适量为宜。

**2. 吃防血黏、抗血栓菜肴**

血栓性疾病的饮食预防，其重点是饮食的选择与搭配，同时要注意合理而可行的烹调方法。方法得当，才能发挥食物的防血黏、抗血栓作用，促使血液循环流畅，可以减少患心脑血管性栓塞病变。关于抗血栓的食谱，2006 年浙江教育科技电视台播出一档《健康美食》的科普饮食节目，其中有介绍预防血栓的保健菜谱，现选录几段介绍如下：

（1）黑木耳菜肴

原料：黑木耳 15 克。

制作：水发木耳烧熟后加鲜味调料拌着当菜吃，也可作其他菜的配料，如香菇木耳炖豆腐、香菇木耳炒干丝、青菜炒木耳。

此外，也可将黑木耳与红枣一起炖熟煮烂，当白木耳吃，略加蜂蜜即成，如木耳红枣汤、木耳红枣莲子汤、木耳赤豆汤等。

营养点评：美国明尼达大学心脏科发现黑木耳的显著功效是抗血小板聚集、抗血凝、降胆固醇作用后，黑木耳就风靡全球，每日 15～20 克即有显著的抗血栓效果。经北京心肺研究中心证实，黑木耳 15 克与小剂量阿司匹林的作用相当。

（2）玉米糊

原料：玉米 100 克。

制作：玉米洗净、晒干，研成细粉，锅中放水煮开，用少许冷水将玉米粉调成稀糊，徐徐倒入锅中，边拌边煨成糊状，加调味料。

每日 1 剂，早、晚随意服，连食数月或时时服食。

营养点评：玉米有预防血黏的作用，尤其适用于口渴、舌苔黄腻、湿热内蕴、腰酸、乏力属脾肾亏虚等类型的高脂血症、脂肪肝、血管硬化等患者。糖尿病患者不仅可预防血栓病，还具有降血糖作用。

（3）山楂粥

原料：山楂 30 克，粳米 50 克。

制作：山楂煎汁与米煮成粥，每日 1 剂。

营养点评：山楂为降血脂的要药，常服对高血压、高血脂均有益，可预防血栓形成。

（4）白菊绿茶汤

原料：白菊花 6 克，绿茶叶 3 克。

制作：开水冲服，频频饮服，夏季尤宜。

营养点评：对高血压、高血脂、糖尿病、冠心病均有益，能预防血栓，有利血流畅通。

## 第四节　脑中风获救治，全靠早备"救命卡"

中老年人有脑中风危险者，要常携带自己早已备好的"救命卡"，这是济南市第一人民医院王有国教授对患者的忠告，为此，他在 2002 年《保健与生活》第 5 期杂志上撰文"病情雷同，后果迥异"，孙、刘两位老人先后得了同样的脑中风，最后出现了完全不同的结果：一个虽经抢救可以活命，但留下严重半身不遂后遗症，一个却从发病到治疗开始不到一个小时，在急救中风"黄金三小时"内得到救治，当天晚上就醒过来了，仅住院一个星期就出院了，没有留下后遗症。原因是老刘在发病前自己早已备有"救命卡"，常携带在身，一旦出现中风，抢救医生在

"救命卡"上获知病患病情，取得抢救的最佳时间窗，这"救命卡"是抢救中风黄金三小时的有力保证，对脑中风的抢救十分重要。为此，王有国教授于 2007 年第 10 期《健康与生活》杂志上命题为"中风救治，快！快！快！"，对这个病例重复介绍，目的是慎重提倡中风危险者要早备"救命卡"，再一次给中老年朋友提出忠告，呼吁中风救治快、快、快，并做了专家点评。对此，笔者与王教授有同感，在这部《聚焦脑血管保健》的科普图书中摘录下这个病例与王教授的点评，再一次呼吁：中风救治快、快、快，请您早备"救命卡"，突破中风救治"黄金三小时"成功率只有 1% 的统计，为中风患者获得生的希望和降低致残率而努力奋斗。

**典型病案：同是脑中风，后果大不同**

孙、刘两位老人是住在同一社区的退休工人，先后得了同样的脑中风，却出现了完全不同的结果，一时引起了众人的议论。

孙、刘两位老人同为 66 岁，他们兴趣相投，脾气也相似，都是急性子，两人都喜欢下棋，那天两老又"鸳鸯炮，卧槽马"地厮杀起来，老孙连输三局，憋了一口气回了家，连中午饭都没吃就睡下了，次日太阳偏西了还没醒，老伴去卧室喊他，一开门就听见他鼾声震天，忙到床边看时，发现他枕边呕吐一堆，嘴㖞到了一边，喉咙里痰鸣作响，无论怎么喊也叫不醒他，这下把孙老太吓傻了，这可咋办！

孙老太喊来了邻居，七手八脚地朝老孙捶打、喊叫、掐人中……看看都不管用，仍然醒不过来，只好把老孙送到附近的医院急诊，医生问东问西，检查了一阵子，给吊上两瓶液体说留院观察，治疗一夜毫无结果，第二天又转到了较大的一家医院，医生索要以往的病历和检查资料，孙老太哪里找得到，医生只好从头检查，一项项地检查，等报告出来，一直折腾到下午，结果出来了，确诊是"缺血性中风"，这才开始正规治疗，虽然用上了最新的溶栓疗法，效果却很不明显，因为错过了"中风急救黄金三小时"时间窗，好歹保住了性命，但留下了严重半身不遂的后遗症。

无独有偶，时隔不久，老刘也发生了同样的病，早上老伴做好饭去叫他起床，一进卧室吓了一跳，发现老刘吐了一床，痰塞堵在喉咙里，呼噜呼噜喘不过气来，嘴㖞向一侧，不管怎么叫他也不醒，老伴立刻意识到他是得了要命的病，家里没别人，这可怎么办？

突然，她想起老刘曾叮嘱过：有个什么卡片，如果他一旦得了昏迷不醒的重病，让家人就按卡片上说的办，老伴还真从他衣袋里找到了卡片，边照卡片上讲的行动起来，她给他吸了痰，喊邻居帮忙，在门口拦了辆出租车径直送老刘到有神经专科的市医院急救，把他口袋中的"病历复印件"和"生命卡"一起交给急救医生，医生看了后立刻心中有数，立即决定做 CT 扫描检查，证实是"缺血性中风"后，便立即开始了以溶栓为主的系统治疗，从老刘发病到治疗开始还不到一个小时，老刘当天晚上就醒过来了，仅住院一个星期就出院了，没有留下任何后遗症。

专家点评：老孙和老刘两人患的都是"缺血性脑中风"，发病的情况极其相似，然而，老刘恢复得却比老孙好得多，这其中有什么道理呢？探索其中的奥秘肯定对中风的救治很有意义。

## 一、得救时间，生命攸关

很显然，两位老人得到正规治疗的时间差别很大，老孙从发病到对症确切治疗，已经超过 24 小时，而老刘不超过一小时，这是他们的治疗结果有天地之别的重要原因。当然，这里说的"得救时间"，指的是从发病到获得"有效治疗"的那段时间。

缺血性脑中风的实质是脑动脉的某个分支被堵塞，这部分脑组织的供血被迫中断，而脑组织又是全身耗氧量最大、最迫切的组织。科学研究证明：正常人在常温下，脑缺氧 2 分钟脑活动即停止，缺氧 5 分钟脑组织细胞开始出现死亡，产生永久性的损伤。所以，"黄金五分钟"是生命之极限，以目前的科学水平，还不能使死亡的细胞再生。所以，要争取在局部脑血流量已经减少，但尚未完全梗死时给予化解梗死、疏通血管的治疗，才可能有效。目前国内外较为公认的脑梗死最佳治疗时间窗是发病后的 3 小时以内，医学界称为脑中风急救的"黄金三小时"，溶栓治疗在起病后的 3 ～ 6 小时进行最为合适。可见，老刘即在这个时限之内，而老孙则远远超过了这个时限，脑功能就难以恢复，所以，命虽救回来了却得了后遗症。

## 二、居安思危，有备无患

脑中风多数发病急，患者语言不清或不能讲话，甚至昏迷不醒，如果患者不预先向家人有所交代，做些必要的准备，到时候怎不叫家人着急！然而，老刘却有心计，知道自己有高血压、糖尿病，是易患心脑血管病的高危人群，所以，他事先向家人交代过（尽管老伴反感，他仍然坚持做了），并做好了防病准备，一个吸痰的注射器、一份救命卡和一份复印病历，他将吸痰器放在家中易取的地方，并事先教会老伴怎样操作使用，救命卡与病历复印件放在口袋里随身携带，居安思危，有备无患，使得他能够用最短的时间直达专科医院，得到快速而有效的救治。他赶在脑组织完全梗死之前急救，从而取得了康复的机会。

医生拿出老刘随身携带的那张"救命卡"，在"救命快！快！快！"下面有 4 条提示：

1. 快用带胶管的注射器吸痰，让我喘上气来。

2. 拦辆出租车去市医院，因离急救站远，打电话叫 120 等车来会浪费 20 分钟。

3. 直接送到市一院神经科，我在那里的住院病历号码 ×××××××7999。

4. 不要忘记把我衣袋里的病历复印件交给医生，以供医生一时查不到病历时用，医生一看就会明白，会省去许多重复检查的时间和麻烦。

正是这张"救命卡"，让老刘坐上了死里逃生的直通车。

老刘和老孙俩人患的都是脑中风，后果却大不相同，给我们的启示是：易患中风的高危人群，要关爱生命，请为自己备张"救命卡"，以防万一。

# 第五节　中风救治，时间误区

用"时间就是生命""一刻值千金"等民谚来形容脑中风病人的救治十分确切，因此，尽早发现并明确诊断是脑出血还是脑梗死，并及时、正确地治疗，这对病人特别重要。下面介绍几种在抢救脑中风病人中容易被疏忽与忙乱中应警惕的误区。

## 一、CT 诊断的时间误区

CT 扫描是目前普遍应用于脑中风诊断的检查方法，CT 不仅能明确病灶的部位、大小、性质，而且能观察病情，估计预后，但是，CT 检查有一定的限度，脑梗死 12 小时后到 2 个月内，CT 均可出现低密度灶，以发病后 8～11 天为最佳扫描时间，12 小时内液化灶尚未形成或两个月后病灶已吸收，首次做普通 CT 扫描，结果可为阴性或报告正常，出血性脑中风骤发立刻扫描甚或 3 小时内 CT 亦可无异常发现，随着时间的推移，出血部位浓缩为一高密度区，诊断即可明确，而 4～5 天后血肿周边开始溶解吸收，10 天后小血肿已吸收殆尽，不留痕迹，大血肿遗留囊腔，则与脑梗死黑色低密度病灶难以辨别。为此，脑出血病人应在 1 周内做 CT 扫描，脑出血病人血肿吸收有一定的规律性，0.7～1 毫升/天，一旦确诊，则可不必复查 CT。倘若在预计血肿完全吸收的时间内，病人出现症状加重，或新的神经体征，可再做一次，证实是否有再出血或意外情况的发生，避免 CT 复查的盲目性，减少经济负担。

## 二、中风治疗的时间误区

对于缺血性中风，一旦脑血供完全阻断，将导致脑细胞在5～10分钟内死亡。然而，脑梗死常是局限的，多为某一支血管阻塞，可经脑部的血管网络侧支灌注，形成不同的缺血。所以，在梗塞区血管供应范围内便出现"缺血性周边半暗区"，此处血流量仅够防止神经细胞的死亡，但不能维持其正常功能，如若损害持续，则将导致细胞死亡。近年来，又进一步发现梗塞灶半暗区细胞的死亡方式并非一致，除坏死外，尚存在凋亡的死亡方式，缺血后凋亡性脑损伤是一种动态进行性过程，它与坏死不同，有可逆性，因此，由于对局灶性脑梗死的病理过程中出现的可逆性缺血半暗区的深入研究，发现了中风治疗的"时间窗"。动物实验推断人体新的"时间窗"为6～8小时，活体检查表明：缺血损伤从中心向外周发展，扩展时间可到24小时，改善半暗区血流，可使神经细胞丧失的功能明显恢复，如果此时缺血不纠正，没有实施药物保护半暗区细胞，脑细胞将会死亡，形成永久性梗塞病灶。为此，专家们一再强调缺血性脑梗死早期治疗的迫切性，缺血性中风虽然发病过程及病情严重程度相对较脑出血性中风轻，但是，病人如果入院迟，就会延误了救治时间，故而专家们一再呼吁：脑梗死比心肌梗死更加紧急，是一种发作性的急症，必须在3～6小时内进行紧急救治，才能减少损害与病残，要不误时机、分秒必争地抢救半暗区。目前，国内权威专家提出"脑中风抢救，黄金三小时"的新主张，这3小时时间窗是中风治疗成败的黄金时限。

## 三、中风康复的时间误区

大多数中风病人经过短期治疗病情好转后出院，回家后仍留有不同程度的偏瘫、失语、麻木等功能障碍缺陷，由于恢复缓慢，常被误认为一种不可逾越的后遗症，从而放弃康复良机。有的道听途说乱投医，受游医之骗，人财两空一无所获后，又感到心力交瘁，束手无策，甚至丧失信心，厌倦自弃，中断有利的康复治疗良机。综上所述，归根结底是人们对中风后康复认识不足造成的"时间误区"。

既然脑中风致残率高，那么，欲求显效则应对偏瘫及早治疗，需从发病后数天即开始，因为中风后1～3个月内可达到最大限度的恢复，待到3个月后，肢体挛缩形成，会使康复过程变得缓慢、复杂而又困难。

中风头两三个月内的治疗要得当，可迅速出现康复效果。但是，要掌握其有利时机，在可能的情况下，争取尽早做康复活动，如保持最佳的肢体位置，变换体位，维持关节各方位的活动范围，主动锻炼，采取按摩、理疗、针灸、牵拉等防止关节僵直的有力措施。中风 3 个月后，恢复过程虽然进展缓慢但稳定，逐渐恢复可持续 1～2 年，故康复治疗在此期间仍应坚持进行，不可放弃本当可以改善功能的康复治疗。即使 3 年以后，亦不能说是一成不变的后遗症了，要着手进行功能调整与功能补偿以及功能辅助的康复疗法，要乐观，只要病人有要求、有信心，都存在着好转的可能，要提高正常存活脑细胞的代偿功能来促进病人最佳功能的恢复。总之，康复医疗是集主动锻炼、被动运动、功能调整、功能代偿以及辅助、补偿的一项复杂工程，缺一不可，多方主动积极争取改善功能为上策，消极坐等药到病除不可取。那么，具体应该怎样进行康复锻炼呢？下一章节将重点进行探讨与介绍。

# 第十一章　中风后遗症怎么办，
## 　　　治疗与锻炼都重要

　　近年来，城市里有很大一部分人已经对自己的"将军肚"采取减肥措施了，因为怕患心脑血管病，但是，社会上还有一部分健康知识传达不到的人群，他们的"啤酒肚"还在与日俱增，如果他们的血脂吃出了问题，那么，等着他们的就是动脉硬化，就是脑中风、脑溢血、偏瘫、失语……如今，心脑血管疾病已经成为危害我国人民健康的"第一号杀手"。

　　周大兴医生是浙江中医药大学的教授，他研究中药治疗疑难杂症已有 30 多年的历史了，总结出一套中医治疗中风后遗症的方法，帮助患者锻炼康复，使许许多多偏瘫病人重新站立起来、走起来，在杭州小有名气，被誉为中医治疗中风后遗症的著名专家。

　　目前，广大农村很少有健康常识教育，农村居民面临的心脑血管疾病的威胁比城市还厉害。

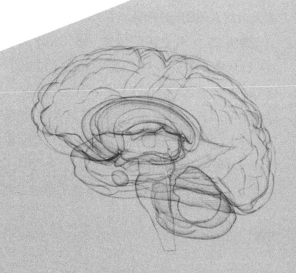

## 第一节　中医治中风，先救火后种树

中风又称脑血管病，可分为缺血性脑血管病和出血性脑血管病，前者是由于脑动脉被阻塞所引起的脑组织缺血缺氧变化，导致脑组织软化、坏死，后者是由于脑动脉破裂后出血引起的脑循环障碍。两种病变的结果都是脑功能障碍，主要表现为运动、感觉、语言及意识等方面的障碍，在急性期过后这些症状仍然存在，俗称脑中风后遗症。

中医治中风，前期如救火，救火救得早，损伤还小。此时赶快用扩张脑血管或用溶血栓的药物去抢救，这个过程和救火一样，越早越好，越快损伤越小，越慢越糟。

周大兴教授说：以我治疗中风近 30 年的临床经验来看，中风刚发病后的 6 小时内最关键。这时候如果能及时抢救，就能降低死亡率，减轻后遗症，促进功能恢复。脑血栓发病短期内，血栓里面的纤维蛋白是可逆的，易溶解，这时静脉给药，溶栓药物能很快起作用。但是，时间越长，血栓已老化，病变区的血流情况也越差，溶栓疗法就收效不大。

西医讲中风治疗要治得快，中医也一样，用药越早效果越好。我们中医治中风，采用 4 字方针：活血通络。人中风后为啥会半身不遂？这是因为中风后，脑部病变区域所支配的器官，如手指、下肢功能下降甚至瘫痪，中医通过活血化瘀通络，能使受伤的神经恢复正常，让已经萎缩的肌肉得到恢复。我收进来的很多病人因为救助及时，所以半身不遂都能恢复得很好。

**病例一：** 有位姓孙的病人，53 岁，2003 年 9 月中风发作，左侧上下肢瘫痪，CT 显示脑出血，病人在发病后第二天送到周大兴教授分管的病区，他用中药治疗，30 天后病人就能自由行走，45 天时可以去单位，3 个月后完全恢复各种功能。

**病例二：** 一位姓陈的病人，56 岁，2004 年 5 月中风发作，CT 显示脑梗死，一侧肢体瘫痪，先在某大医院治疗，肢体瘫痪稍有改善，半个月后转院到周大兴教授处用中医治疗，当时血压 135/110 毫米汞柱，并伴有严重的头晕、头痛，表明血液循环很差。经过 45 天的中医治疗后，病人的肢体功能恢复，血压恢复至 130/90 毫米汞柱，其他症状也得到改善，60 天后就回单位上班工作了。

一般来说，最好的治疗期是在一个月内，就能有希望治好后遗症。在一个月内把病人送来用中医治疗，基本上能不留后遗症，3 个月或 1 年内也可以治，但效果不是100%，越迟治疗效果就越小。

## 第二节　饮食疗法治中风，纠正误区获健康

高血压、高血脂、高胆固醇、高血黏是导致中风发生的主要原因，采用中西医结合治疗的同时，注意饮食疗法，采用"三少"与"三多"的饮食原则，并且纠正保健误区，则对中风的防治有着积极意义。

### 一、中风病人的"三少"饮食原则

"三少"的饮食原则，是指饮食中食盐要少、脂肪要少、胆固醇要少的饮食结构。

**1. 低盐饮食**

食盐的主要成分是氯和钠，如钠摄入过多，在内分泌的作用下，能增加血管对各种升高血压物质的敏感性，引起小动脉痉挛，使血压升高。同时，碱性食物的皮蛋等也要少吃，此类食物中的钠含量较多。

**2. 低脂肪饮食**

炒菜用植物油为宜，如豆油、菜籽油、花生油、芝麻油，如用米糠油、玉米胚芽油、葵花籽油则更好，因为此类植物油中亚油酸较丰富。是不饱和脂肪酸，能帮助降低胆固醇，如能吃这些植物油的调和油则更好。同时，不宜吃含脂肪多的食物，如动物肥肉、油炸食品、家禽皮及其内脏、鱼子等。

**3. 低胆固醇饮食**

中风或中风后遗症阶段的病人，即使血中总胆固醇含量不高，也应避免经常食用过多的动物性脂肪及胆固醇较高的食物，因为血脂、胆固醇都会加重病情，尤其是血中甘油三酯的增高，更易促使血管病变。提倡多吃海鱼，因为海鱼体内含有大量的二十五碳五烯酸（EPA）和二十二碳六烯酸（DHA），均属于不饱和脂肪酸，能有效降低导致动脉硬化的低密度脂蛋白和中性脂肪，特别是EPA和DHA还具有阻碍血小板过度聚集及降低血压的作用，能有效促进血液循环。

### 二、中风病人的"三多"饮食原则

所谓"三多"，则是指含维生素和矿物质多、含纤维素多、含蛋白质多的饮食结构。

### 1. 多维生素和无机盐饮食

从抗血栓的角度而言，血脉不和的中风患者，餐桌上最好天天有鱼。但是，人体内的抗血栓作用是综合的，并不单依赖于鱼的摄入，对于有血凝倾向或已出血的中风者来说，可多吃鱼，尤其对有出血倾向者则要注意，不要超过每日 100 克为宜。然而，蔬菜同样具有促进血液循环的效果，有报告称，每天食洋葱 50 克，1 个月后，40 名脑血管病人血中胆固醇下降（90.7%），25 名中风的脑血管病人有 14 名得到症状改善，因此，多吃洋葱、胡萝卜、大蒜、圆白菜、花菜等蔬菜，对保护心脑血管健康有重要作用。同时，要多吃柑橘、山楂、香蕉等水果，因为这些食物中含维生素 C、维生素 E、胡萝卜素、无机盐（如硒、锌、钾）及类黄酮等抗氧化营养物质，以及影响血液高半胱氨酸水平的维生素，尤其是叶酸，它们能减少动脉血管中胆固醇的氧化，并且让心脑细胞免受氧化修饰的低密度脂蛋白的损伤。把各类蔬菜合理搭配吃，不仅使血管畅通，还有其他健康益处。

### 2. 多纤维饮食

蔬菜和瓜果都含有植物纤维素，纤维素能吸附胆固醇，并促使其从大便排出，可降低血中胆固醇含量。同时，蔬菜同样具有促进血液循环的效果，蔬菜和水果所含的大量纤维素中，可溶性膳食纤维较多的是香蕉和杏等，有助于降血脂、血糖。为了健康要吃足蔬菜，适量多吃水果。蔬菜品种繁多，根据可食部分形态，蔬菜可分为根茎类（萝卜、胡萝卜、生姜等），鲜豆类（菜豆、蚕豆、豌豆），茄果瓜类（茄子、番茄、甜椒、黄瓜、丝瓜、冬瓜、南瓜），葱蒜类（大蒜、大葱、洋葱、青葱、韭菜），嫩茎、叶、花类（莴笋、竹笋、大白菜、油菜、黄花菜），薯类（马铃薯、山药、山芋），野生蔬菜类（香椿、马兰头、荠菜），菌类（香菇、黑木耳）。品种很多，从颜色上蔬菜可分为绿色、红紫色、黄色和接近白色四种，蔬菜的颜色越深，营养素越丰富，以至于世界营养学家把吃多种多样的蔬菜比喻为"吃颜色"。我国健康教育专家洪昭光教授用"红黄绿白黑"概括摄入蔬菜的多样性。

### 3. 多蛋白饮食

蛋白质是构成人体细胞的主要营养成分，也是能量来源之一，饮食中应包括动物蛋白（如蛋清、瘦猪肉、牛肉、淡水鱼、海水鱼、鸡、鸭之类禽肉等）和植物蛋白（主要是豆类蛋白质，如黄豆、绿豆、赤豆、豆芽或豆制品），以供给身体所需要的氨基酸。

在动物性蛋白的选择中，有人总结了几句话很有指导性：少吃四条腿的，适量吃两条腿的，多吃没有腿的。四条腿的就是指猪、牛、羊肉，两条腿的就是指鸡、鸭禽肉类，没有腿的就是指鱼类。这中间的原因与不同动物肉的脂肪和蛋白质组成和作用有关。三类肉食中，鱼含较高的蛋白质和较低的脂肪，而且鱼肉蛋白质的质纤维段，肉质细嫩，最易消化和吸收，特别是海鱼含有两种对人体具有重要作用的多不饱和脂肪酸，即 EPA 和 DHA 很丰富，中风患者多吃鱼不仅不会使胆固醇升高，相反，它还能减轻动脉硬化。猪、牛、羊肉的饱和脂肪酸较高，胆固醇也较高，禽类肉处于两者之间。因此，"平衡膳食宝塔"建议吃家禽类肉和畜肉，每日 50～100 克，最好两条腿的禽肉多于四条腿的畜肉。鱼虾肉，每日 50 克足够了。不吃肥肉和胆固醇含量高的动物内脏。

对于豆类及其制品，富含优质植物蛋白质、不饱和脂肪酸及卵磷脂等，是每天必须摄入的植物性蛋白质的重要来源，其蛋白质富含氨基酸，与谷物同食，可优劣互补。豆类有"绿色牛乳"之称。"中国平衡膳食宝塔"提出每日摄入豆类的量是 50 克。

至于饮食如何烹调大有讲究，中风患者的饮食宜多用蒸、炖、烧，少用炸、煎、烤。

另外，据最新专家报告，钾和碘可降低胆固醇，使血液畅通，减少血小板聚集，对降低血黏度有益。提倡膳食中多吃含钾和碘丰富的食物，如海鱼、海蜇、海带、紫菜和虾皮等海产品。

## 三、纠正误区获健康

人们越来越认识到：高食盐易诱发高血压、高脂肪、高血糖，易促使血脂异常升高，这些都会导致动脉粥样硬化，进而发生冠心病或脑中风，于是转而求"低"。这样对吗？对于脂肪、胆固醇、食盐片面追求"过低"，健康专家的回答仍然是否定的，因为盲目求"低"违背了生理规律，同样不利于健康。

中老年人的保健误区及盲目求低的情况，归纳为下列几种：

**误区之一：脂肪盲目求低**

高脂肪之害众所周知，不再赘述，然而脂肪越低越好吗？对此，美国斯坦福大学内分泌学专家杰拉尔德雷文博士提出忠告：肥胖者限制脂肪是对的，已患心脑血管者吃低脂饮食也是对的，但盲目求脂肪越低越好，甚至这不敢吃，那不敢吃，只吃水果蔬菜，对油脂一点也不敢吃，这就错了。有些体重正常的健康人，为了防范心脑血管病而食用低脂肪食谱则须商榷，因为此举可能使一种以胰岛素分泌过多的综合征乘虚而入。

雷文博士的解释是：以蔬菜、水果一类低脂肪食品取代肉类与蛋奶制品，会导致碳水化合物摄入量过高，促使人体分泌更多的胰岛素来帮助分解糖分，从而引起体内一系列有害变化，如血中"好胆固醇"——高密度脂蛋白降低，有害的甘油三酯含量升高，血压上升，血脂增加，损害血管，其结果与高脂肪饮食"殊途同归"——为心脑血管病开了"绿灯"。

**误区之二：胆固醇盲目求低**

首先应当肯定，低胆固醇食谱确实可以使心脏受益，但是，正常健康人如果采用低胆固醇食谱，就有害健康了，它可招致其他疾病，如中风、肺炎、肝病乃至癌症，由此而引起的死亡比例与高胆固醇差不多，甚至有过之，更何况对一个已患心脑血管病者，如果盲目追求过低的胆固醇，使好的胆固醇——高密度脂蛋白得不到补充，有害胆固醇却不下降，怎能恢复健康呢？

美国明尼苏达大学尼顿教授历时 10 年调查了 35 万名健康男性，发现胆固醇低的人患心脑血管病的概率低了 50%，但中风的人多了数倍，患肝癌的人多了 3 倍，总的死亡率反有上升。

日本中风防治研究所幸森男教授也发现，日本南方居民常吃肥肉等胆固醇丰富的食物，遭受中风之害者反比北方少吃此类食物的人少，推测其奥妙在于低胆固醇细胞膜脆性增加，导致血管壁脆性减弱，脑内小血管缺乏外周组织的支撑作用，因而抵抗血压变化的能力减弱，易发生血管破裂出血。故限制富含胆固醇的食物，只适宜于那些体内胆固醇水平超标者（超过 230 毫克），若低于 160 毫克，不仅不应限制胆固醇的摄入，还应寻找原因，并适当增加胆固醇的摄入，以达到理想水平（180 ～ 220 毫克），这才是明智之举。对于低胆固醇的摄入应有尺度，并不是盲目追求越低越好。

**误区之三：食盐盲目求低**

三餐吃得过咸是高血压等疾患的常见原因，但也不可过少，因为盐是氯化钠，钠也是人体必需的营养素之一。国外专家选择 20 名 65 ～ 85 岁的老人，分为两组观察，甲组每人每天吃盐 8 克，乙组则每人每天限在 1 克之内，两年以后进行测试，甲组老人的大脑处理信息能力好，乙组老人则相反，多项指标下降，一旦增加盐的摄入后，各种与脑功能有关的能力获得改善。由此表明，吃盐过少会给脑功能带来消极影响。因此，血压正常的人不宜盲目吃低盐饮食，一般保持在每人每天 5 ～ 6 克为宜。对于已患中风者，提倡低盐饮食，并不是吃的盐越少越好，更不能不吃盐，一般每人每天不低于 3 克为宜。

### 误区之四：体重盲目求低

过分肥胖不仅影响体形，而且是多种"文明病"的温床，但必须注意，所谓过分肥胖，是指体重超标 25% 以上；如果指标在 25% 以下，不仅无害，反而更有益于健康。

大量专家研究资料显示："有钱难买老来瘦"的观点已经过时，应代之以"胖而不过优于瘦"的新养生观。稍胖的人反而敏捷，记忆力更好，抵抗各种感染性疾病乃至癌症的能力更强，平均寿命更长。人到中年以后，明显消瘦很可能是糖尿病乃至癌症临身的一个信号，应积极到医院就诊，并加强营养，力求恢复正常体重。

### 误区之五：运动量盲目求低

近年来，科学家在运动与健康的关系方面有了许多新的认识，其中之一就是关于运动项目与强度的合理选择与把握，以往那种"运动越剧烈越好"的观点已显示出明显的缺陷，超强运动违背了人体生理规律，加重了生命器官的磨损，不但未延长反而缩短了寿命，应提倡运动向弱势、分散、注重平衡性与柔韧性锻炼等方面转化。

但是，又有些人错误地理解了这一新趋势，误认为运动越少越好，怎么舒服怎么运动，因而步入了另一个误区。

运动医学专家强调，运动量过大固然有害，太低也无益。以心、肝、脑为例，健康人要增强其功能，必须将运动强度保持每分钟心跳 135 次以上。锻炼时间也应有一个最低限度，如减肥运动，至少应持续 25 分钟以上，因为最初的一段时间里人体消耗的是糖分，然后才消耗脂肪而收到减轻体重之效。在这方面，美国哈佛大学的研究人员提出了一个最简单的衡量标准，那就是运动量低也要达到出汗的程度，"不痛不痒"的锻炼难以防病延寿。

## 四、老人锻炼的五项原则

人到老年，身体各组织器官功能衰退，行动迟缓，抵抗力减弱，为此，世界卫生组织发布了老年人锻炼的五项指导原则：

1. 应特别重视有助于心脑血管健康的运动，如游泳、慢跑、散步、骑自行车等。专家认为，鉴于心脑血管疾病已成为威胁老人的第一杀手，所以，老人有意识地锻炼心脑血管的保健就显得格外重要。专家建议，有条件的老人每周都应从事 3 ～ 5 次、每次 30 ～ 60 分钟的不同类型的运动，强度从温和到稍微强烈，增加 40% ～ 85% 的心跳频率，年龄较大或体能较差的老人每次 20 ～ 30 分钟亦可，但效果要差一些。

2. 应重视重量训练。以前的观点认为老人并不适宜从事重量训练，其实，适度的重量训练对减缓骨质丧失、防止肌肉萎缩、维持各器官的正常功能均能起到积极的作用。当然，老人应选择轻量、安全的重量训练，如举小沙袋、握小杠铃、拉轻型弹簧带等，而且每次时间不宜过长，以免导致可能的受伤。对于有中风倾向的人则不可选用这种运动，已患过中风的人应禁忌，否则易发生意外。而此类运动对于健康的正常老人，为防止心脑血管病而增强体质进行运动锻炼则有益处。

3. 注意维持体能运动的平衡，适度的体能运动对老年人同样重要。体能运动"平衡"应包括肌肉伸张、重量训练、弹性训练及心脑血管运动等多种运动，如何搭配，应视个人状态而定，主要考虑年龄和疾病情况，如已患中风倾向的人则要选轻微运动，不宜重量运动。

4. 高龄老人和体质衰弱者也应考虑参加运动。传统的观念认为，高龄人（80岁以上）和体质衰弱的人（如患过中风的恢复期）参与运动弊多利少，但是，新的健身观点是提倡高龄老人中患有心脑血管且发过病、尚在恢复期的身体弱者也应参与运动，同样应尽可能多参加锻炼，因为久坐或久卧不动，即意味着加速老化和更加虚弱。当然，应尽量选择运动量小的项目，如慢步行走、原地跑步、甩手抬腿等。

5. 关注与锻炼相关的心理因素。由于老人尤其是患过小中风的老人，体质衰弱，体能较差，意志力减弱或伤痛困扰，不少老人或病者在进行锻炼时，可能产生一些负面情绪，如急躁、怕苦、怕出洋相，或者达不到预定目标而沮丧等，使健身运动半途而废。鉴于这种情况，专家要求，老人锻炼应持之以恒，这也许比年轻人更重要。对于中风病人来说，由于中风虽然抢救回来了，生命保持了，但是中风往往会留下或多或少的后遗症，要战胜疾病，就要靠运动锻炼来达到康复。在锻炼中会遇到许许多多的困难，如果不坚持，功能就不能恢复。为了早日战胜疾病，提高生活质量，为自己的康复而坚持参加体育运动吧！

## 第三节　中风偏瘫，康复锻炼

脑中风是中老年人的常见病，中风患者的死亡率与医疗抢救是否及时和医疗抢救的水平密切相关，而中风患者的致残率则与是否得到及时、合理的康复预防和康复治疗关系极大。因此，如果能对中风患者采取及时、积极的康复医疗，对降低致残率，促进其恢复生活自理能力、劳动力及工作能力，就有着特别重要的意义。

## 一、中风早期康复越早越好

中风发作后，在急性期除了一般的医疗之外，病人的康复治疗进行得越早越好，原则上中风发作的第二天起，就应有康复医疗的介入。

除了表现为极轻微的偏瘫病人外，多数病人在发病后，往往采取仰卧姿态，而这种从不翻动的仰卧姿态正是产生急性期各种并发症如肺部感染、褥疮等的根源。中风急性期过后，如不进行康复治疗，则可进一步导致机体免疫和心肺功能降低、关节发生挛缩变形、肌肉萎缩等，其结果是本来可以获救的病人，却因并发症而死亡，或者本来能恢复走路、生活自理的患者，也因关节变形、肌肉萎缩、活动受限而变成残疾。

要说明早期康复的重要性，先看看人的关节功能是怎么一回事。

临床康复研究证实：关节固定 4 天，在组织学上就可发现挛缩现象；正常关节固定 4 周，其功能即大幅度降低或丧失。一般来说，固定时间在 3 周以内，其变化还是可逆的；固定 40 天以上，恢复过程减慢；固定超过 60 天，则变得不可逆。从这一组数字可以看出，中风偏瘫患者的早期康复是何等重要了。

但是，"越早越好"，并不意味着可以没有任何限制地蛮干，当患者病情尚不稳定，生命体征尚不稳定，如呼吸、脉搏、血压、心律、出血灶有可能再次出血，病人仍处于昏迷状态时，不宜进行以坐起等移动动作为代表的正式的康复训练。康复专家认为：正式的康复训练时机，应从已证实神经系统损伤不再进展后 48 小时开始为宜，多数病人在发病后 2 周开始进行坐起—移—动—直立的康复训练为妥，但体位调整和关节的被动活动只要病情许可，可更早实施。

## 二、早期康复采取的措施

### 1. 体位训练

偏瘫病人在早期多应卧床，所以，这个阶段康复的主要任务就是必要的体位调整。病人在卧床阶段所维持的体位，就已构成了他的形体姿势与运动模式，也就是说，通过正确的体位调整，能使病人尽早地重新认识与储存这些正确的模式，这样，不仅可以预防并发症的发生，同时更体现了早期有目的之康复训练作用，即通过正常姿势模式的反应，促进大脑神经功能的恢复。

有康复专家建议，偏瘫患者卧床应选择的体位：第一是瘫痪侧卧位，此时患侧

195

的髋与膝都处于伸展位；第二是健侧卧位；最后才是仰卧位，它虽然比较容易做到，却也是较为不利的一种体位。

目前，康复医疗机构仍强调使用踝支架（仰卧位时使患者侧脚踝固定成立起状）、沙袋、脚枕等进行辅助体位调整，有的则反对取瘫痪侧卧位等，但是，近年的研究成果使得这些观点不得不需要进行一些修正。

**2. 被动运动**

被动运动是指丧失主动运动功能的肢体，借助他人的力量进行活动的过程。被动运动对中风偏瘫康复的意义很大，特别是在急性期病情稳定后。临床证明，被动运动可增加软瘫期（中风早期，肌肉瘫软无力）病人的肌肉张力，对痉挛期（中风后期，软瘫的肌肉逐渐发生强直）病人可使肌肉松弛，被动活动对保持关节活动度（各个生理活动角度）和减轻挛缩也有积极意义。

早期的被动运动主要为关节活动度的训练，最好每天进行两次，每次 3 遍，四肢各个关节都活动到。关节已发生挛缩的，应同时进行温热治疗，这样可以增加关节的牵伸性，并减轻疼痛。另外，在关节活动时，还要做适当的牵引，由于足踝部最容易发生关节挛缩，而踝关节挛缩可引起垂足（脚尖下垂，不能上翘），对步态影响较大（走路时画圈），所以，踝关节的被动活动尤为重要，其次是肩关节。

被动活动应掌握适度，以患者有轻度的疼痛但能忍受为宜，如操之过急，对患者进行暴力牵拉，则有可能产生脱位、异位骨化等不良后果。

## 三、康复的基本动作练习

中风早期肢体功能的康复锻炼，应于中风初期在不妨碍药物治疗的同时进行。缺血性中风于第二天即开始被动活动；出血性中风待意识清醒后，即可嘱其做主动活动。

开始由床上的移动到起坐、站立，练习要求如下：

**1. 保持肢体功能位**

初发病时，尽力保持患者的功能位，如肩部外展 50°，内旋 50°，屈肘 45° 左右，肘部垫以软枕维持外旋，腿部外侧放置沙袋，以防下肢外展外旋，足部用足托板使足与床尾成直角，以防足下垂或内翻。

**2. 定时变换体位**

患侧卧位、健侧卧位和平卧位可以交替采用，患侧卧位和平卧位应尽量短时间采用，因为长时间患侧卧位易使患侧受压、受损，平卧位易引起骶部及足跟部等患褥疮。无论哪一种体位，都要 2～3 小时轮换一次。

**3. 进行肢体锻炼**

在锻炼时，活动幅度要由小到大，由健侧到患侧，由大关节到小关节，循序渐进，不要操之过急。

**4. 床上锻炼**

在病床的另一头拴上绳带，让患者用健手拉绳帮助抬动躯体活动，患者在病床上可以做些简单活动，如举臂、抬腿、抬足等，并尽力锻炼，但不要过度疲劳。对于肢体活动障碍严重，不能自主活动者，家属应帮助患者做被动锻炼。

**5. 坐起和站立锻炼**

首先将床头抬起，让患者自己慢慢练习起坐，注意动作要缓慢，不能用力过猛，当患者可以坐稳，坐位可以维持半小时时，可让患者在支撑物的帮助下练习站立动作。

**6. 步行锻炼**

步行锻炼是独立生活的重要步骤，是自理的关键。患者开始练习时，要由两人搀扶，边走边向患者发出行走指令，让患者大脑集中指挥其瘫痪肢体的活动。在练习时，患者尽量抬头，双眼向前看，注意自己的姿势、技巧、速度等，步行要先原地踏步，走时宜慢。

总之，中风后尽早进行肢体康复并持之以恒，是预防偏瘫的最有效手段，早期康复锻炼不但能减少偏瘫的发生，而且能使患者重返社会，享受天伦之乐。

# 第四节　发生了中风，怎样降低致残率

## 一、康复锻炼不重视，生活不能自理

李大妈，72 岁，高血压 20 年，因昏迷、半身不遂住入了当地区医院，诊断为脑梗死。入院两个月，恢复神志，一侧上、下肢体呈痉挛状，因为好转不明显，中、西药费昂贵，就配药回家治疗。一年以来，到医院复查，配了大量的中药和西药，日常生活不能自理，营养状况不良，精神抑郁，与家人无法沟通交流，这点是最令家人痛苦的。据了解，李大妈住院期间和出院后配药，患者始终没有得到肢体康复和心理或语音方面的指导，这样的结局，人是救活了，却给家庭留下沉重的精神和经济负担。

医生评析：这位脑梗死病人的急性期抢救是成功的，生命挽救回来了，但是，治疗脑卒中的更重要任务是恢复病人的肢体和语言功能，使患者重新回归社会生活。卒中的康复医学知识告诉我们，从神志清醒后，卒中停止进展时就要进行康复治疗训练了。康复治疗是脑梗死治疗的重要组成部分，早期康复介入是预防残疾的关键。但是，有些医院对于康复训练没有足够的手段，也没有教家属应该怎么做，以至于形成了大量中风导致的残疾人。中风残疾康复包括了肌肉功能的恢复、心理功能的恢复、抑郁的预防和治疗等部分。

## 二、中风后必然会阳痿吗

中风对人类来说是一种威胁生命和健康的沉重打击，但是，随着医疗水平的逐步提高，中风后继续生存的人越来越多。按一般人的观点来看，中风后能够保住生命已是上上大吉，不敢再有其他奢求，尤其是性生活，好像更是健康人的享受，与患者无缘。实际上，这种观点现在应当改变和纠正，因为性行为是人的本能，在健康和法律允许的条件下，人人都有权利实现这种本能，以改善生活质量和人生的乐趣。

对于男子来说，不能勃起，"性"就无从谈起。那么，中风后都会发生阳痿吗？中风后的性生活是不是都会造成中风再发？下面就来谈谈这两个问题。

有人对 82 名平均 56.3 岁的中风后存活的男性进行性功能调查，结果显示：虽然他们都遗留有不同程度的神经功能障碍，如偏瘫、失语、站立不稳、行走不便等，但仍有性欲者占 84.1%。其中，性欲正常者 25 名，占 30.5%；性欲较中风前减退者 44 名，占 53.7%；而仅在清晨睡眠中或温水浴时偶有勃起发生者 26 名，占 31%；25 名勃起正常，9 名能正常完成性交过程。这说明，中风后至少还有半数左右的人仍有正常的勃起功能，不需要进行治疗。至于另一半中风后造成阳痿的病人，分析其原因，大致有以下 3 种：

1. 认为性生活后会伤元气而使肾亏损，或者是怕使病情加重或使中风复发，因而尽力克制性欲，使性功能受到抑制。

2. 在人类大脑中左侧大脑半球是优势半球，当中风病变位于左侧，即右侧发生偏瘫者，就会影响思维及语言，且易出现抑郁、焦虑等情绪障碍，容易造成阳痿；而右侧中风病变，发生阳痿的就相对较少。

3. 中风后情绪本已抑郁，加上妻子的埋怨情绪，不愿主动配合，更易促使阳痿发生。

那么，中风后性生活会不会造成中风再发呢？由于正常的生活活动也会有中风复发的可能，所以，不能绝对肯定说不会复发，但是，如果在性生活中注意以下几个方面，就可以避免或减少因性生活而导致中风复发的风险。

（1）不要过分激动，以免大脑中的兴奋灶太强烈。

（2）动作不要太剧烈，应按身体的情况量力而行。

（3）选择适当的性交体位，既可减少劳累，又有利于性生活的进行。

（4）性生活过程中如感不适，应及时终止，不要坚持。

# 第五节　中风后康复，锻炼怎么做

在中风的治疗过程中，康复治疗起着关键性的作用，它直接影响着患者功能恢复以及预后。中风残疾康复包括了肌肉功能的恢复、心理功能的恢复和抑郁的预防和治疗等部分。

## 一、肌肉功能恢复的常识

中风后，临床上通常根据患者的肌力、肌张力和运动模式的不同，把偏瘫的整个恢复过程分为五期：早期—软瘫期—痉挛期—相对恢复期—后遗期。

每期的康复治疗原则和所要达到的目标均有不同。早期1周左右，而后2～3周是软瘫期，肌肉是软的，活动困难或一点都不能活动，此期在床上可以进行被动活动（他人帮助活动）。接着进入痉挛期，无论这些肌肉能否开始正常地发挥功能，肌肉将变得紧张或僵硬，持续时间2～3个月，这一期的重点是不要使痉挛加重（患者早期用力训练上肢拉力、握力或下肢的直腿抬高肌力，以及强行加重行走，这些都是要加重肌痉挛的，绝对需要避免）。痉挛期后，进入相对恢复期，正常的随意运动逐渐恢复，但是，有些人却留下后遗症。同时，要加强语言恢复训练，正如中风病人重新学习如何进行诸如行走、吃饭之类的身体活动一样，在一定程度上，他们也能再学习思考和讲话，讲话需要重新学习，语言治疗师起着非常重要的作用。

## 二、心理康复常识

中风后，一些人的心理状态会改变，他们变得对所出现的事情较敏感，情绪比较容易波动，比如他们可能突然笑或哭，或者变得愤怒或内向。事实上，情绪波动是脑组织操作的表现，病人通常无法自我控制，中风患者的家人和照料者应认识到这一点，并努力寻找办法来补偿或将情绪的突发对病人和别人的影响降至最低，这是非常重要的。情感的脆弱也可能是病人沮丧、愤怒、抑郁等不良症状导致的结果，这些不良症状在中风患者中是很常见的，任何对于中风病人康复的失望和急躁都不利于病人的心理康复，了解了这些对于耐心帮助中风病人心理康复是很有必要的。

### 三、避免或治疗抑郁常识

突然丧失身体甚至心理功能，丧失独立生活的能力，是对病人的一个毁灭性打击，无助、愤怒、沮丧和心灰意冷是中风后病人的经常表现。这些表现的共同作用，将导致严重的抑郁症，这种抑郁不属于精神疾病类型的抑郁症，它是有中风所致症状的直接后果，医学上称为"症状性抑郁"。抑郁会降低一个人的主动性，降低病人努力克服失能和参与日常生活的积极性，因此，一个新的康复计划，主要在于如何说服病人的积极参与。

避免和治疗中风病人的抑郁是整个康复计划能否取得效果的关键，有多种成功的办法和途径可帮助达到此目的。首要的办法是病者和家属要认识到功能的丧失完全有可能突现显著的恢复，也有许多方法可用来弥补持续的残疾功能障碍给病者的不便，而且不论中风的后果如何，病者可能从努力康复中得到回报——得到有价值的、愉快的生活。如果患者努力进行康复训练，则一定能过上有价值和愉快的生活，有效的自我管理是治疗抑郁最好的"解毒剂"之一。

抑郁的治疗，有时需要通过精神科医务人员的咨询和抗抑郁药物的使用来处理。

### 四、中风的康复治疗方法

中风的康复治疗直接影响着患者的功能及预后，方法主要有以下几种：

#### （一）中风康复的主动疗法

这是指患者积极主动参与的治疗，是直接的功能锻炼，在康复疗法中是最基本、最重要的疗法，它包括以下几个方面：

#### 1. 医疗体育

这是利用体育医疗运动设备和一定方式的运动来作用于运动系统、神经系统、心血管系统等，调整、恢复和加强各系统的基本功能，促进代偿功能的发展。

**2. 作业治疗**

组织及指导病人从事有目的、有实用价值的活动锻炼，以促进肢体功能恢复，主要有下列几种：

（1）生活活动训练，包括衣、食、住、行、个人卫生等基本技能训练，可以利用工具进行。

（2）职业技能训练，如进行适当的基本劳动或工作的技巧训练等。

（3）工艺、园艺治疗，如泥塑、编织及种植蔬菜、花卉等。

（4）文娱活动，适当参加棋牌、音乐、舞蹈、游戏及力所能及的活动。

**3. 气功疗法**

通过自我锻炼，达到使气血运行、健身治病的目的。

**4. 物质反馈训练**

这是运用仪器来对病人显示信号，调节那些本来是不随意的并感觉不到的生理过程，从而达到调整或增强机体功能的目的。

**5. 语言训练治疗**

包括对失语症及语言障碍患者的语言训练。

**（二）中风康复的被动疗法**

各种理疗、针灸、牵引、关节松解等方法对机体某些功能起调节和增强作用，还有消肿、止痛、滑利关节等作用，称为被动疗法。

**1. 理疗**

包括电疗、热疗、光疗、水疗、磁疗、微波治疗等，对促进瘫痪肢体血液循环、防止关节畸形等，有着重要的治疗作用。

**2. 针灸**

利用不同穴位及不同的穴位配合、不同治疗的针或灸刺激，可以引起神经兴奋或抑制，起到通经活络、舒筋活血的作用。

**3. 按摩推拿**

调节中枢和自主神经功能，有行气活血、疏通经络、滑利关节、调节肌肉张力等作用。

**4. 牵引**

对关节萎缩畸形等病症，可采用牵引的方法进行矫正治疗。

**5. 关节松动**

可防治患者关节内粘连、活动度下降和疼痛。

**（三）中风康复工程**

为瘫痪病人设计制作的各种功能补偿或功能替代用品，如矫形器、步行器、助听器、手杖用具及帮助行走代步的残疾车等。

# 第十二章　防中风要血管健康，
## 求长寿要饮食防病

　　浙江省卫生厅与省心脑血管病防治办公室联合公布了浙江省第三次高血压抽样调查结果显示：全省高血压患病率为33.4%，这意味着每3个人中就有一人患高血压病，与1990年全省第二次调查结果相比，高血压的患病率增长了27.5%，十多年来翻了近3倍。

　　本次调查显示：我省城市人群高血压患病率为35.4%，农村为31.5%，虽然城市患病率高于农村，但农村患病率的增长非常迅速猛烈，与1990年相比，城市患病率增长了185%，农村患病率却增长了320%。

　　触目惊心！数据惊人！怎么办？

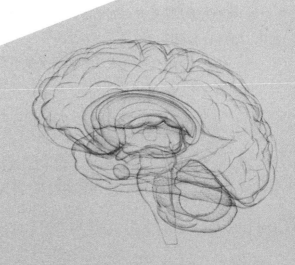

专家忠告：要提倡饮食防病，普及吃的知识，吃得素一点，吃得少一点，保持体重，不要一看到利润丰厚就命也不要的去拼命赚钱，不要一见到酒肉就不晓得管牢嘴上的阀门，大吃大喝，吃肉不怕肥油，又喝酒又吸烟，吃出了高血脂。一旦你患了心脑血管疾病，就等于在自己身上埋了一颗定时炸弹，你必须及时控制血压、血脂、血糖，保持血管健康。不然，10年以后发起病来，轻则耗尽你银行的存款，重则夺取生命。

有感于大家对预防心脑血管疾病知识的匮乏，针对饮食防病与血管健康，在这本《聚焦脑血管保健》科普书中加以阐述，尤其是"防中风要血管健康，求长寿要饮食防病"一章。当然，对于这些推荐的食物，你也不要吃得太多、太饱，预防心脑血管病的一条金科玉律就是"每餐吃七八分饱"。

——题记

## 第一节 预防脑中风，怎能早知道

脑中风的发病率近年来呈逐年上升的趋势，并且逐渐年轻化，一旦发生了脑中风，就会造成严重的后果，生活质量明显下降，并给家庭和社会增加负担，为此，预防脑中风是当务之急。

怎样才能预防脑中风？

脑中风的主要病因是血栓形成，堵塞血管称缺血性脑中风，血管破裂称出血性脑中风，血栓是中风之祸根。为此，要预防中风就要防止血栓形成，最有效的方法就是重视饮食防病，吃得科学合理，不使自己的血液、血管出毛病。"血管年轻人长寿"，这是有科学依据的。那么，怎样才能知道自己的血管是否健康？目前，血栓形成前的预警方法主要有以下几条：

1. 物理化学方法检查，如血液流变学的测定，测定离体血液的一系列物理化学性质，如各种黏稠度。

2. 生物物理细胞生物学方法，如测定血小板聚集率、体外血栓形成等。

3. 血液生化，如测定血脂、胆固醇、各种脂蛋白、同型半胱氨酸等。

### 一、溶血磷脂酸检测的特别之处

血栓的形成是有一个过程的，溶血磷脂酸检测就是在开始形成血栓时找到一个标志物，这种标记物的寻找应该具备以下几个条件：

1. 必须是在血栓形成的早期释放的。

2. 这种检测在技术上必须是可行的。

3. 这种检测方法应该比较简单，费用也不能太高。

满足以上这3条才能在临床推广应用，然而，溶血磷脂酸检测恰恰满足了以上3个条件。

溶血磷脂酸是血清正常组成成分，它是在血小板激化的过程中释放出来的，在动脉粥样硬化的表面形成了溃疡，造成了血小板的聚集和激化，这样就产生了溶血磷脂酸。

溶血磷脂酸的产生反过来又会使血小板的聚集增强，从而形成了白色的血栓，白色血栓进一步的影响造成了红细胞聚集，从而形成了红色的血栓，进一步发展就会造成血管腔堵塞。

溶血磷脂酸是从血小板释放的，血小板在被激活时会增加磷脂酶的活性，磷脂酶的活性增加后返回将磷脂水解，形成水解的这种产物就叫作溶血磷脂酸。

产生的溶血磷脂酸反过来又会作用在血小板上，使血小板进一步聚集，更容易加重血栓的形成。

低密度脂蛋白会使动脉管腔狭窄，起关键作用的主要也是溶血磷脂酸，研究还发现颈动脉粥样硬化斑块的核心有溶血磷脂酸，并且溶血磷脂酸是最核心的成分，容易脱落，脱落的最终结果就是形成血栓。

对于溶血磷脂酸的形成，既要重视也不能草木皆兵，人体内有一种纤溶系统，当出现小血栓时，它会自动将其溶解。

不要认为溶血磷脂酸的检测包罗万象，因为脑中风的发生还有其他原因，如脑血管痉挛、偶然的大栓子脱落等。

## 二、什么样的人需要做溶血磷脂酸检测

应该进行溶血磷脂酸检测的人群，主要包括如下几种：

1. 所有有缺血性脑血管病的前驱症状或怀疑有缺血性脑血管病的症状与体征者，用之作为首选诊断方法，以排除缺血性脑血管病。

2. 有血脂及其他相关检查异常者。

3. 有过脑卒中（包括 TIA）病史者要定期检查。

### 三、溶血磷脂酸具体的检测指标

正常值：1～2.9 毫摩尔 / 升。

可疑值：3～4 毫摩尔 / 升。

轻度增高：3.3～4 毫摩尔 / 升。

中度增高：4.1～5 毫摩尔 / 升。

重度增高：大于 5.1 毫摩尔 / 升。

当检查出溶血磷脂酸增高时，根据程度不同，可以口服阿司匹林、抵克立得等药物。如果病情仍然不断加重，还可以采用药剂更强的药物，如尿激酶等。这样可以避免脑梗死的发生，已经发生脑梗死的患者，也可以减轻症状。

对于已经发生过脑血栓的患者来说，检查溶血磷脂酸显得特别重要。已发生过脑中风的人再发生中风的比例比正常人高 4 倍，患者当发生头晕、头痛、睡眠不足等情况时，就应及时就诊，早期干预治疗，有利于缓解病情。

## 第二节　中青年人防脑病，防病饮食怎么吃

现在，心脑血管疾病正在向年轻化发展，为此，不能认为防中风是老年人的健康与生活问题。其实，饮食防病与健身是全民的大事，不论年龄大小，都应当关注自己的饮食与日常起居生活问题。一般来说，第一，要重视饮食防病与保健；第二，要重视健康生活锻炼。青年人正处于长身体和长知识阶段，基础打好了将一生受用，所以，也要关注自己的饮食防病与保健。然而，人到中年，青春逐渐消逝，更应当关注自己的健康问题。

### 一、中青年人该怎么吃

青少年期不必说，大家都知道饮食营养与健康对他们的重要性。然而，中年人则容易忽视，社会上一老一少的保健书刊很多，唯独中年人保健知识的出版物不多见。因此，为人到中年的人群提供读物尤为重要。

中年，一般是指 30～45 岁之间。人到中年，机体各系统功能正处于逐渐由旺转衰的趋势，新陈代谢缓慢，基础代谢率降低，收多支少，容易积累问题，特别是脂肪容易堆积，故中年人易体重增加，常可发胖。

人到中年，心、脑、肾等重要脏器的功能不断下降。中年不如青年时代，以心

血管系统为例，心脏搏动力开始减弱，每次心跳射出的血液量亦相应减少。由于胆固醇、甘油三酯在血管壁沉积以及其他脂类代谢产物的滞留，血管壁增厚，使动脉硬化，血压升高，血脂增高，血糖增高，"三高"患者在中年人中越来越多，这一社会健康问题不能不引起关注。近年来，心脑血管病向上猛增，心肌梗死、脑中风与年俱增。同时，人到中年，免疫能力下降，对疾病的抗病力也有所下降，还有记忆力减退，消耗功能减弱，工作压力大，家庭负担重，导致中年人多数处于亚健康状态，似病非病，一旦受到外来干扰就会发生大病缠身。一般来说，自 30 岁以后，胃液、消化液的分泌量下降，所含的消化酶亦相应减少。到 50 岁以后，消化功能比青年人下降 2/3。由于这些生理改变，防心脑血管病变时则对饮食营养提出了特殊的要求。

### （一）预防身体发胖要少喝啤酒

人到中年往往容易发胖，这是体内脂肪聚积的表现，所谓"少年长骨，中年长膘"，这是人体生长发育的规律。国内外许多专家研究认为：人到中年往往会"发福"，糖尿病、高血脂、脑中风、冠心病的发病率增加，贪嘴乱吃多吃、吃得不合理是主要原因。

防脑病，第一要防发胖。为了防止肥胖，除加强身体锻炼之外，还要注意节制饮食，要忌嘴馋，尤其要少吃高脂肪食物、高糖食品，要少吃甜点心和油炸食品，不要贪吃美味佳肴。要限制喝啤酒，不喝白酒，但喝啤酒绝对不能过量，因为啤酒喝多了易致肥胖。要多吃蔬菜和水果，控制总热量的摄入，时刻警惕别肥胖。

### （二）要吃好早餐，注意吃的质量

也许去年一年你大多不怎么重视吃早餐，那么，从现在开始，一定要天天吃早餐，喝些牛奶、豆浆，吃一些麦片粥或五谷杂粮粥，这些早餐可以慢慢释放能量，使你不会在午餐之前感到头脑昏沉、精力不足，这是低血糖在作怪，不吃早餐就会发生此类症状，久而久之，对健康的危害极大。如果吃好了早餐，精力充沛，绝对不会发生此类脑疲劳症状。如果不吃早餐，久而久之会影响脑功能，导致脑贫血之类一过性中风现象的发生，所以，吃好早餐十分重要。

早餐的质量好与坏对中年人来说很重要。每天早上最好吃一片加奶酪的面包、馒头或饼类食品，因为奶酪中含有叶酸，这是一种对人体非常重要的 B 族维生素，可以解决贫血和肠道类的疾病，对于保护脑动脉也有益处。

### （三）多吃绿色食品，补充矿物质和维生素

提高矿物质硒的摄入量，可以保护人体的免疫系统功能，提高抗病能力。因为

硒元素对于清除血液中的垃圾，保护血管健康，防止血管老化有重要作用。深绿色叶菜中的根茎类蔬菜富含硒元素，可惜的是，在日常生活中有许多中青年人不重视多吃这类蔬菜食物。为了健康，使血管年轻防脑病，请牢记：食补是最好的进补方式。

维生素C，能促进胆固醇生成胆酸，降低胆固醇，对心脑血管健康都有益处，是保护血管壁的一种物质。富含维生素C的食物有青椒、柑橘等，每天的推荐摄入量为100毫克。

烟酸，又名尼古酸，能扩张末梢血管，防止血栓形成，并能降低血甘油三酯。那么，哪些食物富含烟酸呢？动物肝脏、全麦制品、糙米、绿豆、芝麻、花生、香菇、紫菜等都是富含烟酸的食物。牛奶和鸡蛋富含色氨酸，在人体内也可以转化为烟酸。烟酸的摄入量男性为14毫克，女性为13毫克。

维生素E，有抗氧化作用，阻止不饱和脂肪酸过氧化，保护心肌并改善心肌缺氧，预防血栓形成，因此，也是预防脑中风的重要营养素。富含维生素E的食物有鱼类、蛋类、乳制品类、杏仁、花生、核桃等，每天推荐维生素E的摄入量为14毫克。

叶酸，有预防血管内皮细胞损伤，减少动脉粥样硬化斑块形成的作用，所以，也是防中风、防心肌梗死的重要营养素。富含叶酸的食物有动物肝脏、坚果、豆类、酵母发酵食品及深绿色叶菜和水果等，每天推荐叶酸的摄入量为60微克。

坚果中不仅富含叶酸，而且对预防心脑血管病有特殊的保健作用。例如，核桃的脂肪含量低，而且含不饱和脂肪酸和亚油酸，对保护血管有益。专家研究发现，常吃核桃的人可延长寿命5～10年，原因是它可以保护血管，防止动脉硬化，尤其是保护脑血管，被称为护脑健康食品，还能降低胆固醇，被誉为抗脑中风、心肌梗死的健身良药佳果。

### （四）适当摄入抗凝食物和膳食纤维素

富含吡嗪类物质的食物可抑制血小板聚集，防止血栓形成，减少心肌梗死与脑中风的发生率。具有抗凝血作用的溶栓食物有：黑木耳、大蒜、洋葱、青葱、茼蒿、香菇、龙须菜、草莓、菠萝等。每天可以选一种或两种食物作为菜的配料，或以水果适当补充。

在预防脑中风或心肌梗死高危人群的饮食中，应增加膳食纤维。在一般青壮年的饮食中，膳食纤维亦是十分重要的营养素，不能缺乏。因为它能保持大便畅通，而且能降低胆固醇，防止脑中风和冠心病突然发作。一般每天膳食纤维的摄入量应保持在 25 克左右，这里所指的膳食纤维是可溶性膳食纤维，主要存在于燕麦麸、大麦和蔬菜中。

同时，膳食中还应含有适量精氨酸的食物，因为精氨酸有补肾益精的作用，有助于调节血管张力，抑制血小板聚集，减少血管损伤，防止血栓形成，是防脑中风和心肌梗死的食物。这类食物主要有：海参、泥鳅、鳝鱼、芝麻、山药、银杏、豆腐皮和葵花籽等。但是，精氨酸不是人体必需氨基酸，在人体内可以合成，只要适量补充含量丰富的食物就可以了。

### （五）控制脂肪摄入的质与量

脂肪产热量大，应严格控制，每天脂肪的摄入量应在总热量的 25% 以下，这是指所有食物的脂肪含量。除要控制脂肪含量高的食物外，每天烹调用油也只能用 20 ～ 25 克（约 2 匙勺）。最好不吃动物脂肪、动物内脏、肥肉、鱼子、蟹黄等，因为这类食物的胆固醇和饱和脂肪含量高。每天胆固醇的摄入量应控制在 300 毫克以下（一个鸡蛋黄约含 300 毫克胆固醇）。含反式脂肪酸较多的食物也应少吃，例如人造奶油、起酥食品等，有明显增高胆固醇的危险，应少吃或不吃。平时多吃鱼类和鱼油，有保护血管的作用，有利于防中风和心肌梗死。

## 二、健康生活要注意哪些方面

现代人生活节奏快，工作压力重，竞争激烈，然而，生活又比较散漫，夜生活搞到深更半夜还吃夜宵，既有酒又有美味佳肴，生活没有规律，第二天又蒙头大睡，太阳升高了还在睡梦中，生物钟遭到破坏，同时，出门坐车，上下楼乘电梯，很少步行走路，身体活动越来越少，天长日久，吃得多动得少，越来越肥胖，力气却没有，走几步路就气喘吁吁，此时，高血压、心脏病已很严重，自己却仍然不知，继续只吃不动，结果，突然脑中风发作，虽经抢救夺回了性命，可是留下偏瘫后遗症，此时懊悔已晚。所以，为了健康，为了幸福，远离中风，请关注自己的健康生活，既要重视饮食防病与健身，又要注意日常起居及生活习惯。

### 1. 聪明地锻炼

如果你在健身馆里只知道发狠用力的话，最好不要再浪费时间，因为一般来讲，十个人中只有一个了解正确的健身锻炼方法，绝大多数人锻炼的目的似乎只是让自己疲劳，这种方式非但不能达到健身的目的，而且容易受到伤害，收获甚小。所以，最好是对自己的锻炼方法进行一次正确的评估。

### 2. 多骑自行车

人们应该多骑自行车，以中速骑行，对心肺功能很有益处，对醒脑活血亦有帮助。因为骑自行车是全身性运动，不仅脚要踏，手把车头也要用劲，眼睛向前直视，头脑要反应灵活，骑行中使全身血液行动，使血压得到运动，血液循环加速，所以对心、脑、肺都有好处。

### 3. 散步半小时

尽量每周散步 4～5 次，有条件则应每天坚持，每次 30～40 分钟，这对身体健康非常有益。天天散步，有规律地活动四肢与躯体，使血液加速循环，迫使血管活动，使血流量加速而防止形成血栓。同时，由于身体活动，使多余的能量得到消耗，使多余的脂肪得到消化，防止发胖甚有益处，无需增加巨资缴纳体育俱乐部活动费，只需备一双舒服的鞋就行。

### 4. 多走楼梯

上下楼没有急事尽量不要乘电梯，多走楼梯是最好的运动锻炼方式。因为爬楼梯对心脑血管有益，是一种有氧锻炼项目，不仅可以改善腿部肌肉，锻炼脚劲，而且腹部肌肉也得到锻炼，对消除"将军肚"有减肥作用，更有益于心脑血管健康，使血液加速循环，血流加快，增强血管的张力，促使血管健康而减少心脑血管疾病发生的概率。

### 5. 保持正确的行走和坐立姿势

保持正确的行走和坐立姿势对健康十分有益。当今有些人已养成了懒散的习惯，一些不良的姿势既不雅观，又损害健康，有些不良姿势会导致背部痉挛、头痛、颈椎病等。所以，要求在行走的时候，应放松双肩，挺起胸，胸向前，保持颈部直立，不歪不斜，骨盆肌肉紧张，挺胸收腹，这样就会给人感觉很有精神，自我感觉也会更好。俗话说"坐如钟，站如松"，要坐有坐相，站有站相。

### 6. 经常伸伸脖子

每天早、晚主动伸伸脖子，转动颈部，自编一套"头颈活动操"，有规律地活动颈部，上、下、左、右摆动，并用双手在颈部轻轻地按摩，使颈部动脉得到有规律的活动，促使血液循环流动，防止颈动脉和脑动脉病变，这对预防脑血管病有良好的作用。因为很多慢性病的发展，都是由颈动脉病变引起的，有许多疾病是颈骨接合处和神经损伤引起的。然而，人们长时间的保持坐姿最容易造成这种损伤，在进行伸脖子运动锻炼的时候，要把下巴压低，低到胸口，使双耳低于双肩，这样可以帮助预防或减轻头痛。如果天天坚持做"颈部运动"锻炼，可有效预防脑中风。

## 第三节 血管年轻身体好，饮食防病怎么吃

### 一、保护血管，每周吃三次鱼

鱼肉中含有丰富的优质蛋白质，富含甲硫氨酸、赖氨酸、脯氨酸及牛磺酸等，具有改善血管弹性、促进钠盐排泄的作用。同时，鱼含有人体必需的多种不饱和脂肪，有抑制血小板凝聚和降低胆固醇的作用。鱼油可降低促进动脉硬化的低密度脂蛋白和胆固醇水平，防止血管病变。每周至少应吃 3 次鱼，对保护血管大有好处。

### 二、抗心脑血管病变应多吃大豆制品

权威专家忠告：吃大豆制品是一种抗心脑血管病的利器，常吃豆腐、豆浆及其豆制品，能防中风、抗心血管病变。豆制品是迄今发现的最有效地降低胆固醇的健康食品，它不含胆固醇，而所含的豆固醇是一种很好的利血管健康的保护性物质。大豆制品含有丰富的不饱和脂肪酸、磷脂和维生素 E，有较好的降脂作用。大豆蛋白质进入人体能抑制低密度脂蛋白的生成，使血清胆固醇下降，而且体内胆固醇越高，大豆降脂的效果越大，不会使高密度脂蛋白下降，可遏制对人体有害的甘油三酯升高。因此，大豆制品是一种"保护心脑血管"的利器。患有动脉硬化、高血压、高血脂、糖尿病、血液黏稠的脑中风及心脏病高危人群，应多吃大豆制品少吃肉，不用动物油脂而提倡用大豆植物油烹调菜肴。但是，对植物油用量也应限制不多吃，每天吃大豆制品的量，60 ~ 100 克比较合适。约有 90% 的高胆固醇患者通过多吃大豆制品，少吃肉类食品，展开自我饮食防病与健康干预，疾病能得到控制，症状会有所减轻。

### 三、常吃一点牛肝保护血管

牛肝含铜元素极丰富，铜是人体胶原酶的主要成分，胶原酶又是促使心脑血管基质及胶原弹性硬蛋白合成的必需物质，而基质胶原的作用是将心脑血管肌细胞牢固地连接起来，弹性蛋白质又可促使保护血管弹性。所以，常吃一点牛肝，可保护血管健康，降低脑中风和心肌梗死的发病概率。

### 四、每天吃 1 ~ 2 个鸡蛋对血管有益无害

过去认为鸡蛋含胆固醇，吃了对心脑血管健康有害，现在研究已推翻了这个论断，认为吃鸡蛋对心脑血管有益而无害。事实上，鸡蛋中含有卵磷脂，这是一种很强的乳化剂，能使胆固醇和脂质保持悬浮状态，而不沉积在血管壁上，并可透过血管壁为机体所利用，从而有效降低血脂水平。鸡蛋中还含有保护动脉和强壮心脏、增强脑功能的微量元素硒、锌、铬。因此，每天吃 1 ~ 2 个鸡蛋，血中的胆固醇不会增高，无需禁忌，现在许多发达国家和地区医学界已经取消了心脑血管病人忌吃鸡蛋的禁令。当然也不能多吃，少吃没错，多吃则有危害。

### 五、吃燕麦对血管的好处说不完

燕麦属于高营养粮食之一，含有丰富的亚油酸和多量的皂苷素、卵磷脂和 B 族维生素等，对人体内分泌紊乱和营养失衡形成的高脂血症有显著的降脂作用，可降低血清胆固醇、甘油三酯，并可清除沉积在血管壁上的低密度脂蛋白，防止动脉粥样硬化。我国农科院品质品种资源研究所与北京 18 家医院联合进行几年的研究证实：燕麦对高血压、高血脂有防治效果，患者每天早餐食用 50 ~ 100 克燕麦粥，两个月以后，胆固醇下降 14.5%，甘油三酯下降 17.3%，低密度脂蛋白下降 159.7 毫克。国外研究人员发现：燕麦能降低血糖，因为燕麦内含有多糖物质——葡萄聚苷糖，溶解后产生高黏滞性，黏附在肠壁上，阻止糖分的吸收。

### 六、吃蘑菇能补充体内保护血管的硒

常吃蘑菇能给人体补充足量的硒，硒能起到调节心脑肌中的辅酶 Q 维持在适当水平上的作用，若缺乏辅酶 Q，心脑肌产生的能量就会下降。因此，血液中的硒保持一定的量，可以修补心脑肌缺损，保护血管，远离心脑血管病变。

### 七、黑木耳最好两个月吃一斤

黑木耳可抑制血小板聚集，抑制血栓素 $A_2$ 形成。心脑血管病高危人群，如果常吃黑木耳，可以改善脂质代谢，降低血脂，减少血管中的凝血斑块形成，防止大血栓形成。因为黑木耳中的活性物质是水溶性的，属于低分子量的物质，在小肠中完全可以吸收，又能抑制血小板聚集，使血小板中的腺苷得到控制，因此，黑木耳能预防脑血栓的形成，防止心肌梗死，被称为"血管的保护神"。

## 八、防血管病变，西红柿要熟吃

西红柿含番茄红素，是抗氧化剂，可保护人体细胞免遭损伤，具有结合人体胆固醇代谢产生的生物碱的作用，从而阻止动脉硬化，防止心脑血管病变发生，远离脑中风和心肌梗死之危险。所以，吃西红柿要熟吃，这样可以形成更多的番茄红素释放出来，如果生吃则不易得到番茄红素。

## 九、醋泡食物经常吃，不犯血管性疾病

中医学认为：醋有散瘀、活血、解毒、利血液与血管的特殊功效。现代医学研究证明：高血压、高血脂、高血糖"三高"患者更适合经常吃点食醋，有百益而无一害，醋对心脑血管的防治有特殊的功效。例如：醋泡花生、醋泡大蒜、醋泡大豆之类的醋浸食品更是健身防病的食疗佳品，倡导应当把它当日常小菜吃，或当消闲小吃随时吃一点，对预防脑中风或心肌梗死有惊人的效果。

**1. 醋泡大豆**

日本一家生化研究所研究认为：食用醋泡大豆 8 周后，80% 的人血脂能下降。

制作方法：取炒熟或洗干净的生大豆（黄豆），放入优质米醋（9 度米醋最好，不要化学合成醋），放在瓶中浸泡（玻璃瓶或瓷器，陶器为佳，不宜用金属容器），豆与米醋的比例应为 1：2 为宜，置于阴凉处，并将盛器封口密封，在通风处存放 7 天后就可食用。如果是由生大豆醋浸泡则要较长时间，一般在半年以上，否则不能作食疗品食用。熟的黄豆则不宜长时间浸泡，否则效果欠佳。每次吃豆 15 ～ 20 粒，1 日 3 次，浸泡过的醋也可每次少量饮服 5 ～ 10 毫升，不宜服得太多。为防伤胃可用开水冲服，醋浸泡大豆常吃，可防治高血压、高血脂、高胆固醇，稀释黏稠血液，防治动脉硬化和血栓形成，远离脑中风和心肌梗死。

**2. 醋泡花生**

将花生浸于米醋中，宜用无霉烂的优质生花生仁，浸泡 1 日后即可食用，每天吃两次，每次吃 10 ～ 15 粒。长期坚持吃，可降低血压、血脂，软化血管，减少胆固醇在血管壁上的堆积，消除隐形血栓，防止大血栓发作，是防脑中风、心肌梗死的天然溶血栓药，是保护血管不硬化的食物良药。

**3. 醋浸大蒜头**

将去皮大蒜头放入清水中浸泡一夜，使其软化，去掉一种伤脾胃的刺激素，然后滤干水分，浸入优质米醋中，如果没有糖尿病可在醋中加适量冰糖，这样糖醋大

蒜口味更佳，大蒜与醋的比例为 1：2，以醋浸没大蒜为度，用陶瓷瓷器或玻璃器皿浸泡为宜，不能用金属器皿，也不宜用塑料器皿。浸泡时间一般 50 天以上为佳，使蒜辣素浸出在醋液中，每天吃蒜头 2～3 瓣即可，并饮用少量醋汁，饮用时开水稀释 3 倍，否则易伤肠胃，太浓则不宜直接饮用。长期坚持吃醋大蒜，对软化血管是有益的饮食防病措施，好处多得说不尽，如预防感冒、防肠炎、防血脂、防高血压、防动脉硬化、防血栓形成等，总之是对健康有益。因此，提倡多吃大蒜，保护健康少生病。

## 小贴士
### 大蒜是软化血管、疏通血管的"清道夫"

专家研究发现：大蒜含有一种挥发性蒜辣素，可消除存积在血管壁上的脂肪；大蒜素对血小板聚集有抑制作用，常吃大蒜的人血小板不易聚集，因为大蒜素能把它冲散。所以，常吃大蒜能化瘀，溶隐性血栓，不会发生大的血栓事故，是预防脑梗死和心肌梗死的"天然良药"。

每天吃 3 克大蒜或 1～2 瓣生大蒜，可使血脂下降，胆固醇明显降低，所以，专家称大蒜是"保护血管的清道夫"，能防止动脉硬化。现代科学研究发现：大蒜含有 15 种以上的抗氧化剂，可修复动脉损伤，使动脉得到软化。大蒜中可分离出一种类似阿司匹林的物质，而且这种物质的抗血凝效果比阿司匹林更佳，可以溶解隐性血栓，防止血栓形成。所以，除了醋浸大蒜常吃外，天天吃些生大蒜或炒食大蒜当菜吃，饮食防病效果显著。

### 十、茄子是软化血管的家常菜肴

茄子含有较多的维生素 P，能增强细胞的黏力，促进细胞新陈代谢，保持机体的正常能力，提高微血管的抗力，保持血管的正常形态，因而有保护血管、防止出血的作用。在天然食物中，含维生素 P 最丰富的要属茄子了，尤其是开紫花的紫色茄子最为突出，500 克茄子中含有维生素 P 量在 3600 毫克以上，不仅在蔬菜品种中称得上出类拔萃，即使一般的水果也望尘莫及，鉴于茄子有这许多优点，所以被称为"血管强化食物"。

## 十一、茶叶是毛细血管的增强剂

茶叶中的药效成分分别属于生物碱、茶多酚和脂多糖类，从茶叶中提取的复合体儿茶酚制剂叫"茶单宁"，是一种有效的毛细血管壁增强剂，它能使毛细血管不易破裂，是血管的保护物质。同时，茶叶中还含有甲状腺活动的调节物质，茶叶能减轻血清胆固醇与磷脂的比值，从而可减轻动脉粥样硬化程度。据法国医学专家报告：日饮 3 杯云南沱茶，可使血中胆固醇含量下降 28%，从而降低脑中风或心肌梗死的发生率。我国的专家对此研究的人更多，认为茶能有益于心脑血管病的预防与治疗，是因为茶中含有丰富的茶色素、微量元素、维生素 C，其茶色素已证实具有降血脂、降低血黏度的作用，儿茶素与咖啡碱可使血管壁松弛，保持足够弹性，增加血管腔径，保障心脑血管流量，还可降低胆固醇。茶叶中含有丰富的黄烷醇物质，它能改善血液中的胆固醇和磷脂的比例，减少动脉血管壁上的斑块形成与增大。茶叶也是黄酮类天然化合物非常重要的来源，它能保护细胞免受损伤，预防心脑血管疾病。喝茶对脑中风、心肌梗死高危人群，如高血压、高血脂、高血糖、肥胖等患者，更有利于预防血管病变危险，因为喝茶有降血压、降血脂、降血糖、减肥等益处，所以，茶饮是保护心脑血管的有效保健饮料。我国是茶的故乡，生在茶乡的人应当利用茶能保健、防病健身的优势，倡导天天饮茶求长寿。

喝茶，别忘了家门口的天然药物——菊花。中老年人应当多喝菊花茶，因为菊花中含有胆碱、腺嘌呤、挥发油、黄酮、氨基酸等物质，有降压、降血脂、扩张血管、减慢心率、增强心肌、增加血流量等作用，对改善血脑循环有十分明显的功效，可防血栓形成，是预防脑中风与心肌梗死不可或缺的保健天然食品与药品。

# 第十三章 常吃纳豆食品，能防隐性血栓

　　纳豆保健 - 全国抗血栓健康科普工程日前在北京启动，此项活动的主办，旨在培养国人的健康饮食、健康生活习惯，通过进一步推广纳豆食品，发掘和弘扬我国传统养生文化的宝贵财富。

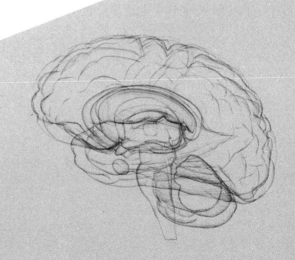

## 第一节　全国抗血栓健康科普工程启动

由世界中医药学会联合会健康专业委员会和健康时报社联合主办的纳豆保健－全国抗血栓健康科普工程日前在京启动，该活动旨在通过进一步推广纳豆食品，发掘和弘扬我国传统养生文化的宝贵财富，培养国人的保健饮食及健康生活习惯。

据介绍，每 100 克纳豆中含有数亿个纳豆菌，由它分泌出来的酶能够疏通血管，预防脑中风和心肌梗死，常吃纳豆食品，能防隐性血栓。

纳豆除含有优质大豆蛋白质、碳水化合物、不饱和脂肪酸等应用成分外，还含有许多生理活性物质，如大豆卵磷脂、皂苷、纳豆激酶等，这些活性物质与其具有的保健功能关系密切，已引起人们的广泛关注。

——摘自《人民日报》海外版 2009 年 5 月 1 日第 14 版

## 第二节　国内外关注《小纳豆，大功效》

截至 2006 年，世界各国的科学家、学者发表纳豆研究论文及实验报告已多达 5 万余篇。

美国心脑血管专家说：在他们一生的研究中，纳豆和纳豆激酶是新开发出用于预防和治疗心脑血管及相关疾病最安全、最有效的溶栓剂。

国际血栓联合会（ITA）确信：长期食用纳豆，是日本人长寿的主要原因之一。

美国食品药品监督管理局（FDA）则充分肯定了纳豆对脑中风、心脏病的预防及康复治疗效果。

2003 年 4 月 10 日，新华社以《纳豆激酶可溶化血栓》为题，报道了纳豆研究的最新成果。《人民日报（海外版）》《环球时报》等媒体也以《神奇的纳豆》为题，向国人介绍纳豆在预防与治疗脑中风和心肌梗死方面的显著疗效。

国内十几家权威媒体对纳豆保健－全国抗血栓健康科普工程活动进行了报道。

2007 年，《健康时报》以《小纳豆，大功效》为题，对纳豆进行了专题报道，引发了消费者对纳豆保健产品的关注。同时，燕京纳豆胶囊作为国内最早获得国家食品药品监督管理局批准的纳豆类保健食品，名副其实地成为纳豆中的"国家队"。

## 小贴士
### 常吃纳豆为何能溶解血栓

　　纳豆中含有多种活性物质，而其中的纳豆激酶可直接分解血栓，其溶栓效果相当于尿激酶。纳豆激酶对血栓的作用时间长达 8～12 小时，然而，尿激酶的作用时间只有 30 分钟。尿激酶只能注射，纳豆激酶既可注射也可口服，而且可以在毛细血管中发挥作用。纳豆在日本已食用了 1000 年，是一种安全食用的血栓预防剂。

　　纳豆在日本有着"营养宝库"的美称，并将每年的 7 月 10 日定为"纳豆节"。据日本农林渔业金融公库杂志报道：日本全国 89.4% 的人习惯吃纳豆，可见纳豆已经深入到日本人的健康生活中。纳豆也是世界 230 多种普通食品中唯一能溶解血栓的食品。科学研究发现，日本人之所以健康长寿，其中小小的纳豆功不可没。

　　其实，纳豆的祖居在中国，我们中国的名称叫"豆豉"，大约始于秦汉，在唐朝的时候由中国传到日本，他们将豆豉更名为"纳豆"。

## 第三节　豆豉的传说轶闻

　　豆豉，是一种特制的豆制食品，它是用黄豆或黑豆作原料，经过洗涤、浸渍、蒸煮后冷却加入曲菌，发霉后置缸中发酵、腌渍，最后淋洗、晒干而成。加辣椒的成为辣豆豉，不加者叫豆豉，加盐的成为咸豆豉，不加盐的成为淡豆豉。作为药物治病的一般为淡豆豉，豆豉是我国古代发明的益寿健康食品。

　　古籍《齐东野语》记载有这样一个传说：有一位来自江西的读书人，颇以渊博自负，一日，他求见了大诗人杨万里，见过面约数日，杨万里便对他说：闻公自江西来，配盐幽菽，欲求少许。这位读书人听了莫名其妙，他根本不知道"配盐幽菽"是何物，故而老实承认：余读书不多，不知是什么？杨万里拿出一部字书，翻到"豉"字，下面的注是"配盐幽菽"，此公这才明白，杨万里要的原是江西的豆豉。

　　豆豉为何叫"配盐幽菽"？"菽"是豆的古称，"幽"是密闭的意思，"配盐"是从《食经》"作豉法""用盐五升"而来。也就是说，将豆子加盐等调料，放在密封的缸里。据刘熙《释名》云：豉，嗜也，五味调和，需之而成，乃可甘嗜，故齐人谓"豉"声同"嗜"也。这说明豆豉的"豉"就是嗜好的"嗜"，可见豆豉在当时为人们所喜好。

## 第四节　豆豉的营养与食用

豆豉让人喜爱，不只是由于它的味鲜，还因其富含多种营养成分，每公斤豆豉含蛋白质相当于2公斤多的瘦猪肉，3公斤鸡蛋或12公斤牛奶的蛋白质量，而且豆豉中的蛋白质十分容易被人体消化和吸收，在肠内的消化和吸收率高达90%～95%以上。豆豉的营养价值不限于蛋白质，它还是微量元素的"仓库"，含有镁、钙、硒、铁、铜、锌等多种有益于人体健康的微量元素。其中的钴，现在营养界认为有预防冠心病的作用，它在豆豉中的含量比小麦要高40倍左右。重要的抗癌之素硒，要比称为高硒食物的大蒜和洋葱还要多，比大豆更多。同样具有抗癌作用的钼，豆豉中的含量也很高，是小麦的近50倍。豆豉中的含铁量令人注目，不仅量多，而且容易被人体吸收。由于豆豉中含有丰富的蛋白质和有益的微量元素，因而它有着不可等闲视之的保健作用，被誉为餐桌上的益寿食物。

豆豉，除了作调味料外，还可以作食品用。唐代诗人皮日休的"金醴可酣畅，玉豉堪咀嚼"，明朝诗人吴懋谦的"提壶饷山家，山僧意独加，色甜堪晚饭，香滑佐流霜"。从这些诗句来看，豆豉还可以当作下饭佐酒菜，可见豆豉的用途甚广。在今天，日常饭食中，豆豉食用就更普遍了，三秋农忙季节，米饭就豆豉，是农家的家常食品。"荷包青椒"是酒楼宾馆的名菜之一，此菜色泽醒目，黑绿相映，味清香且酸辣，豆豉鲜，青椒完整似荷花，故名。豆豉与豆腐同烹，别有田园风味，用豆豉与大白菜、萝卜、包心菜、马铃薯等一同炒、烧、烩、煨，是南北各地群众喜食的家常菜肴。

## 第五节　豆豉的药用与治病

我国古时即以豆豉作为一味中药，中医学认为，豆豉性味苦、寒，无毒，归肺、胃经，具有解表清热、透疹解毒的功效，主治风热头痛、胸闷烦呕、痰多虚烦。专家认为：豆豉有淡豆豉、炒香豉、清豆豉等，因炮制不同，性质也不尽相同。用青蒿、桑叶同制的则药性微温，未用其他药物同制者，其透发力很弱，若要发表作用强则还须依靠麻黄、苏叶的作用，入药治病则多用淡豆豉。

豆豉入药治病，古代医圣张仲景在《伤寒论》中首次记载豆豉入方笺，名方"栀子豉汤"从古到今一直被医界沿用。民间最常用的是豆豉治感冒、头痛发热。食疗方笺：以香葱、炒豆豉、生姜煎汤，趁热服下，感冒很快就会好转。这三种既是食品又是药物，在流行性感冒发病季节，可以将其当作菜肴经常食用，有很好的预防作用。这三种食物，在我国古代的药典中早有记载，被称为"葱豉汤"，是治疗感冒的传统名方笺。豆豉与栀子配伍，药典中称为"栀子豉汤"，专治发热吐泻、烦闷不能入睡的病症。古医书记载：用豆豉、栀子水煎去渣，每服半盏，得吐即愈；豆豉和大蒜各等量，研和为丸服用，可治血瘀；豆豉炒香研末，以香油调和外敷，则有消散丹毒的功效。另外，当服用药物过量时，可以用豆豉煎汁灌服，常能减轻不良反应。

## 第六节　豆豉的史话与发展

豆豉的祖居是我们中国，大约始于秦汉，因为先秦的古籍都没有豉的记载，但是，一到《史记》《汉书》的古书中，有关豉的记载就多起来了，而且制豉的方法以《博物志》所载"作豉法"为最早，虽然《说文》里解释"豉"为"幽菽"，但这只能给我们一点暗示而已，没有具体介绍。《博物志》的"作豉法"是：以古酒为泄，豆暴令燥，以麻油蒸，蒸干复暴，三过而止，然后细梼椒筛下。这与我国民间至今制豆豉法大同小异。隋唐时期，豆豉就有盐、淡两种，陈藏器曰：蒲州有豉汁，经十年不败。可见我国唐代，制作豆豉的记载曾得到了进一步发展。到了宋代，全国涌现出很多豆豉之乡，除江西豆豉外，四川的豆豉也很有名。陆游有诗云：梅青巧配吴盐白，笋美便宜蜀豉香。当今，四川的"临川豆豉"、湖南的"浏阳豆豉"等仍是遐迩闻名的佳品，浙江杭州"景阳观"酱品厂出产的"豆豉"也属后来居上的名肴佳品。

豆豉，在日本也是一种传统食品，名称不叫"豆豉"而称为"纳豆"，据说是在唐朝由我国传至日本的。日本可以说是一个经济非常发达的国家了，但是，日本却对传统豆豉的生产发展依旧十分重视，这一点是很值得我们借鉴的。日本研究人员经过深入研究后指出：豆豉，是营养丰富的天然保健食品，对人体有很多好处，能帮助消化，减慢衰老，增强脑力，提高肝脏的解毒功能，防治高血压，溶解血栓，防治中风、心肌梗死等疾病，能解病痛。

这几大益处，实际上可归纳为两句话：增强体质，防治疾病。

## 第七节　230 种食品中挑出纳豆

1980 年，日本仓敷大学科学部部长须见洋行教授首次从 230 种食品中发现，纳豆是唯一能溶解血栓的食品，他将脑血栓患者常服的血栓药放在一定量的人造血栓上，经过一个晚上的时间才能溶解，然而，一粒纳豆放在同样的人造血栓上，仅 3 小时就将同样量的血栓全部溶解了。

此外，纳豆能够溶解已经形成的血栓，在人体内的有效作用时间比血栓溶剂长 4 个小时以上，最长可达 12 个小时，每天吃 100 ～ 200 克纳豆，可预防血栓类疾病。

须见洋行教授于 1980 年在美国芝加哥研究尿激酶（目前医学上常用的溶栓药）的溶栓作用，尿激酶是一种蛋白质水解酶，纳豆同样也是蛋白质转化而成的，是否有溶栓作用？于是，须见洋行教授决定做一次试验。

须见洋行教授把纳豆发酵物质和尿激酶分别滴到人工血栓中对比观察。通常情况下，18 小时以后才能确认结果，然而这一次，须见博士惊讶地发现，短短 3 小时，纳豆发酵物质就把血栓溶解掉了。

这个惊人的结果大大超出了须见博士的预料，于是，他将这种纳豆中的溶纤维蛋白酶，称为纳豆激酶。

进一步研究发现，纳豆激酶不但具有强效溶解血栓作用，而且在血液中的半衰期（药力持续时间）长达 8 ～ 12 小时，而尿激酶的半衰期仅为 4 ～ 20 分钟，相差 60 倍。

1987 年，须见教授的研究论文在权威学术刊物《科学》上发表，证明纳豆激酶具有强烈的溶解血栓能力，而且是 12 小时的连续作用，引起了科学界的极大关注。很多心脑血管病者猝死多是因为药不在手头或者是熟睡以后药效不能持久，这更加引起了人们对纳豆产品的兴趣。之后经新闻媒体的报道传播，更将纳豆效应推向了高潮，日本掀起了席卷全国的纳豆热潮。不久，这股纳豆热潮推向世界各国，也被推到了我们国家，由北京燕京啤酒集团公司首先承担了研究任务。

## 第八节　常吃纳豆能防隐性血栓

我国每年有 60 万人死于冠心病，120 万人死于脑梗死和脑溢血，其中 80% 的病例是由血管中形成血栓所致的。大量的临床医学实验证明：冰冻三尺非一日之寒，患者发病前往往有一个"隐性血栓"病变过程，当它们继续恶化时，就会形成真正的血栓，而纳豆中所含的纳豆菌、卵磷脂、亚油酸等，能够排除血液中的甘油三酯等化学物质，尤其能化解"隐性血栓"，起到净化血液、使血液流动顺畅等作用。

中国疾病控制中心营养与食品安全所研究员、中国营养协会副理事长杨晓光教授介绍：每100克纳豆中含有数亿个纳豆菌，由它们分泌出来的酶能够疏通血管。

尤其重要的是，在纳豆中存在一种具有强烈纤溶活性的酶——纳豆激酶。纳豆激酶是由纳豆菌产生的一种蛋白酶，能显著溶解体内血栓。与常用的溶栓药物相比，纳豆激酶具有高效性、安全性、持久性、活化性的特点。

中日友好医院原副院长、中国健康教育协会副会长杨秉贤教授指出：纳豆含有19种氨基酸、22种微量元素、多种维生素等，这些对人体健康都具有重要意义。

另外，专家发现，在世界230多种食品中，唯独纳豆能够溶解已经形成的血栓，在人体内的有效作用时间比血栓溶解药剂长4个小时以上，最长可达12个小时。对于心脑血管病患者，常吃纳豆会有很好的辅助治疗作用，它和常用的溶栓药物相比，不会有副作用，所以更加安全。

中国食品发酵工业研究所高级工程师李虹指出：纳豆营养丰富，含有多种活性物质。特别是含有强溶栓作用的纳豆激酶，是纳豆中重要的活性成分之一，但这种活性成分在40℃以上就会比较快的失去活性，没有抗血栓、溶血栓的作用。

如果想达到溶血栓的效果，晚餐吃纳豆效果更好，李虹教授说：实验表明，食用纳豆在1～8小时内，纳豆激酶才会发挥溶解血栓的功能，而脑梗、心梗的发病时间多为每日清晨和每周的周一，因此，每晚尤其周日晚餐吃纳豆效果更好。同时，吃纳豆最好生吃，要比熟吃效果好。

## 第九节　中国传入日本豆豉，21世纪又回到中国

纳豆的祖宗是中国古代发明的特殊大豆制品——豆豉，唐朝时候传入日本，被更名为纳豆。

纳豆在日本问世不久，就被传入宫廷，成为皇室、贵族和僧侣等上层人士的独享佳肴。到了400年前的江户时代，随着武士潮的兴起，纳豆终于走出皇宫、寺院大门，开始盛行民间。

每天晨曦之中，小商贩们挑着担子沿街叫卖，边走边吆喝，闻声而来的大人小孩争相抢购，笑逐颜开，生动的市井形象构成了一幅趣味横生的民俗画卷。

随着时间的推移，后来人们慢慢地发现，纳豆竟然还能预防霍乱、伤寒、疟疾、赤痢，甚至在感冒、腹痛、孕妇临床时也颇为灵验，于是，在日本的图书中又有了纳豆"清除毒物"的文字记载，"每天吃纳豆，不用去医院""吃纳豆的小孩骨头硬""黏黏的纳豆要多吃，夫妻关系不一般"等描述纳豆药效的谚语，也开始在民间盛传。

日本国家福利院为了老年人延年益寿，把纳豆作为健康、长寿食品让老人食用，日本的幼儿园也在午餐中添加纳豆，以使下一代更加聪明、健康。

纳豆进入快速发展时期，还是 1996 年在日本连续发生的 0—157 大肠杆菌病致人死亡事件，医学家们惊奇地发现，经常吃纳豆的人不易受到病毒的侵袭。

31 年前的 1987 年，一位日本科学家须见洋行的意外发现和他在英文刊物上的研究论文，不仅点燃了全球性的纳豆热潮，让纳豆瞬间身价倍增，风靡全球而成为健康时尚，而且引起世界各国科学家的关注，成为研究热点。

2001 年，北京燕京啤酒股份有限公司董事长李福成先生和他的同事们去东京出差，吃饭的时候发现，日本所有的餐馆几乎都有纳豆供应。后来，在媒体上看到介绍纳豆能防"隐性血栓"，是防脑中风和心肌梗死有特殊效果的保健食品，于是，决定进一步深入了解纳豆在健康保健方面的信息。

李福成先生得知日本科学家须见博士在研究纳豆溶解血栓的新发现：纳豆菌在 4 天内可以有效杀灭病原性大肠菌，对 0—111、0—144 等大肠菌也有同样的效用。此外，纳豆还有很强的溶栓功能，在 230 多种食品中，纳豆是唯一能溶解血栓的食品。

## 相关链接

### 纳豆由此揭开了崭新的一页

有一种称为尿激酶的酵素，系由尿中萃取，目前用来溶解血液凝块的"溶栓药物"，每一剂量约需几百美金，但药效只能维持 30 分钟，然而，只要 100 克的纳豆即能达到相同的效果，费用少，成本低。尤其是一旦被人体吸收，纳豆激酶能持续维持 8 ～ 12 小时有效。

好东西！确实是好东西！李福成心想：纳豆的祖先是我们中国的豆豉，我们啤酒工业是发酵企业，纳豆也是发酵食品，我们有强大的发酵专家团队，又有雄厚的资金实力，这样的好东西怎能不研究、不开发？于是，他回国之后就向国家有关领导和部门做了详细汇报，并提出了研究和生产"中国的纳豆"。

目标只有一个：改善中国人的健康状况，为民族的健康事业尽到企业应该尽的义务。

# 卷尾语：坚持饮食防病，远离"药害瘟疫"

据国际卫生组织统计：长期用药产生的药物毒反应在美国已成为继心脏病、癌症和中风之后的第四大死亡因素，这就是说，美国"吃药吃死人""被药物杀死的人"排列在死因的第四位，仅次于心脏病、癌症和中风。有数据表明：我国各大城市人群的药物毒性反应死亡率也呈上升趋势，尤其是老年人，肝脏的代谢率降低，肾脏排泄功能下降，一旦长期服药很容易对药物产生耐药性，而且不断增加的用药量将不可避免地在体内产生药物毒性，结果，对身体的伤害就越来越大。

清除药物耐药性，迫在眉睫。药害——当今世界的一种"瘟疫"。

造成药害的主要原因，可概括为以下几个方面：

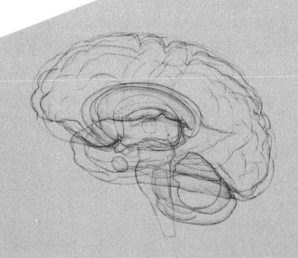

## 一、联合用药，品种过多

据报道：日本在 1997 年临床上给某些病人合并服用的药片剂、散剂达 11 种之多，给病人合并应用注射剂 10 ～ 16 种。据美国波士顿联合药物监视站报道：在 9999 个住院病人不良反应中，234 次（6.9%）是由药物相互作用发生的。在我国，北京某医院对 200 例住院病人用药情况统计表明，其中 1 个病人 12 小时内服了 12 种药物，仅片剂即达 63 片。上海曾调查了 9 家医院的用药情况，结果发现有的病人一天服药量多达 22 种，有的病人甚至服用 6 种抗生素。服用这么多的药物，哪里是在治病？药害的发生乃是必然的。

## 二、用药者跟着感觉走

当今世界，科学技术发展迅速，新药、特效药猛增，每当新药问世，药品广告总是"花言巧语""铺天盖地"地向大众扑来，群众听的次数多了，便信以为真，"造谣千遍就成真理"，毒化了大众，于是去医院找医生"点名开药"。而有的医生对这种药物的作用机理、应用剂量都不甚了解，乱开处方，或者受到医药代表和药品开发商的努力"说服"，在某种私心的驱动下，"回扣、提成、开方费"等腐败之风刮进医药中，有的医生缺乏审慎思考，便盲目开药，结果必然出现药害。有的医生说：过去是医生指导病人服药，现在是病人指导医生开药。这是非常有害的不正之风，既是一种腐败，又是药害之源。

## 三、超量服药，危害极大

据报道：在美国每年因有害药物反应致死的有 76000 ～ 137000 人。此外，还有 220 万患者蒙受非致命性严重药物反应，并不包括"医生开错了药""病人用错了药"的情况在内。现在的医生，用药时常不遵守"常规药量"，而是根据"经验处方"，病人治病心切，也希望医生加大剂量，盼望用了大剂量药物能早日康复。殊不知，这样做既不科学，又适得其反，造成了药物中毒，形成药害瘟疫，轻则药毒反应，重则丧命。

## 四、假药猖獗，危害健康

据世界卫生组织报告：在每年世界市场上出售的药品中，大约有7%是伪劣产品，一些不法商人为了盈利，把含有汽油防冻剂的糖浆拿到非洲和南亚市场出售，结果1990年造成了109名尼日利亚儿童死亡，1990～1993年造成250名孟加拉儿童死亡。在我们中国，对伪劣药品几经严厉打击，仍然不断发现市面有售假药，有些假药本身就是毒药，造成不该死亡而丧命事件屡有发生。所以，打假工作一丝一毫也不能放松，这是消除"药毒瘟疫"战役的重中之重。

## 五、不遵医嘱，滥服药物

有的病人同时找了几个医生治病，同时服用几个医生开的药物。例如：某医院对75个门诊病人进行调查，结果发现，43%的病人服用两个或更多医生开的药物，曾有6个医生在同一时段为一名"紧张不安"的神经官能症病人开出镇静药，这样做必然带来药害。有的病人同时服用处方药和非处方药，服用处方药感到尚不满意，自己再到药店自购止酸药、止痛药、镇静剂和补血药，止酸药使胃液 pH 值升高，影响弱酸、弱碱性药的吸收，镇静药与其他药的相互作用更多，常使人受害。更为严重的是病人不遵医嘱用药，只凭"道听途说"便自购药吃，结果出了大乱子而后悔莫及，痛心疾首，人财两空，教训深刻。

因此，我们必须要牢记这样一个真理：药物对人体有益也有害，能治病也能致命。所以，特别要做到不滥服药，不多服药，不超量服药，病愈药止，一定要在医生的指导下用药，按医嘱服药，时刻提醒自己，药害猛如虎。

为了健康，更倡导饮食防病与健身，远离药害瘟疫，要做到尽量少用或不用药物治病，多结合绿色疗法，如饮食疗法、体育疗法、气功疗法、针灸疗法、推拿疗法、日光疗法、物理疗法等。

饮食与养生益寿，早为人们所熟知，我国古代医学界很早就注意到食物对人体健康和防病治病的作用。我国现存最早的一部医典《黄帝内经》就指出：谷肉果菜，食养尽之，无使过之。唐代名医孙思邈把食物的作用提高到一个很重要的位置，在其名著《备急千金要方》中说：凡欲治疗，先以食疗，既食疗不愈，后乃用药尔。他不主张什么病都吃药，应该从饮食入手。

健康长寿是人之希望，但是，世界上没有一种食物或营养素能延长人的寿命，也就是说，没有不好的食物，而只有不合理的饮食和膳食模式，而且有证据充分说明人的一生中，饮食的营养质量会影响健康与寿命，饮食防病与健身是健康长寿之本。

吃得不当易患病，吃得科学合理亦能防病除疾。吃，是人生第一大事，健身保健就一个字——吃！